中国特色现代医院管理制度研究

方鹏骞/著

科学出版社

北京

内 容 简 介

本书紧密结合我国医改背景，在对国内外医院管理制度现状分析的基础上，找出我国医院管理制度存在的问题；借鉴大学管理制度和企业管理制度的优势，针对我国现代医院管理制度建设过程中的热点和难点问题做了系统深入的探究，构建我国现代医院管理制度的基本框架和发展路径；本书还对与现代医院管理制度建设紧密相关的法人治理、公立医院改制、三医联动和基本医疗卫生制度等重点、热点问题进行了分析和探讨。

本书可供各级卫生行政管理机构及有关政府部门管理人员、各级各类公立医院中高层管理人员和有关研究机构科技工作者参考，也可供高等院校的临床工作者、医院管理人员、医院管理研究人员阅读。

图书在版编目（CIP）数据

中国特色现代医院管理制度研究/方鹏骞著. —北京：科学出版社，2017.12

ISBN 978-7-03-055864-0

Ⅰ. ①中… Ⅱ. ①方… Ⅲ. ①医院-管理-研究-中国 Ⅳ. ①R197.32

中国版本图书馆 CIP 数据核字（2017）第 304514 号

责任编辑：徐 倩 / 责任校对：贾娜娜
责任印制：吴兆东 / 封面设计：无极书装

科学出版社出版
北京东黄城根北街 16 号
邮政编码：100717
http://www.sciencep.com

北京虎彩文化传播有限公司 印刷

科学出版社发行 各地新华书店经销

*

2017 年 12 月第 一 版 开本：720 × 1000 1/16
2019 年 1 月第二次印刷 印张：14 1/2
字数：284 000

定价：102.00 元

（如有印装质量问题，我社负责调换）

前　言

党的十九大报告提出，深化医药卫生体制改革，健全现代医院管理制度。国家主席习近平在全国卫生与健康大会上提出，实现健康中国目标，着力推进建设现代医院管理制度等五项基本医疗卫生制度建设。中国特色现代医院管理制度是新时代下我国基本医疗卫生制度的重要组成部分，是公立医院改革的必经之路，也是深化医药卫生体制改革的重中之重。建立中国特色现代医院管理制度对于推进健康中国建设具有重要意义。

本书共十章：第一章，绪论；第二章，现代医院管理制度的理论基础；第三章，中国现代医院管理制度的基本问题；第四章，中国特色现代医院管理制度的基本框架；第五章，中国特色现代医院管理制度的发展路径；第六章，现代医院管理制度的法人治理；第七章，现代医院管理制度背景下的公立医院改制模式；第八章，现代医院管理制度与三医联动；第九章，“健康中国”与基本医疗卫生制度；第十章，国内外医院管理制度借鉴与分析。

本书紧密结合我国医改背景，在系统梳理现代医院管理制度概念和现状的基础上，找出中国现代医院管理制度存在的问题，对我国制度建设过程中的热点和难点问题做了系统深入的探究，最终构建中国特色现代医院管理制度的基本框架和发展路径。此外，本书对与现代医院管理制度建设紧密相关的法人治理、公立医院改制、三医联动、健康中国与基本医疗卫生制度等重点、热点问题分别进行了阐述，并总结国内外医院管理制度建设的经验和探索。

陈江芸、白雪、闵锐、李璐、韩秋霞等参与了本项目的研究工作，并对本书的成果做出了一定的贡献。

本书受国家社会科学基金重大项目“基于全民健康覆盖的推进健康中国发展战略研究”（项目编号：15ZDC037）、国家自然科学基金重点项目“基于利益均衡和制度整合的我国全民医疗保险体系构建和制度安排研究”（项目编号：71333005）、国家卫生计生委重大问题研究项目“中国特色现代医院管理制度研究”、美国中华医学会卫生政策与体系科学公开竞争项目“中国县级公立医院改革服务质量评价”（项目编号：CMB15-223）资助。

本书在撰写过程中得到了国家有关部委、高校学者及医院管理者的热忱帮助和指导，本书的出版得益于科学出版社的鼎力支持，在此表示衷心的感谢！本书代表作者的个人学术观点，希望供各级行政管理部门、各类医院及高等院校、研究机构的管理者与学者探讨。

作　者

2017年12月于武汉

目　录

第一章 绪　论

本书紧密结合我国医改背景，研究成果与健康中国发展战略、我国公立医院改革顶层设计理念高度一致，聚焦于现代医院管理制度建设，针对我国现代医院管理制度建设过程中的热点和难点问题做了系统深入的探究，所提出的政策建议具有实践指导性和前瞻性，对制定深化公立医院改革的政策和措施发挥了重要的咨询参考作用，为促进中国医疗卫生改革和持续健康发展提供了决策依据和理论支持，为我国有关决策部门制定中国医院管理制度改革方案提供政策参考和决策依据，具有重要的政策转化价值。

本书在对国内外医院管理制度现状分析的基础上，找出我国医院管理制度存在的问题，并借鉴大学管理制度和企业管理制度的优势，构建符合我国国情的现代医院管理制度。同时，对与现代医院管理制度建设紧密相关的法人治理、公立医院改制、三医联动和基本医疗卫生制度等重点、热点问题进行了分析和探讨。本书为我国现代医院管理制度的构建提供了理论支持，具有重要的理论和实践意义。

第一节 现代医院管理制度改革概述

2009 年 3 月，《中共中央 国务院关于深化医药卫生体制改革的意见》（中发[2009]6 号）中提到，“坚持公共医疗卫生的公益性质，实行政事分开、管办分开、医药分开、营利性和非营利性分开，完善医药卫生的管理、运行、投入、价格、监管体制机制”。

2011 年 3 月，《中共中央 国务院关于分类推进事业单位改革的指导意见》（中发[2011] 5 号）指出，事业单位改革要实行政事分开，理顺政府与事业单位的关系。对面向社会提供公益服务的事业单位，积极探索管办分离的有效实现形式，逐步取消行政级别，健全法人治理结构，探索建立理事会、董事会、管委会等多种形式的治理结构，健全符合事业单位特点、体现岗位绩效和分级分类管理要求的工作人员收入分配制度。该指导意见强调，根据职责任务、服务对象和资源配置方式等情况，将从事公益服务的事业单位细分为两类：承担义务教育、基础性科研、公共文化、公共卫生及基层的基本医疗服务等基本公益服务，不能或不宜由市场配置资源的，划入公益一类；承担高等教育、非营利医疗等公益服务，可部分由市场配置资源的，划入公益二类。

2015 年 10 月，中国共产党第十八届中央委员会第五次全体会议提出，“推进健康中国建设，深化医药卫生体制改革，理顺药品价格，实行医疗、医保、医药联动，建立覆盖城乡的基本医疗卫生制度和现代医院管理制度”。

2016 年 8 月，习近平总书记在全国卫生与健康大会上强调，“医药卫生体制改革已进入深水区，到了啃硬骨头的攻坚期。要加快把党的十八届三中全会确定的医药卫生体制改革任务落到实处。要着力推进基本医疗卫生制度建设，努力在分级诊疗制度、现代医院管理制度、全民医保制度、药品供应保障制度、综合监管制度 5 项基本医疗卫生制度建设上取得突破”。

2017 年 4 月，中央全面深化改革领导小组第三十四次会议审议通过了《关于建立现代医院管理制度的指导意见》。会议指出，建立现代医院管理制度，要着力完善公立医院管理体制和运行机制，促进社会办医健康发展，推动各级各类医院管理规范化、精细化、科学化，建立权责清晰、管理科学、治理完善、运行高效、监督有力的现代医院管理制度。要坚持以人民健康为中心，坚持公立医院的公益性，改善医疗服务，优化就医流程，开展便民服务，加强医德医风建设。要加强公立医院党的领导和党的建设。

医院是为公民提供健康服务的主体，体现了公益性、生产性和经营性等特点。在我国，公立医院一直作为医院的主体，是守护人民群众基本健康的最后堡垒。公立医院的改革与发展是新医改的核心和重心，关系到全民健康目标的顺利实现，关系到全面建成小康社会战略目标的顺利实现。

中国的医院，既是事业单位，又是生产医疗服务的公共事业组织，因此，既有事业单位的特性，又具有公共事业组织的生产性和经营性。目前，我国的医药卫生体制改革已经进入深水区，迫在眉睫的是要建立一个城乡结合、上下结合、急慢结合、防治结合的医疗卫生服务体系，在这个医疗卫生服务体系中，需要建立中国现代医院管理制度，中国现代医院的功能和角色也需要重新定位，并在这个医疗卫生服务体系中发挥核心作用。

但是，要达到以上目标，需要进一步推进公立医院的改革。一方面，外部要通过理清政府与医院的关系，改革现行的支付方式，完善补偿机制，健全医保的监督机制来建立现代医院的外部管理制度；另一方面，内部要建立医院理事会或董事会为核心的法人治理结构与机制，完善绩效管理和激励机制，建立现代医院的内部管理制度。因此，在我国医疗卫生服务体系的顶层设计下，需要构建一套对医院的运行目标、政府与医院的权责边界、医院的内部运行机制进行规范的、具有中国医疗卫生特色的系统化现代医院管理制度，明确我国现代医院的功能，以推动医疗卫生事业健康快速发展。建立现代医院管理制度，是提高医院竞争力的紧迫要求，是我国公立医院改革发展的必经之路，也是新医改的重要组成部分，进而有利于推进健康中国的实现进程。

公立医院的改革与发展是新医改的核心和重心，关系到全民健康目标的顺利实现，关系到全面建成小康社会战略目标的顺利实现。目前，我国医药卫生体制改革已进入深水区，特别是在加强医院的管理和发展，满足人民群众医疗服务需求方面，亟须建立一套中国特色的现代医院管理制度，明确我国现代医院的功能，以推动医疗卫生事业健康快速发展。建立现代医院管理制度，是提高医院竞争力的紧迫要求，是我国公立医院改革发展的必经之路，也是新医改的重要组成部分，进而有利于推进健康中国的实现进程。

第二节 现代管理制度研究方法与内容

一、文献研究方法

1. 文献分析与形势判断

本书通过查询期刊、学术著作，以及对国家和地方有关医院监管的相关文件（包括各种年报、报表、资料汇编等）进行深入系统的分析，了解当前我国现代医院管理制度的总体现状，获取了目前我国现代医院管理制度的框架设计，包括：外部管理制度（宏观层面），即明确政府与医院之间的权责边界及医院与市场、医院与社会组织之间的关系而制定的相关法律法规与政策；内部管理制度（微观层面），即医院内部人、财、物、技术、信息、管理架构等规则和章程。

2. 内容分析

本书通过对各种文献资料的显性内容进行客观的、系统的描述和分析，研究目前我国现代医院管理制度的存在形势、各自的特点、彼此之间的交叉衔接情况等，了解境外医院管理制度等相关方面的工作情况，重点对研究的对象、内容、方法、指标及调查问卷和访谈提纲进行修订和完善，同时归纳出一些可以借鉴的理论和方法。

3. 灰色文献分析

本书通过组建一个多学科领域的团队，包括卫生管理学、卫生经济学、公共管理学等相关交叉学科，收集各级行政部门、医疗机构等非公开出版的有关现代医院制度的相关资料、报表和数据，并进行整理和分析，对我国有关现代医院管理制度方面尚未公开的背景信息及深层次研究资料进行挖掘。

二、理论研究方法

1. 制度分析方法

制度分析方法采取了结构分析法、历史分析法和社会文化分析法来研究经济问题，揭示卫生制度对社会经济发展的影响，以及这些制度在经济体系中的地位和作用。本书运用制度分析方法，应用各阶段医院管理理论范式解释国内外，特别是资本主义国家和社会主义转型期中国医院管理历程，分析内外部管理制度范式出现的背景，并论述该理论指导医院管理改革实践的积极意义。同时，结合我国医疗卫生制度、社会伦理及文化背景，探讨我国医院管理制度现存的基本问题及其产生的一般性和特殊性原因。

2. 利益相关者分析方法

利益相关者分析是系统整理和分析利益相关者特性信息的过程，如对政策的认知、受政策影响的程度、对政策的态度、与其他利益相关者可能的联合及影响政策过程的能力等，使决策者认识到关键利益相关者对政策实施的重要影响，进而对政策做出相应的调整。本书将中央政府、地方政府、卫生行政部门、医保部门、医疗机构及其下属各主管部门等，通过利益分析、聚类分析分为不同的利益相关者进行利益集团分析，探索其行为特征的相互作用，研究其利益冲突点和相应的约束关系，以及各个利益相关集团对于公立医院管理的整体贡献和未来发展空间与发展潜力。根据当前我国的卫生管理体制和决策方式，本书选择并定义的利益相关分析要素包括政策认知、立场、利益、联合、资源、能力等。

3. 实证主义及冲突理论分析方法

本书在对我国医院外部管理制度和内部管理制度现存的主要问题进行分析的基础上，充分借鉴目前我国现代大学制度和现代企业管理制度，参考国际现代医院管理制度的先进经验，紧密结合我国卫生事业发展现状和深化医药卫生体制改革的有关要求，采用实证主义和冲突理论相结合的社会学研究范式，针对我国现代医院管理制度建设过程中的热点和难点问题进行深入的探究。系统研究中国特色现代医院管理制度的理论框架、建设途径和评价指标体系。结合典型案例对国内外医院管理制度进行对比分析，针对医院监管方面的立法、医师执业管理、非营利性医院的财务监管等进行经验借鉴和完善。

三、实证研究方法

本书中，实证研究采用典型案例研究的方法，通过实证调研归纳梳理我国现代医院管理制度建设的经验做法和现有模式。依据如下原则选择调研地区：第一，以全国各省公立医院改革试点情况作为选择地点的主要依据，并综合考虑当地卫生事业发展水平；第二，抽样调查与典型调查相结合，并符合社会调查及卫生统计学的要求；第三，当地政府有关部门对现场调研工作的支持与参与意愿程度。

依托国家社会科学基金重大项目“基于全民健康覆盖的推进健康中国发展战略研究”，最终确定的调研地点包括：湖北省武汉市、福建省三明市、安徽省定远县和阜南县、广东省深圳市和珠海市、江西省新余市。研究进程与项目如下。

1. 湖北省武汉市公立医院改革试点典型调查

本课题组于 2016 年 9 月对武汉市普爱医院、第五医院、武昌医院、黄陂区人民医院、蔡甸区人民医院、东西湖区人民医院、黄陂区中医医院、蔡甸区中医医院、黄陂区妇幼保健院等 9 家公立医院进行典型调查。了解试点医院公立医院改革相关工作任务推进情况，重点调查建设现代医院管理制度政策实施情况，并发掘各家医院在工作中的特色与亮点。对机构进行了问卷调查；以座谈会的形式与调研医院高层管理人员（院长、分管业务院长等）进行沟通，以访谈的形式与调研医院部分中层管理人员（职能科室主任、业务科室主任或护士长）进行交流，了解医院发展情况及存在的困惑。

2. 福建省三明市三医联动改革情况研究

本课题组于 2016 年 11 月 30 日和 12 月 1 日在福建省三明市进行实地调研。调研中，收集三明市公立医院综合改革相关文件及报表资料等；并访谈当地深化医药卫生体制改革领导小组办公室（以下简称医改办）、食品药品监督管理局、医院管理中心、市中西医结合医院、药企主要管理人员。本次调研从三明药品改革的相关政策及措施、改革效果、改革对各利益集团的影响、改革过程中存在的问题等多方面进行资料收集与访谈。

根据课题需要，本项目组在“健康三明”、三明市医疗保障管理局网站上收集 2013 年 1 月～2016 年 12 月三明市 21 家公立医疗机构每月的运行报表，获得药占比、次均药品费用等多个指标数据；收集 2015 年 4 月～2016 年 12 月三明市基本医疗保障基金每月的运行情况，包括城镇居民医保、城乡居民医保基金的相关运行情况。

同时收集当地社会经济运行情况、医疗保障制度建设、公立医院改革等相关政策文件及报表资料；开展座谈会，分别对医院管理中心职能部门人员及1家县级医院相关人员进行座谈；对医院管理中心负责人、医院相关人员进行深度访谈。通过深度访谈与座谈，充分了解各利益相关者对三医联动的看法，收集相关建议，结合收集的相关数据资料，从政策环境、效果评估、利益相关者等方面展开深入分析，并撰写调研报告。根据调研中存在的问题，本课题组多次召开讨论会，修订和完善调研方案，为下一阶段研究工作做准备。

3. 安徽省医疗共同体研究

本课题组于2017年3月、7月在安徽省定远县、阜南县进行实地调研。调研中，收集当地社会经济运行情况、医疗共同体建设情况、分级诊疗推进情况、支付方式改革情况、医疗保障制度建设情况等相关政策文件及报表资料；访谈当地卫生和计划生育委员会（以下简称卫生计生委）、医保部门相关人员。主要从三医联动、医疗共同体建设、分级诊疗等方面进行探讨。在每个县分别调查1家县级医院、1家基层医疗机构，收集机构运行报表，并开展座谈会，访谈医院管理人员、医生等，就医疗共同体建设、健康中国建设、分级诊疗等展开访谈。

4. 广东省公立医院管理措施对医疗行为的影响研究

本课题组于2017年7～8月在广东省深圳市、珠海市进行调研。通过调取对支付方式改革前后，典型病种出院患者病历资料，对比医生医疗行为与临床路径的符合程度，评价医务人员处方行为。通过医保支付方式改革前后医务人员医疗行为的对比，分析支付方式改革对医疗行为的影响。制度文件收集包括：在人力资源和社会保障局（以下简称人社局）、医保局收集与支付方式制度设计相关的政策文件（病种选择、费用测算依据、定点医疗机构监管制度）；在定点医疗机构收集医院内部支付方式改革相关的临床路径、医保管理、绩效考核等制度文件。典型病种患者病历资料调查：深圳市抽取1家三级定点医疗机构抽取个体病历资料。珠海市抽取1家三级医院、2家二级医院抽取个体病历资料。选择社区获得性肺炎、急性阑尾炎、剖宫产三个病种作为内科、外科、妇产科的典型病种。采取分层随机抽样的方法，选取2014～2016年三年，每家三级医院，每年每个病种抽取20例患者病历，共180例；每家二级医院，每年每个病种抽取10例患者病历，共90例。病历内容包括：①病案首页（是否医保、第几次住院、性别、年龄、入院时间、出院时间、诊断、手术情况、医保类型、费用构成等信息）。②患者医嘱（长期医嘱、临时医嘱）。

主要涉及的研究方法包括以下几种。

（1）问卷调查。以机构调查表为主，收集医院卫生资源配置情况、医疗业务服务、财务运营状况，建立现代医院管理制度情况，人事分配制度改革情况、推进分级诊疗情况、信息化建设情况等。

（2）座谈会。以当地卫生行政部门分管负责人，医院高层管理者，财务、人事、医务部门负责人为主，针对医院改制过程中的医院管理体制和运行机制的变化及当地的配套政策措施开展讨论。

（3）个别访谈。主要对象是院长、财务和人事部门负责人，按照半结构式访谈提纲，主要谈及医院改制过程中在财务运营和人员安置方面的突出问题和解决方案。

第二章　现代医院管理制度的理论基础

第一节　医 院 概 述

一、基本概念

1. 医院

医院（hospital）是以诊疗疾病、照护患者为主要目的的医疗机构。具体来说，医院是运用医学科学理论和技术，对患者或特定人群进行防病、治病，提供保健服务的场所，备有一定数量的病床、医务人员和必要的设备，通过医务人员的集体协作，以达到对住院或门诊患者实施诊疗护理与防病工作的医疗事业机构。根据定义，构成一所医院应至少具备以下几个基本条件：①医院应有正式的病房和一定数量的病床设施，应有能力对住院患者提供合格与合理的诊疗、护理和基本生活服务。以实施住院诊疗为主，一般设有相应的门诊部。②应有基本的医疗设备。③应有相应的、系统的人员编配。④医院应具备基本的医疗、休养环境及卫生学管理设施。

2. 现代医院

《现代汉语规范字典》中写道：现今这个时代，即现代（modern）。关于“现代”含义的解释，德国哲学家、社会学家哈贝马斯的说法最具代表性，他指出：“人的现代观随着信念的不同而发生了变化。此信念由科学促成，它相信知识无限进步、社会和改良无限发展。”现代具有无比巨大的经济、政治能量。20 世纪 70 年代至今，为我国现代医院时期。随着社会经济和现代医学科学的发展，现代医院（modern hospital）已逐步成为医疗、教学、科研、预防、康复和指导基层卫生保健的中心。和传统医院相比，现代医院主要有以下几个特点：一是日益形成分工精细与多种综合的新型医疗技术结构；二是广泛应用现代科学技术的成就；三是培养了一支掌握现代科学技术的专业队伍；四是医疗设备先进、医院建筑现代化；五是医院管理科学化、系统化、信息化；六是医院从医疗型逐步向医疗、预防、保健型转化；七是医院的社会化程度越来越高，医院环境庭园化并向家庭化、艺术化发展。

二、医院的分类

医院根据其所有制的形式，分为公立医院和民营医院。在我国，民营医院根据收支结余的分配形式，又分成营利性及非营利性两种。

1. 根据医院所有制形式分类

公立医院是指政府或社会其他组织为了社会公益目的，利用国有资产举办的，纳入财政预算管理的非营利性医院。

从产权结构角度讲，公立医院也指基于出资人角度，医院的资本结构中国有资本独资或控股的医院，主办主体包括政府举办、国有企事业单位举办等，其基本特征为体现国有资本意志，具有公益性质，提供基本医疗服务，承担维护健康公平的社会责任等。

民营医院（又称非公立医院、私立医院），指由社会资本（含外资）依法建立的自主经营、自负盈亏的医院，主要包括联营、股份合作、私营、港澳台投资和外国投资等医院。根据经营性质不同，分为营利性医院与非营利性医院。民营医院的社会责任体现的是医院的自主自愿行为。因此，民营医院与政府之间的关系与公立医院略有不同。例如，营利性的民营医院还要在工商、税务等部门登记。

公立医院与民营医院的管理制度对比见表 2-1。

表 2-1　公立医院与民营医院的管理制度对比

内容	公立医院	民营医院
举办主体与基本特征	由政府独资或控股举办；为社会公众利益服务而设立，不以营利为目的	由私有资本独资或控股举办的医疗服务机构。分为营利性和非营利性
提供服务范围	基本医疗服务；政府交办的其他任务	根据市场需求自主确定医疗服务项目
政府财政补贴	享受	政府可以根据需求向其购买相关服务，该部分享受补贴；从总体上看，不享受财政补贴
医疗服务价格	执行政府规定的医疗服务指导价格	非营利性医院同公立医院一样，接受政府规定的医疗服务指导价格；营利性服务价格放开，依法自主经营
税收	享受相应的税收优惠政策（免营业税、所得税及其他税费）	非营利性医疗机构享受与公立医疗机构相同的税收和价格政策；营利性医疗机构按照国家规定照章纳税；享受相应的税收优惠政策
运营管理	执行财政部、卫生部颁布的《医院财务制度》等法规、政策	参照执行企业的财务、会计制度和有关政策
许可	由卫生主管部门颁发《医疗机构执业许可证》	由卫生主管部门颁发《医疗机构执业许可证》，非营利性医院由民政部门颁发《非企业单位登记证》，营利性医院由工商局颁发《企业法人营业执照》

续表

内容	公立医院	民营医院
人员聘用	属于差额拨款事业单位；人员定岗定编，聘用由医院向主管行政部门、人社部门、机构编制委员会办公室（以下简称编办）汇报后经由相关部门公开招聘	拥有人员招聘、管理绝对自主权，按照医院实际发展需求招聘职工
职工待遇	收入较稳定，按照岗位绩效工资，包括岗位工资、薪级工资、绩效工资、奖金等；福利待遇较好	绩效工资制度下，职工的收入跟其实际工作量直接挂钩

2. 根据医院收支结余分配形式分类

非营利性医院是指为社会公众利益服务而设立和运营的医院，实际运营中的收支结余只能用于医院自身发展。非营利性医院包括公立医院和民办非营利性医院。

营利性医院是指医疗服务所得收益可用于投资者经济回报的医院。在我国，营利医院都是民办的。

非营利性医院与营利性医院在经营目的、服务任务、收入去向、财政、价格、税收政策等制度方面存在一定的不同（表 2-2）。

表 2-2　营利性医院与非营利性医院的界定与区别

项目	非营利性医院	营利性医院
性质	政府、社区或宗教组织所有，公立医院为主	投资者所有，私立医院为主
经营目的	社会效益为主，满足群众效用最大化	经济效益为主，满足利润最大化
盈利大小	小	大
盈利分配	无股东，医院雇员不允许分红，患者受益原则	股东分红有立法保障
医药股票	不发行股票	上市
董事会董事	义务制	薪金制
医院规模	大	小
医疗费用	低	高
投入资源组合	无利或少利可图	有利可图
产品组合	基本医疗卫生保健服务为主	质量高，特需服务为主
病例组合	收治贫困病例，重危患者居多	经济条件好，轻病保健者居多
市场反应	反应慢	需求导向，反应快
医院管理	引入公共部门新管理模式，提高经济规模效益	现代管理技术，降低成本，提高效率
税收	税收减免或优惠	缴纳税收

续表

项目	非营利性医院	营利性医院
定价	政府定价	自主定价
政府作用	财政预算补贴或通过社会医疗保险补偿，以工作绩效分配卫生经费	监督立法规制，实施营业执照、资格认定，医院自负盈亏

3. 根据我国政府对医院监管方式分类

习惯上，目前我国政府对医院的监管对象是以所有制形式来分类的（公立医院与民营医院）。然而，仅以医院产权的“公有制”与“私有制”属性来确定医院性质是不恰当的，这种分类方式是不符合社会主义市场经济的，也是不利于医院发展的，这种分类方式在一定程度上局限了民办非营利性医院的发展。

按照医院的营利目的或收支结余分配方式来确定政府监管医院的类别（营利性医院和非营利性医院），才真正符合医院行业发展规律。

在我国，公立医院都是非营利性的，但是非营利性医院既包括公立医院（政府办非营利性医院），又包括民办非营利性医院。建议描述政府的主要监管对象时用“对非营利性医院的监管”替代“对公立医院的监管”，目的在于：一是强化非营利性医院的概念，弱化了公立医院“事业单位”的身份，有助于赋予公立医院更充分的经营管理自主权；二是强化非营利性医院的概念，更利于政府对医院财务制度、经济运行机制的运行监管；三是强化非营利性医院的概念，有利于政府的职能转变、淡化行政化色彩；四是强化非营利性医院的概念，也为社会资本进入医疗卫生领域创造了利好的政策环境。

因此，我国政府对医院的监管对象有三种，分别是公立医院（政府办非营利性医院）、民办非营利性医院和民办营利性医院（简称营利性医院）。

第二节　现代大学制度

一、基本概念

1. 大学管理制度

大学因生存和发展的需要制定出一系列与之相适应的规则来统一行动、工作，如果没有规范性的大学管理制度，大学就不可能正常健康地运行，也难以实现大学的发展目标。著名学者邬大光[1]认为，“大学管理制度一般可以从宏观和微观两个层面进行理解。宏观的大学管理制度是指一个国家或地区的高等教育管理系统，包括了大学管理体制、投资体制以及办学体制等；微观的大学管理制度是指一所大学内部的组织结构与运行机制，它包括了大学组织机构的设计、职能部门划分及职能分工、岗位工作说明、教学管理制度、学生管理制度等”。笔者立足于“制度”本身对大学管理制度进行理解，从而将大学管理制度界定为：它是指维持大学组织生存和运作的一系列组织行为规则和运行机制的总称。

大学管理制度作为一个制度体系，和制度一样，同样是由三个不同的类型组成，是正式约束、非正式约束和实施机制的有机统一。大学存在于社会这个复杂的环境下，必然与所处的环境有着各种各样的联系并受其制约，因此，我们把正式约束理解为制度环境。非正式约束是指不同的学校有着不同的定位、功能、风格、特色，因而在大学内部形成了长期的、各自传统的、被人们无意识接受的、持久的生命力，构成世代相传、独具风格的文化的一部分。实施机制是指为确保所制定的规则得以顺利执行，确保大学这一组织内部各成员可能进行的合作或竞争方式的一种安排。同样，这三个部分也构成了完整的大学管理制度的内涵[2]。

大学管理制度分为根本制度和非根本制度。大学管理的根本制度，是基础性制度，在大学工作中决定其他制度，是制定其他制度的依据。也就是说大学管理制度可以分为两个层面：第一层是大学法人治理结构方面的管理制度，如涉及党、政、工会、教代会依法运作及互相协调的管理制度等，这是根本制度；第二层是日常科研工作、教学、学术方面的管理制度，如涉及教学、人、设备、信息、资金等资源的配置和管理，学术研究、科研开发、技术服务的过程管理等[3]。

2. 现代大学制度

现代大学制度是以现代大学理念为基础，依据大学的发展规律建立起来的区别于传统大学的制度模式。中央政治局委员、国务院副总理刘延东指出，建立中国特色现代大学制度，宏观层面上（学校与外部的关系），要转变政府职能，处理好政府、学校、社会的关系，要强化政府统筹指导、宏观布局和质量监督功能，推动高校面向社会、依法自主办学、实行民主管理，发挥社会力量在高校公共治理、评估评价等方面的作用，为高校发展创造良好外部环境；微观层面上（学校内部），高校要完善内部治理结构，坚持和完善党委领导下的校长负责制，充分发挥学术组织作用，拓宽师生参与民主管理和监督的渠道，构建以大学章程为龙头的制度体系，深化人才培养、人事制度、科研及院系管理体制改革，增强高校健康发展的内生动力。

二、政府与大学的关系

公立高校是我国高等学校的主体，在现行体制下，公立高校是国家全额拨款的事业单位，政府与公立高校之间属于管理与被管理关系。

近年来，我国对大学管理制度进行了一系列的改革，党的十八届三中全会通过的《中共中央关于全面深化改革若干重大问题的决定》提出，要扩大学校办学自主权，完善学校内部治理结构；逐步取消学校、科研院所、医院等单位的行政级别。

2014 年，《国家教育体制改革领导小组办公室关于进一步落实和扩大高校办学自主权完善高校内部治理结构的意见》（教改办[2014]2 号）指出，根据《中华人民共和国高等教育法》规定，立足现阶段我国高等教育改革发展实际，当前落实和扩大高校办学自主权着重从以下七个方面推进：一是支持高校科学选拔学生，深化考试招生制度改革；二是支持高校调整优化学科专业，鼓励高校办出特色；三是支持高校自主开展教育教学活动，深化人才培养模式改革；四是支持高校自主选聘教职工，发挥各类人才的积极性、创造性；五是支持高校自主开展科学研究、技术开发和社会服务，为提升创新能力创造条件；六是支持高校自主管理使用学校财产经费，提高经费使用效益；七是支持高校扩大国际交流合作，提高高等教育国际化水平。

政府正从传统的集权管理模式中走出来，其主要职能将主要体现在以下几个方面：一是规划与立法；二是拨款与筹款；三是评估与监督；四是制定各级各类高校的设置基准，严格审批新建高校；五是制定高校干部任免标准。

三、对我国现代医院管理制度设计的借鉴

大学与医院在机构性质上同属于国家事业单位，由于历史原因，目前都有过度行政化的问题。当前我国正处在改革开放和现代化建设的社会转型时期，旧的体制和机制已明显不适合新时代的要求。

在高校管理体制改革中，重构政府与高校的关系，改革政府管理模式，将大学举办权、管理权和办学权分离、落实和扩大高校办学自主权。政府的力量、市场的力量、社会的力量形成合力，与高等学校内部的力量形成互动，促进高等学校面向社会，依法自主办学，实行民主管理，将高等学校内部管理体制改革推向前进，推动建立和完善现代大学制度、落实党委领导下的校长负责制；逐步取消高校行政级别，实现高校去行政化；引入大学的市场竞争机制，形成多元化办学模式；鼓励社会参与管理，强化中介组织“第三方评价”以完善监督管理机制等外部管理制度，建立现代大学法人制度、实现扁平化管理及“按需设岗、公开招

聘、平等竞争、择优聘任、严格考核、合同管理”的人事制度改革等内容均为政府对医院的监管提供了有力借鉴。

第三节　现代企业管理制度

一、基本概念

1. 企业管理制度

企业管理制度（management systems）是企业为了保证正常生产经营管理秩序而制定的，要求员工在生产经营活动中共同遵守的各种规定、规则、章程、办法、标准、程序等规范性文件的总称，也可以是管理行为者在管理实践过程中逐步形成并一致认可的约定俗成的习惯。从最广义的角度来看，企业理念、宗旨、价值观等能够规范员工行为，也是一种制度，只是其形式是一种无形的、内化的制度。企业管理制度是企业管理系统的必备组成部分，由各职能部门制订，经公司审核、批准、实施。既要与国家、行业性法规相结合，也可在企业内部自成一体。企业因为生存和发展需要而制定这些系统性、专业性相统一的规定和准则，就是要求员工在职务行为中按照企业经营、生产、管理相关的规范来统一行动、工作，如果没有统一规范的企业管理制度，企业就不可能实现既定的发展战略[4]。

企业管理制度将企业一些周而复始的行为以明确具体的程序和标准固化，使企业精神和理念通过制度的形式表现出来，对成员有一定的导向作用。“没有规矩，不成方圆”，管理制度规定了企业行为中哪些可以做、好好做，哪些不能做、不该做，对于员工的行为加以约束和规范，从而帮助企业达到控制要求。因此，管理制度体现了企业管理的刚性要求，它的规范作用、引导作用和制约作用共同保障了相对稳定的企业发展。鉴于此，有人指出，现代企业的竞争首先是资源的竞争，其次是制度的竞争，最后才是人才的竞争。而现代的中国企业绝大多数处于第一类竞争向第二类竞争的转化阶段，在这段时期，对于中国企业来说，制定有效的管理制度是关系到企业未来是否能够持续稳定经营的重点，提升企业管理制度的有效性也就变成一件迫不及待的事情[5]。

目前，企业大都按业务性质对管理制度进行分类，参照管理机构的设置，一般分为科研技术、生产制造、企业经营、法律事务、知识产权、财务管理、资产管理、人力资源、产品质量、安全环保、经销服务、行政后勤等若干门类。在层次上，一般可分为三个层次。第一层次是指规范企业总体运行和重大事项的管理制度，如企业章程、企业工作规则等，在企业管理制度体系中具有最高的效力，也是其他管理制度制定的依据；第二层次是指在每个门类，也就是每一方面工作的总体规定，也就是这一类工作总的准则，一般以“规定”为名称，如企业法律事务工作规定等；第三层次是指某一门类总体规定下，针对某一项具体业务而制定的规章制度，一般应以“办法”“实施细则”等为名称，如企业法律事务工作中的企业外聘律师管理办法等。

2. 现代企业管理制度

现代企业管理制度是现代企业制度的基本组成部分，是对企业管理活动的各项制度安排，包括公司经营目的和观念，目标与战略，管理组织及各业务职能领域活动的规定。它是企业员工生产经营活动中须共同遵守的规定和准则的总称，具体表现为企业的人事制度、生产管理制度、民主管理制度等一切规章制度。其特征是：以现代经营观念为指导，以市场为导向，面向消费者，生产与流通相结合，内部条件和外部环境相结合，经营战略与具体战术相结合。

二、政府与企业的关系

政府对企业的监管是以国有资产监督管理委员会（以下简称国资委）为核心和龙头，以政府监管和社会监管为保证的监管体系。国资委主导下的监管体制有三方面的特点。

一是权限划分方面。由国家统一所有，分级管理，国务院代表国家对国有资产行使所有者职能变为国家所有，中央政府和地方各级政府分别代表国家对本级政府的国有资产履行出资人职责，并开展监管工作。

二是监管机构方面。新体制设立了唯一代表政府行使出资人职责的国资委，改变了多个部门分别行使国有资产所有者职能的不合理状态。

三是监管权限方面。国资委整合了原有企业监管部门的相关权力，按照管人、管事、管资产相结合的原则，全面负责对企业的监管工作。

国资委的职责和任务是：代表国家履行出资人职责，依法对企业的国有资产进行监管，确保国有资产保值增值，指导推进国有企业改革和重组及现代企业制度建设，完善公司治理结构。国资委在企业监管方面被赋予的权力主要有：人事任免权、资产监管权、重大事项的决定权、日常监控权和拟定相关法规的权力。

2013 年，《中共中央关于全面深化改革若干重大问题的决定》进一步提出深化国有企业改革的方向和任务，强调：“完善国有资产管理体制，以管资本为主加强国有资产监管，改革国有资本授权经营体制，组建若干国有资本运营公司，支持有条件的国有企业改组为国有资本投资公司。”

2015 年，《中共中央、国务院关于深化国有企业改革的指导意见》正式出台，提出国有企业按照功能划分，实行国有企业分类监管，系统性地组建国有资本运营公司。国有资产管理构架由目前的两级转变为国资监管机构、国有资本投资运营公司和经营性国有企业三级。国资委成为纯粹的监管者，实现与出资者职能的分离。

三、对我国现代医院管理制度设计的借鉴

与企业相比，公立医院虽然具有很强的公益性，但是也具有企业的组织与经营特征，公立医院在生产健康产品的过程中存在大量的经营活动，在机构的经济运行机制上与企业运行也有相似之处，因此，医院的管理体制改革可以部分借鉴企业变革的思路。

现代企业的公司是法人企业，公司的管理是由一个法人治理结构来实现的。在我国，对于国有企业而言，法人财产权制度的建设是现代企业制度的关键。现代企业制度有效运行，得益于规范的法人治理结构和卓有成效的激励与约束机制。鉴于此，我们可以肯定地认为，公司法人治理结构的理论，对于目前我国医院的管理体制的改革同样具有指导作用[6]。我国医院管理体制的改革重点就是建立现代医院法人治理结构，使医院在进行医疗服务的过程中，既保持医院的公益性，又在其经营的过程中取得相应的成效，相得益彰。

另外，国企改革方案中强调，实行国有企业分类监管，系统性地组建国有资本运营公司；国有资产管理构架由两级转变为国资监管机构、国有资本投资运营公司和经营性国企三级；国资委成为纯粹的监管者，实现与出资者职能的分离等，在国有资产监管机构与国家出资企业之间设立经营公司，可以在一定程度上保证国家出资企业的独立自主运营。经营公司作为企业法人、一个资源整合的平台，可以有效地防止政府对国有资产的行政干预，进一步明晰产权关系，完善企业的法人治理结构。这些对于医院管理体制改革——政事分开、管办分开同样具有十分重要的借鉴意义。

第四节　行业监管与运行监管

现代医院监管制度是我国现代医院管理制度的重要组成部分，按照监管内容的不同，可将现代医院监管制度分为行业监管制度和运行监管制度，两者联系紧密，相互影响，构成了政府对医疗服务监管的两大支柱[7]。行业监管与运行监管体系框架示意图见图 2-1。行业监管制度和运行监管制度的建立健全，对于保障医疗卫生服务的公平性、可及性，维护公民健康权益具有重大意义。

一、行业监管

行业监管（external regulation），广义上是指监管主体涉及政府各个职能部门

（含卫生行政部门）及社会行业组织，监管内容涵盖对医院的准入、价格、质量、医保、管理者任命、编制与人员录用、财政投入与经济运行、规模控制等方面的全行业监管。

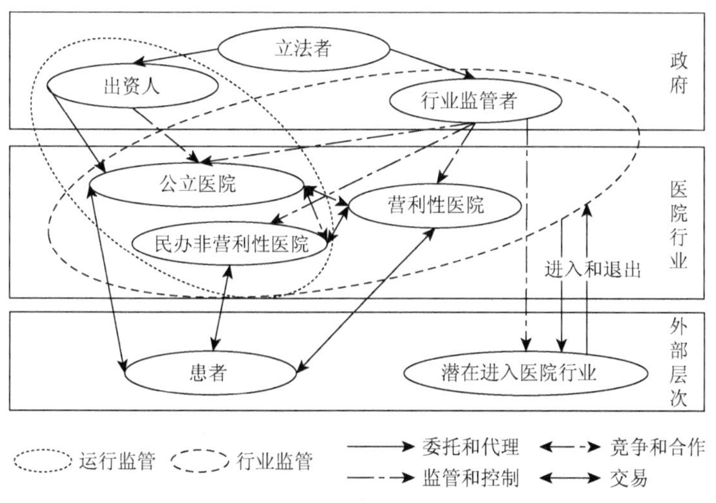

图 2-1　行业监管与运行监管体系框架示意图

这里的行业监管是狭义上的监管，主要指法律法规所规定的，由政府相关部门对医院整个行业的一种政府干预和控制。一般医院行业监管包括医院行业机构、从业人员的准入，医院行业服务提供的价格确定与监督，以及医院行业服务质量的监管。行业监管的对象是行业内的所有医院。

二、运行监管

运行监管（internal regulation），指医院的国有资产管理，院长的选拔、任用、考核，经济运行与财务安全的监管，医院绩效考核与政府财政投入等，进而干预医疗服务提供者的行为，以提高医院的运行效率。

医院的监管不同于事业单位监管，因为医院具有多行业特点，既是事业单位，又是健康服务产业的一个主要环节，即具有生产性和经营性，而且医院生产的健康产品具有特殊性。因此，对医院的监管涉及多方利益，需要多部门协同与监管；政府对医院的监管要考虑其行业特殊性，必须严格落实对医院的行业审批程序，加强其行业监管和运行监管。

对于医院经营性质的行业监管与运行监管的区别在于，当确认医疗机构经营目的的时候，是准入问题，属于行业监管；而对医疗机构进行日常审计，确认其是否按照原定经营性质运营的时候，就是运行监管。

医院运行监管部门作为出资人代表，是“办医院”的职能部门，应该履行职责；卫生行政部门作为“管医院”的职能部门，应该履行医疗质量、医务人员的准入和资质等行业监管。这样才是真正的“管办分开”，政府才能真正履行好行业监管与运行监管的职责。

第五节 现代医院管理制度

一、制度

制度（institution），或称建制，是社会科学里的概念。从社会科学的角度来理解，制度泛指以规则或运作模式，规范个体行动的一种社会结构。这些规则蕴含着社会的价值，其运行彰显着一个社会的秩序，被广泛应用到社会学、政治学及经济学的范畴之中。制度有广义的解释与狭义的解释。就广义而言，在一定条件下形成的政治、经济、文化等方面的体系就是制度（或称体制），如政治制度、经济制度、社会主义制度、资本主义制度等。就狭义来讲，是指一个系统或单位制定的要求下属全体成员共同遵守的办事规程或行动准则，如工作制度、财务制度、作息制度、教学制度等。

美国制度经济学鼻祖凡勃伦在 1899 年将制度定义为：“制度实质上就是个人或社会对有关某些关系或某些作用的一般思想习惯，而生活方式所构成的是，在某一时期或社会发展的某一阶段通行的制度的综合，因此从心理学的方面来说，可以概括地把它说成是一种流行的精神态度或一种流行的生活理论。”他是旧制度经济学中最早给制度下定义的人。

而旧制度学派的另外一位美国学者康芒斯认为：“如果我们要找出一种普遍的规则，适用于一切所谓属于‘制度’的行为，我们可以把制度解释为集体行为控制个体行为。集体行为的种类和范围很广，从无组织的习俗到许多有组织的所谓‘运行中的机构’，如家庭、公司、控股公司、同业协会、工会、联邦储备银行以及国家。大家所共有的原则或多或少是个体行动受集体行动的控制。”而关于集体行动是如何控制个体行动的，他认为：“为个人决定这些彼此有关的和交互的经济关系的业务规则，可以由一个公司、一个卡特尔……一个政党或是国家本身规定和实行。……业务规则有时候叫做行为的规则。亚当·斯密把它们叫做课税的规则。最高法院把它们叫做合理的标准，或是合法的程序。可是不管它们有什么不同以及用什么不同的名义，却有这一点相同：它们指出个人能或不能做，必须这样或必须不这样做，可以做或不可以做的事，由集体行动使其实现。”可见，在康芒斯看来，制度无非是集体行动控制个人行动的一系列行为准则或规则。虽然康芒斯把组织和制度混为一谈，认为组织内部的业务规则是制度，各种组织也是制度，在理论界有所争议，但是在对于制度的定义上，还是为后人所认可的。

艾尔森纳把制度定义为一种决策或行为规则，后者控制着多次博弈中的个人选择活动，进而为与决策有关的预期提供了基础。尼尔对制度特征的归纳更为精细严谨，他认为，从广义上讲，制度暗指一种可观察且可遵守的人类事物的安排，它同时也含有时间和地点的特殊性而非一般性。

其他一些制度经济学家，如德国学者柯武刚和史漫飞及日本经济学家青木昌彦对制度所下的定义也并不与前人的存在实质性的差别。因此，综上所述，在新旧制度经济学家看来，制度无非是对个人行为的各种规则和约束。这个定义已被学术界所广泛接受。

通过以上对制度定义的分析可以看出，制度作为研究的对象，有着极其丰富的内涵。所谓制度，概括来讲，一般具有以下基本特征：第一，制度是一种规则、法则、规章、行为模式。规则是制度的核心内容。制度具有约束性和强制性，它通过一系列的规则限定了什么是可以做或者是必须做的，为处于其中的人提供奖励或制裁，并通过法律、法规、政策的形式来表现。第二，社会关系决定了制度的规则、法则。通常情况下，人们习以为常的行为方式也是制度的一种表现形式。第三，制度是为了满足人类、社会需要而建立起来并为公众所承认的。

由此笔者认为，制度具有三层含义：第一是宏观层面的，主要是社会形态，如社会制度，它属于国家上层建筑，决定着一个国家各行业的方方面面；第二是中观层面的，主要指各种具体的社会制度，如经济制度、政治制度和教育制度等，这个中观层面的制度既包含这一层面的制度的宏观方面，也包含本身范围内的微观层面，体现了制度在宏观层面的要求，又相对独立地规范自己范围内的事务；第三是微观层面的，主要指各种社会组织内部的规章制度，如学校管理制度、军队管理制度和医院管理制度等。制度在反映宏观层面和中观层面制度要求的同时，又对组织自身的具体事务进行独立的规范和要求，有其相对的独立性。

美国学者诺斯认为，“制度是个社会的游戏规则，更规范地讲，它们是为人们的相互关系而人为设定的一些制约”，他将制度分为三种类型，即正式规则、非正式规则和这些规则的执行机制。正式规则又称正式制度，是指政府、国家或统治者等按照一定的目的和程序有意识创造的一系列的政治、经济规则及契约等法律法规，以及由这些规则构成的社会的等级结构，包括从宪法到成文法与普通法，再到明细的规则和个别契约等，它们共同构成人们行为的激励和约束；非正式规则是人们在长期实践中无意识形成的，具有持久的生命力，并构成世代相传的文化的一部分，包括价值信念、伦理规范、道德观念、风俗习惯及意识形态等因素；执行机制是为了确保上述规则得以执行的相关制度安排，它是制度安排中的关键一环。这三部分构成完整的制度内涵，是一个不可分割的整体。

此外，我们还可将制度分为岗位性制度和法规性制度两种类型。岗位性制度适用于某一岗位上的长期性工作，所以有时制度也称“岗位责任制”，如《办公室人员考勤制度》、《机关值班制度》等。法规性制度是对某方面工作制定的带有法令性质的规定，如《职工休假制度》、《差旅费报销制度》等。制度一经制定颁布，就对某一岗位上的或从事某一项工作的人员有约束作用，是他们行动的准则和依据。

二、医院管理制度

管理就是在特定的环境下，对组织所投入的资源，如人力、物力、财力及信息进行有效的计划、组织、决策、协调和控制，以便达到既定的组织目标的过程。管理制度即为达到一定的目的而制定的一系列行为规则和运行机制的总称。

医院管理（hospital administration）是按照医院工作的客观规律，运用管理学和相关学科的理论和方法，对医院工作进行计划、组织和控制活动，以提高工作效率和效果、发挥医院的整体功能的模式[8]。现代医院管理是指用现代自然科学、社会科学和管理科学知识及成就应用于医院管理工作，促使医院管理现代化、科学化所进行的计划、组织、指挥、控制和协调等一系列活动的总称[9]。也就是说，用现代科学的思想、组织、方法和手段，对医院大医疗技术和医院经济进行有效的管理，使之创造最佳的社会效益和经济效益。现代医院管理是个动态的概念，将随着经济和科学技术的不断发展变化而变化。现代医院管理采用科学的管理方法和管理技术，广泛地运用现代自然科学和社会科学的研究成果，如系统论、控制论和运筹学的应用。现代医院管理中有数以千万计的项目需要收集、储存、传递、处理，现代医院管理要求管理手段现代化，如建立医院管理信息系统、使用最优化数学模型、充分发挥计算机在管理中的作用等。由于医院的服务对象是患者，医院管理有其特殊性，不能把医院视为平均价值的集团（部门），医院要提高疗效，缩短疗程，在最舒适的环境下给患者以最经济的治疗[10]。

三、现代医院管理制度

现代医院主要表现为：医院功能多样化，大型医院正在成为集医疗、教学、科研、预防为一体的医学中心和培训基地；大型医院内高度专业分工与多科协作化，新兴学科及边缘学科纷纷成立；医院设备走向自动化、小型化，电子信息程度日益增强，医院建筑不断改进；现代管理理念向医院管理广泛渗透。

现代医院管理制度是指医院在新型的公共治理框架下形成的政府、所有者代表与医院之间责任和权利关系的一系列制度安排及医院内部治理机制设计，包括宏观层面的外部管理制度和微观层面的医院内部管理制度。现代医院管理制度还在探索中，其核心问题是医院的治理问题，即如何使医院的经营管理者追随所有者的目标。

建立现代医院管理制度是公立医院改革发展的必经阶段。从广义上来说，现代医院管理制度建设包括医院体制改革、补偿运行机制革新、诊疗质量管理、后勤保障建设等，它涉及了医院管理的各个方面。而从狭义上来看，现代医院管理制度是医院制度的集中表现，是医院管理体制符合时代发展要求，保证医院高效、稳定运行的集中反映[11]。目前各界一般认为，现代医院管理制度就是一种医院管理体制，是医院作为社会公益性组织所表现出的一定的特殊的生产关系。笔者认为，现代医院管理制度是指适应社会发展需求和公立医院改革要求，能够有效改进医院管理，提高医院运行效率，保障医院公益性质的符合行业发展规律的一系列医院制度的总和，包括产权制度、组织制度、法律制度、领导制度和监督制度等形成的管理体制，以及在该体制运行环境下医院处理与各方面关系的行为规范、行为方式、行为准则。

四、中国特色现代医院管理制度

中国特色现代医院管理制度是指在我国社会、政治、经济转型的新时期，以构建城乡结合、上下结合、急慢分治和防治结合的医疗服务体系，形成基层首诊、双向转诊、分级诊疗、上下联动、急慢分治、防治结合的就医格局为目标，对政府与医院的权责边界、医院法人治理、医院的内部运行机制等内容进行规范的、具有中国特色的系统化制度设计，包括外部管理制度（宏观层面），即明确政府与医院之间的权责边界及医院与市场、医院与社会组织之间的关系而制定的相关法律法规与政策；内部管理制度（微观层面），即医院内部人、财、物、技术、信息、管理架构等规则和章程[12]。

第三章　中国现代医院管理制度的基本问题

第一节　我国医院管理体制改革历程

一、以行政命令为特征的医院管理起点阶段

从1950年至改革开放时期，是我国医院发展的初创时期。中华人民共和国成立初期，我国的卫生工作十分落后。基于当时的客观现实条件，1950年8月7～16日，中央人民政府卫生部和中央军委总后勤部卫生部在北京联合召开第一届全国卫生工作会议，确立了“面向工农兵、预防为主、团结中西医”的卫生工作方针，卫生工作的重点放在保证生产建设和国防建设方面，卫生工作与群众运动相结合的卫生工作方针。1952年中华医学会成立了“医学行政管理研究会”。同期，卫生工作开始起步，同各行业相配合，仅用了较短的时间，就改变了旧中国“东亚病夫”的耻辱形象，同时也积累了我国社会主义建设时期的医院管理经验。

这个时期，我国医院大都属于公立医院，医院管理主要采用苏联的管理体制，管理人员大多是行政干部、专业军人，或一些不愿干临床的老同志，医院院长完全由上级行政主管部门任命，是“行政官员型”院长。医院完全按照上级卫生管理部门指定的指标、经费进行操作。院长的职能局限在领导医院按照上级既定的方向运行。政府是医院最主要的资金来源，也是医院的管理者。医院管理形式是典型的行政式管理，没有经济效益概念，不要求管理部门出效益。

二、以效仿国企改革为特征的医院管理发展阶段

十一届三中全会以后，党的工作中心转移到了社会主义现代化建设上来，管理科学受到应有的重视。卫生系统在全社会改革开放形势推动下，以增强发展卫生事业活动为目标，积极探索和推进卫生领域的改革开放。20世纪80年代初期，随着国家经济体制改革的实施，我国经济体制由社会主义计划经济向社会主义市场经济转型，由此引发了国内一系列行业领域的深刻变化。医院多年存在的经费短缺问题日益严重，加之物价上涨，职工福利待遇要求提高，不采取措施就难以为继，医院改革被迫上马。国家对医院采取经费补贴、定额包干，实际上对医疗

卫生事业投入的相对数逐年减少，对医疗采取限价政策，给医疗的出路是“放宽政策、简政放权”。这种情况下，政府基本上仿效国企改革的办法，按责权利结合的原则，把相应的人事权、财政权下放给医院。医院为调动职工积极性，强化了经济手段，一方面，增加服务项目，扩大服务范围；另一方面，在内部实行技术经济责任制、经营承包责任制、租赁制、委托办院、超额提成、业余服务、院外兼职等。这些政策措施的实施，使当时看病难、住院难、手术难的“三难”问题得到一定程度的缓解，医院的自我补偿、自我发展能力也大为提高，缩小了我国医学科技与世界先进水平的差距，使城乡居民的卫生需求得到不同程度的满足，人民健康水平进一步提高。但是，在这种改革思路下，由于政府对卫生行业基本上是“多给政策少给钱”，催生出了卫生行业“三补”形式：医疗亏损卖药补、卖药受控检验补、主业受困副业补。职工的工作量直接与收入挂钩，因此类似于大处方等负面医疗行为层出不穷，医生的职业道德水准下降，使得医院形象一落千丈。由于监管力度不够，社会上还出现了“乱办医、办医乱”现象。这些现象愈演愈烈，公立医院的发展受到空前的挑战，进行深入的改革势在必行。

三、以完善内部运行机制为特点的医院管理调整阶段

自 20 世纪 90 年代初开始，我国公立医院开始积极探索以调整和完善内部运行机制为主的改革。在经营运行机制上，着重协调医疗服务、组织机构、运行管理等各个环节，理顺各层次关系，恢复了党委领导下的院长负责制。在激励约束机制上，调整劳动报酬、人事分配、人才培养等因素，建立有效监督机制。与此同时，医院也借鉴国有企业改革的成功经验，结合卫生行业的特点开始了股份制和内部职工持股的做法。医院集团逐步出现，产权制度改革开始试点。这一阶段的改革虽然也取得了一定的成效，但同时也存在着不容忽视的问题。由于我国公立医院是由政府举办的，医院管理的自治程度较低，卫生主管部门对公立医院的监督表现为直接的行政干预，集中体现在医院的财政、资产及人事都由卫生行政主管部门决定，医院的决策权受到限制。所以，公立医院和国有企业一样，存在所有者缺位。同时，政府的精力和财力非常有限，又普遍存在管理不到位的现象。导致了医院医疗服务质量和效率低下、医疗资源浪费严重。虽然国家对医院的相关财政补助政策、收费政策、税收优惠政策都已出台，但实施不到位，而医院的各项社会负担日趋沉重，使医院生存与发展的外部环境越来越艰难。解决上述问题的出路还是改革，要实施深层次的体制和运行机制改革。

此外，这一时期，医疗行业虽然还在计划经济时代徘徊，但上级主管部门开始对公立医院的生产性和经济产出提出要求。公立医院面临自身发展的需要，越来越重视经济效益，意识到了管理的重要性，开始提高管理人员的素质，选拔一

些科研水平高、有一定管理能力的医生，或者学术上有造诣的专家当院长。但是，“医而优则仕”，由技术骨干或学科带头人中选拔中高层管理者，这种“兼职”模式，容易导致在经营过程中追求短期效应，损耗本已不足的卫生资源，影响医院的可持续发展。如何进行管理人员的选拔及医院整个管理体制的改革成为这个时期所面临的一个现实问题。

四、以深化体制改革和加强科学管理为特点的医院管理转型阶段

进入21世纪以来，医院职业化管理时期来临，这是医院面临市场竞争的时期，也是医院由经验管理模式向科学管理模式转型时期，这个时期依然是以公立医院为主导地位，院领导属于“经营管理型”的医院管理者。当前，我国医院在管理职业化上的借鉴和觉醒，对于加快医疗体制的改革、提升医院的综合竞争力和服务水平，迈出了可喜的一步。医院向经营管理转轨，在于建立和完善医院经营体制，其关键途径就是深化管理体制改革和加强科学管理。上海、浙江、江苏等省区部分公立医院对改制进行了有益的探索和尝试。2001年，北京同仁医院等医疗机构先后引进了具有工商管理硕士学历背景的高层管理人员，意味着职业经理人主政医院管理层的潮流即将涌现。这也标志着医院管理开始步入职业化管理阶段。

第二节　我国医院管理制度现状

一、我国公立医院的运行现状

1. 公立医院规模庞大，是我国医疗服务体系的主体

（1）医院数量规模

从医院所有制来看，我国公立医院与非公立医院的数量规模基本相当，分别占比51.48%和48.52%，分别为13 313所和12 547所；从所有制实现形式来看，我国公立医院以国有公立医院为主，占公立医院总数的91.24%，集体所有制医院仅占8.76%，所以，国有公立医院是我国公立医院的主体（表3-1）。

表3-1　公立与非公立医院组成结构

类型	项目	公立医院	非公立医院
医院	数量/所	13 313	12 547
	占比/%	51.48	48.52
综合医院	数量/所	8 825	7 699

续表

类型	项目	公立医院	非公立医院
综合医院	占比/%	53.41	46.59
中医医院	数量/所	2340	775
	占比/%	75.12	24.88
专科医院	数量/所	1 802	3 676
	占比/%	32.9	67.1
护理院	数量/所	22	104
	占比/%	17.46	82.54

从办医主体来看，政府办医院占总医院数量规模的 37.39%，为 9668 所；其中又以卫生计生部门主办为主，占其 89.57%；社会办包括企业、事业单位、社会团体及其他社会组织办的医院为 6331 所，占总医院数的 24.48%，个人办医院为 9861 所，占医院总数量的 38.13%。

从公立医院的办医类别来看，综合医院占 66%，其次为中医医院（18%）、专科医院（14%）、中西医结合医院（1%）和民族医院（1%）（图 3-1）。全国所有的结核病医院、麻风病医院全部为公立医院，由国有资本出资运营；传染病医院、职业病医院也绝大多数为公立医院；中医医院中 75.12%为公立医院，远高于医院总体 51.48%的平均水平，可能预示着中医医院对于社会资本缺乏吸引力，或许与当前中医医院经济效益较差有关；公立医院占比较高的另一医院类别为脑科医院，或许与这一学科对医师技术水平要求较高、风险较大有关。公立医院占比最少的医院类别为美容医院，全国只有 1 所，非公立医院为 191 所（占比 99.48%），这与公立医院定位于为全民提供基本医疗的职能作用相适应，也与我国公立医院发展的历史

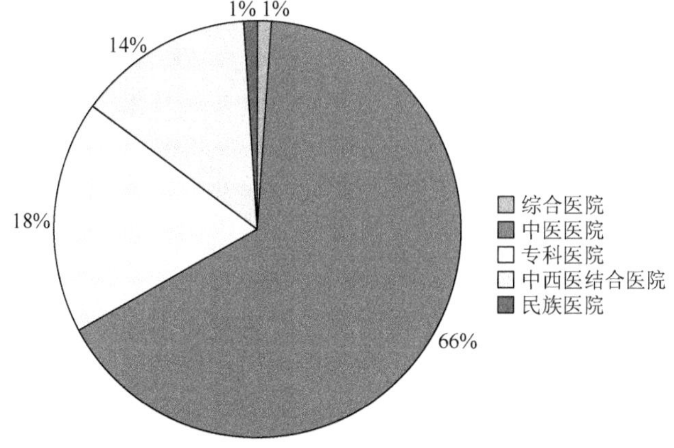

图 3-1　公立医院办医类别构成图

有关；其次占比最少的医院类别分别为整形外科医院、妇产科医院、骨科医院、耳鼻喉科医院、眼科医院，占比均在15%以下，其他如护理院、皮肤病医院、血液病医院、心血管病医院等其他类型专科医院中公立医院占比平均只有32.9%，这也说明民营资本在尚不能与公立医院全面抗衡的情况下采取了专科突击的策略与布局，填补了居民健康、医疗需求，迎合医疗市场机遇，与公立医院形成了互补的局面。

（2）医院床位规模

中华人民共和国成立以来，我国医院的床位规模经历过三个比较明显的扩张期，第一个时期是1949～1955年，属于中华人民共和国成立后各项社会事业恢复大举兴办时期，6年间床位扩张了1.69倍；第二个时期是1978～1992年，该期间年均增长5.69%；第三个时期是2001年至今，年均增长10.01%。相比而言，在1993～2000年医院总床位数增长率仅为0.98%。床位数过快增长可能与人口的快速增长、医疗保险覆盖面逐步扩大、人民群众就医需求得到有效释放有关，也与全民医保后群众个人自付比降低，对医疗费用不敏感，同时医保控费作用未能充分有效发挥有关。虽然国家卫生计生委一再强调严格控制医院规模扩张，但从数据来看目前该势头仍未得到遏制。

从所有制来看，公立医院床位数占主导地位，达到4 125 715张，占比达到83.16%；非公立医院床位数为835 446张，占医院总床位数的16.84%，其中以私营医院为主，占66.74%，联营医院占33.26%（表3-2）。

表3-2 公立与非公立医院床位数构成

类型	项目	公立医院	非公立医院
医院	数量/张	4 125 715	835 446
	占比/%	83.16	16.84
综合医院	数量/张	2 956 876	543 048
	占比/%	84.48	15.52
中医医院	数量/张	617 750	47 255
	占比/%	92.89	7.11
专科医院	数量/张	476 533	209 306
	占比/%	69.48	30.52
护理院	数量/张	4 114	16 234
	占比/%	20.22	79.78

从办医主体来看，政府办医院占总床位数的75.34%，其中卫生计生部门直接

主办的占 95.57%；社会办与个人办医院床位数分别占医院总床位数的 12.83%和 11.83%，再次说明公立医院仍然是我国目前医疗服务提供的主体。

（3）服务规模

2014 年公立医院共完成诊疗人次数 264 742 万次，占总诊疗人次数的 89.08%，相比而言，民营医院诊疗人次数占比仅为 10.92%，仍无法撼动公立医院的医疗服务主体地位；健康检查人数比例基本相似，公立医院与民营医院分别占 87.91%和 12.09%。2014 年公立医院入院人数为 13 414.8 万人，占总入院人数的 87.25%。2010～2014 年全国公立医院医疗总收入从 8700.58 亿元上涨到 16 958.27 亿元，年均增幅为 18.16%（图 3-2）。

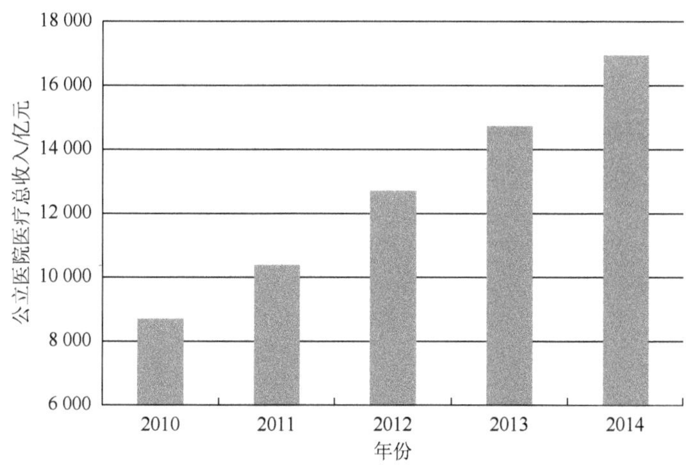

图 3-2　2010～2014 年公立医院医疗总收入增长趋势图

（4）医务人员与固定资产

医务人员是提供医疗服务过程中最宝贵的资源。同医院床位数相比，医疗技术人员增长幅度明显跟不上医院床位增长的速度。2001～2014 年全国医院床位数平均每年增长 10.01%，而同期执业医师年均增长仅 3.47%，注册护士数年均增长 10.26%，基本可以保持同步。2001 年床位数/医师数为 1.32，2014 年则增长到 2.08；床位数/护士数则基本持平，分别为 1.67 和 1.65。执业医师数增长幅度赶不上床位增长速度，执业医师工作量普遍加大，职业倦怠明显，不利于保证医疗质量安全（图 3-3）。

卫生技术人员在不同所有制医院间的分布反映了公立与非公立医院间的医疗技术力量的储备情况，2014 年全国共有卫生技术人员 7 579 790 人，公立与非公立医院分别占比为 83.63%和 16.37%（表 3-3）。

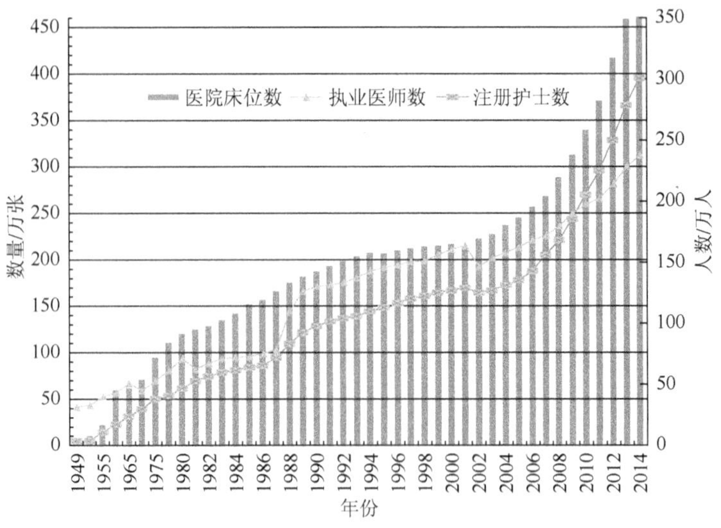

图 3-3　1949～2014 年医院床位数、执业医师数、注册护士数增长趋势

表 3-3　公立与非公立医院卫生技术人员分布

类型	项目	小计	执业（助理）医师	注册护士	药师（士）	技师（士）	其他
公立医院	数量/万人	633.93	232.72	255.13	34.98	35.53	75.51
	占比/%	83.63	80.46	84.93	85.41	87.36	87.17
非公立医院	数量/万人	124.05	56.53	45.28	5.98	5.15	11.11
	占比/%	16.37	19.54	15.07	14.59	12.64	12.83
合计		757.98	289.25	300.41	40.96	40.73	86.62

2014 年全国公立医院总资产达到 26 758.28 亿元，占全国医院总资产的 92.10%；公立医院总资产是非公立医院总资产的 11.65 倍，是其净资产的 15.29 倍。公立医院负债率也较非公立医院低，分别为 40.80%和 54.88%。从总资产角度来看，公立医院也处于全国医院的主体地位。

（5）地区与城乡分布

我国公立医院资源的城乡分布存在一定的矛盾，虽然 2014 年城市与农村医院数分别为 13 495 所和 12 365 所，但每千人口医疗卫生机构床位数分别为 7.84 张和 3.54 张，差别显著。目前我国城镇化率达到 54.77%，随着户籍制度改革的加速及城镇化率的进一步提高，不均衡状态期望得到一定改善。

从地域来看，东、中、西部政府办公立医院数分别为 3563 所、2947 所和 3158 所，每千人口医疗卫生机构床位数分别为 4.62 张、6.88 张和 5.16 张。

（6）公立医院运行绩效

公立医院运行绩效的提升部分可以通过床位使用率与平均住院日来观察。2005～2010 年二、三级医院床位使用率上升明显，医疗卫生资源得到了有效充分利用；至 2014 年一直保持了较高使用率（图 3-4）。而且同期患者平均住院床日二级医院由平均 9.7 天下降到 8.8 天，三级医院由 13.1 天下降到 10.7 天，下降了 18.32%，成效显著（图 3-5）。

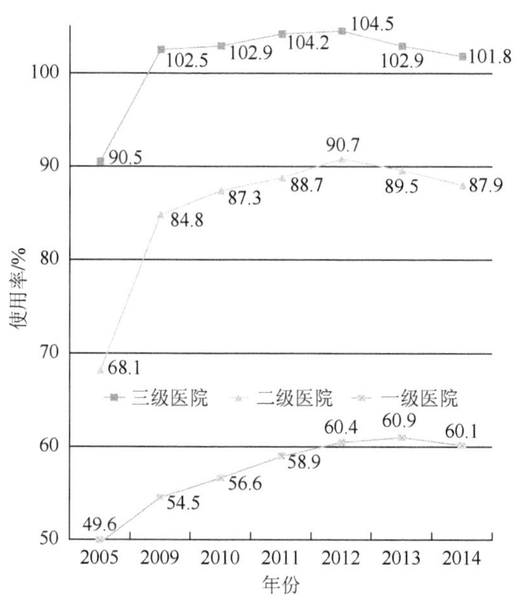

图 3-4　2005～2014 年各级医院床位使用率变化趋势

2. 公立医院的现行管理模式

（1）公立医院的补偿机制

由于目前政府财政对于公立医院运行的直接补偿比例过低，一般仅占到其业务总收入的 8%左右，不能维持其人员工资福利及诊疗活动成本支出，医疗服务价格调整机制过于僵化，不能跟随物价全面快速上涨而及时调整，迫使医院普遍通过药费、检查费等收费项目弥补正常的诊疗活动支出。2009～2014 年，医院药占比已经从 44.02%降至 38.44%，检查费从 7.06%略升至 8.24%，但与美国平均药占比 26%左右相比仍有进一步下降空间，但手术收入、护理收入、诊察收入分别仅占 6.39%、2.08%、0.82%，占比明显偏低，不能反映医疗行业人员培养周期长、职业风险高、技术难度大、责任担当重等特点，严重低估医务人员工作价值（表 3-4）。

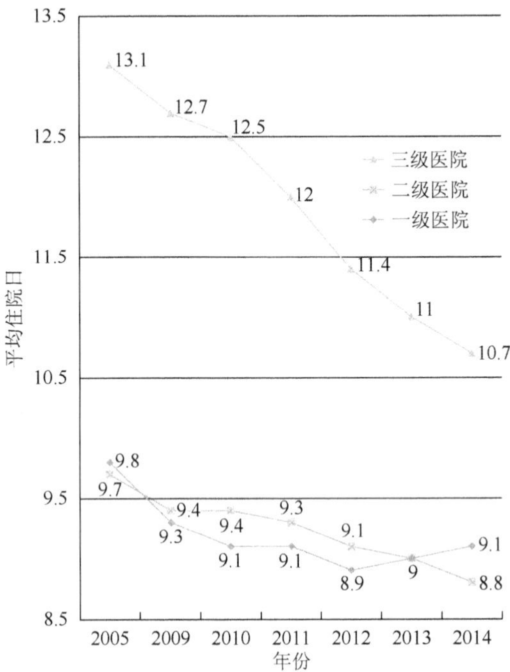

图 3-5　2005～2014 年各级医院平均住院日变化趋势

表 3-4　2013 年公立医院收入结构分析　　（单位：%）

	小计	城市医院	区级医院	县级医院
住院收入	100.00	100.00	100.00	100.00
床位收入	3.97	3.68	4.92	4.55
诊察收入	0.82	0.63	1.16	1.26
检查收入	8.14	8.19	8.21	7.96
化验收入	9.97	9.64	10.97	10.66
治疗收入	12.54	12.08	13.38	13.58
手术收入	6.39	6.06	7.73	6.97
护理收入	2.08	1.67	2.54	3.08
卫生材料收入	15.13	17.48	11.12	9.61
高值耗材收入	39.44	42.50	30.90	26.52
药品收入	38.84	38.60	37.96	39.67
西药收入	94.38	94.20	94.68	94.80
中草药收入	0.50	0.42	0.66	0.72
中成药收入	5.12	5.38	4.66	4.54
药事服务费收入	0.05	0.02	0.03	0.15
其他住院收入	2.07	1.95	1.98	2.51

数据来源：国家卫生计生委财务司《2013 年全国卫生计生财务年报》

这也成为我国新一轮公立医院改革的重要政策目标，期望通过及时调整医疗服务价格与加大政府直接财政补贴扭转目前“以药补医”的局面，提高医疗资源使用效率。

（2）公立医院的管理体制

目前，公立医院的管理体制大部分仍然参照事业单位管理模式，表现为医院院长及领导班子的配备由组织部考察任命，行政化特征明显，尚未建立现代医院管理制度；医院医务人员实行编制管理，医院没有充分的人事招聘、解聘权力；医疗技术人员的职称聘任过程中未能根据临床诊疗需要充分体现医疗技术水平的差异与考核，中级及副高级职称聘任中科研工作量考评过于突出。

因此，公立医院在医疗服务体系中起着基础、骨干和先导作用，承担着国家医疗卫生保健的主要任务。公立医院治理问题的研究对提高公立医院运行效率、改善医疗服务质量、强化医院公益性等方面起着重要的作用。

我国医疗卫生事业是政府实行一定福利政策的社会公益事业。政府举办非营利性医院（公立医院）就是为了满足群众基本医疗服务需求，是医疗卫生事业公益性质的集中体现。因此，追求社会效益是公立医院经营管理的最高准则。同时，医院作为知识密集型的集约化生产群体，又是一种必须提高经济效益和效率的经济实体；医院本身服务过程中体现了生产性和经营性的特征：它是运用医学科学技术进行医疗卫生保健服务的生产单位，所提供的服务则是一种无形的劳动产品；医院是具有经济性质的经营单位，在为社会提供医疗服务的过程中，根据所消耗的物质资料和劳动力价值，得到相应的经济补偿。随着我国市场经济体制的不断完善和医疗卫生体制改革的深入，医疗卫生工作的内外环境发生了重大变化，公立医院要在竞争中求发展，兼顾公平和效益，必须注重其所承担的社会责任和经营管理方式，创建新的治理理念。

二、医院的组织结构

我国医院大都是直线职能制组织结构，直线职能制组织结构是在强调以集权和统一指挥的直线制组织结构基础之上，增加横向职能部门，以专业化分工，使组织人员从事各种职能工作的组织结构模式。直线职能制组织结构是一种既充分集权又相对分权的组织结构，能够在统一指挥的基础上引入管理专业化的做法，它结合了直线制组织结构与职能制组织结构的优点，既能保持统一指挥，还能发挥各部门人员的作用。公立医院的组织结构图见图 3-6。

当前，医院较为普遍的领导框架是在院长之下设副院长 2～4 名，院级党委干部 1～2 名，在直线职能制组织结构下，公立医院在医院院长和党委组织的领导下，按照工作性质和工作任务划分为行政部门、医疗部门和医技部门，并设分管副院

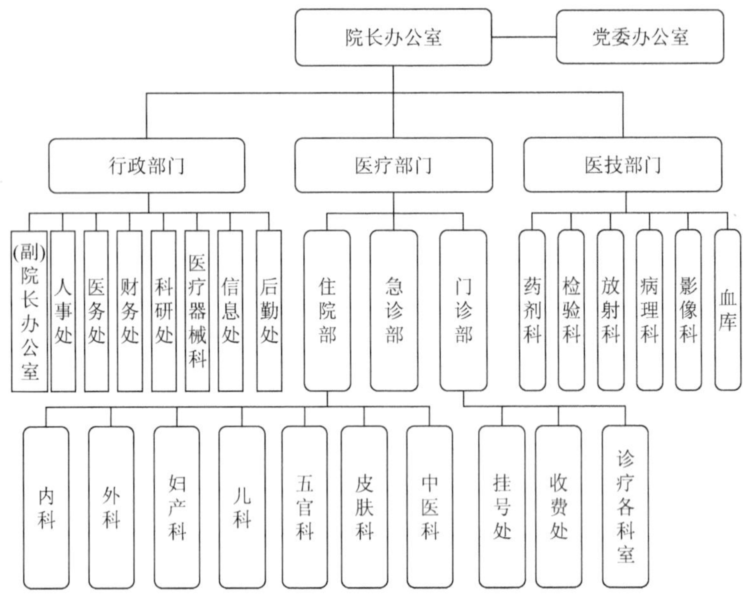

图 3-6　医院组织结构图

长，各个相关部门配备 1 名负责人，对内对外处理日常工作，并协调科室之间的关系。行政部门指的是医院中具有计划、组织和指挥权力的部门，负责医院的行政管理工作。它既包括对医院进行系统管理的（副）院长办公室、人事处、财务处等，还包括管理医疗护理工作的医务处和对医院后勤工作进行管理的后勤处、信息处、医疗器械科等；医疗部门是医院的业务部门，包括门诊部、急诊部和住院部，有内科、外科、妇产科、儿科等临床科室；医技部门是为临床提供技术支持的专业科室，如药剂科、放射科、检验科等。

三、医院的管理业务现状

医院管理包括医疗服务管理和行政管理两大领域。医疗服务管理领域包含院前急救、门急诊、住院、临床诊断、临床检验、麻醉与手术、临床护理、药品管理等；而行政管理领域则包括人事管理、科研管理、知识管理、后勤管理、医院文化管理及汇报审批管理等。公立医院的管理业务图见图 3-7。

四、国内外医院管理制度的研究现状

1. 国内医院管理制度研究现状

目前，国内部分体制灵活的医院借鉴了国外先进的医院管理模式[13]。例如，

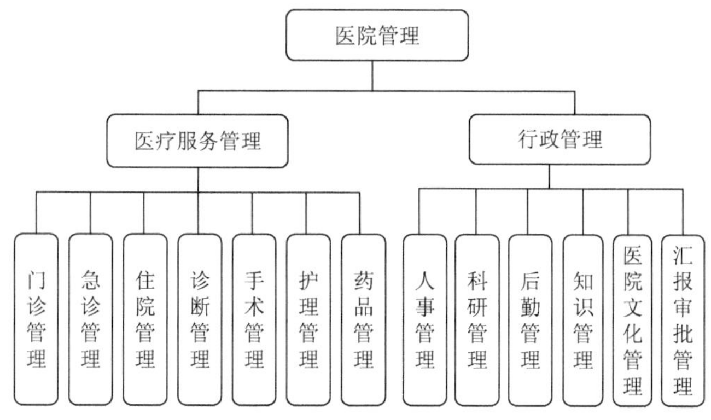

图 3-7 公立医院的管理业务图

浙江大学医学院附属邵逸夫医院参照美国的医院管理模式，结合中国国情，在领导体制上实行董事会和院务会领导下的院长负责制。医院的董事会是最高决策机构，由浙江大学、香港邵逸夫基金会和美国罗马琳达大学三方的代表构成，负责支持和监督医院，医院也必须向董事会负责。院务会由院长和副院长组成，是医院的最高经营管理机构，除了决定医院的重大事项外，主要负责审议其下辖的行政管理委员会和医疗执行委员会做出的决定。实行院长聘任制，院长根据每个人的工作能力、工作态度、负责精神、与同事的合作度、学习经历、知识水平等聘任各副院长（包括助理）及各部部长[14]。

天津市第一中心医院也开始尝试新型的管理模式，他们借鉴了企业管理中的事业部制理论，将全院所有临床医技科室和行政后勤科室重组成若干个业务部，每个业务部由部长负责管理，对事业部制下的经营机制、人力资源规范管理、集权与授权平衡、质量管理、文化系统等进行了研究，并取得了不错的效果。另外，我国还有很多学者提出了全新的公立医院管理模式。例如，浙江大学医学院的硕士研究生王健在研究生毕业论文《公立综合性医院管理模式变革研究——以 MH 医院为例》中提出了“片区院长负责制”的医院管理模式。片区院长负责制是将全院的临床医技科室根据科室间工作联系的密切程度划分为若干个临床医技片区。副院长对临床医技片区实行直接分管，负责某个临床医技片区的整体工作，并拥有一定的审批权限，对所分管片区科室的整体业绩负责。片区院长负责制是将分管副院长由原来的分线管理改为分片管理，即从原来的由线纵向到底的管理模式改为由片纵向到底、横向到边[15]。东北师范大学的硕士研究生邹丽伟在研究生毕业论文《吉林省公立医院管理模式创新研究》中提出建立公立医院的法人治理结构。公立医院的法人治理理论是指为了实现公立医院出资人的目的，平衡所有者、经营者及利益相关者之间的一系列制度安排，是所有者和经营者的权责利的配置格局，是关于政府、公立医院及其管理者的职责、权利和义务的制度化安排[16]。他们所提出的医院管理模式都对我国医院管理模式的创新有着十分重要的借鉴作用。

综上，我国现存的医院管理制度可分为两类：内部管理制度及外部管理制度。

内部管理制度的实践可归结为内部管理机制变革型，这种模式并没有落实真正意义上的法人治理，只是大多数医院在外环境与内环境发生变化下的一种本能反应，并未从产权层面进行医院体制改革。通过内部变革，形成法人治理理念，为制定法人治理机制及实务规则积累经验。

外部管理制度从理论上可分为政事分开型、管办分开型和产权所有者变更型三种类型，但实际上国内医院管理制度是一种过度行政化的管理制度，未做到真正意义上的“政事分开”“管办分开”甚至产权制度改革。

北京大学在首期“中国医院 CFO 财务管理高级课程”中对我国台湾医院的数据作了分析。他们的研究结果显示：通常，公立医院比私营医院的运行效率要低。

2. 国外医院管理体制研究现状

通过对相关文献的研读整理，可以发现，国外学者对医院管理体制方面的研究，主要是基于产权与治理两个方面展开，这与资本主义国家极度强调产权明晰和效率有关系[17]。

（1）医院产权相关研究

产权研究确实是分析公立医院管理体制改革的一种非常重要的途径和启示。罗伯特·蒙克等通过对产权的定义论述认为，资产的拥有包括三层要素：拥有者有按照自己的意愿使用资产的权利；拥有者有权对任何一个使用这份资产的其他人实行管制；拥有者有权对资产的拥有权，按照自己的意愿进行转让。

产权理论的实践应用表现为很多国家经历过的产权多元化运动，包括公立改变为私营的过程。瑞贝卡的研究表明，在很多国家出现过的饱受争议的国有化，已经被“私营化”所冲击或替代。他认为“私营化”是一个有歧义的词汇定义，因为有很多途径可以实现公营和私营部分在社会服务提供方面的相互影响。在美国，政府对于医疗服务的强力保障和实质介入，是通过融资和保险项目来实现的，并不是通过对于医院的产权来体现。

在对医院的产权结构是否影响效率的实证研究中，斯隆认为，总体上，实证研究证明了在营利性与非营利性医院的效率方面没有显著的差异。威尔森等更早的一个研究发现，非营利性医院的效率低于营利性医院，但是比起公立医院来，显得更加有效率。瑞克福特等的实证研究结果显示，美国的医疗市场上有太多的非营利性和公立医院，每一美元带来的高质量医疗服务的目标，对营利性医院更有吸引力，它们在努力进入某一市场并提高成本和效率比。

（2）医院治理相关研究

在医院管理体制研究方面，一些国外学者和报告的研究显示，医院董事会在监督医院运行方面的作用很大。卡麦隆指出，医院管理的董事会制度已经比较完善，董事会对于医疗机构提供医疗服务的质量负有责任。2004 年，美国国家质量论坛（National Quality Forum，NQF）的一份报告展示了医院董事会与医疗质量的关系，认为医院董事会通常在改进医疗服务质量方面是被动的，他们常将诸如改进医疗质量的责任扔给医务人员和医院的质量管理委员会。董事会对于医疗服务质量的重视，源于公众报告中有关医疗质量的数据和公众对医疗机构行医活动的关注。董事会在监督和改进医院的医疗服务质量方面，扮演了极为关键的角色，特别是在保证安全，以患者为中心，及时、有效地保证盈利和公平地提供医疗服务方面。

NQF 的报告还指出：虽然医院董事会在改善医疗服务质量和安全及医疗成果等方面起了至关重要的作用，但还应更清醒地看到医院股东在影响医院整体管理和表现方面所起的重要作用。这份报告呼吁所有的医院股东支持医院的董事会，包括政策制定机关、消费者和医疗费用的支付者，政策制定机关负有在医疗领域制定标准和各种规定的责任，它们应该确保在制定政策和法规的过程中用科学的证据和联邦/州的法律作为依据；消费者应该期望医院董事会在掌控整体的医疗服务质量方面有所作为；支付者们——保险公司和保险项目的运行机关应该结成联盟，共同应对医院的医疗质量和安全改进问题。这个报告对于我国的公立医院改革，特别是管理体制改革，有很大的借鉴和提示作用：“改革”不应该是一个方面的改革，也不能一蹴而就，应该是一个“配套工程”，需要全社会的努力与各相关主客体的支持。

（3）医院监管相关研究

对于医院运行的监管，是指用法定的形式对特定内容全程检测。无论是公立医院还是股份制或私营医疗机构，在英国都是采用医疗机构作为供方，并以法定责任的形式，加入一个保证医疗服务质量的监控工作网络。英国国家医疗服务系统（National Health Service，NHS）自 2000 年之后，每年发布年度报告披露临床医疗治理状况，许多医疗机构按既定的日程表改进服务质量。英国还实行了“医疗服务鉴定项目”（The Healthcare Accreditation Program，HAP），建立了一种机制，有利于医疗服务机构融合所有的临床医疗综合治理的因素来保证和提高服务质量。例如，通过广泛宣传使公众知晓标准、团队协作、沟通、所有权和领导力。调查结果显示：100%的医疗机构认为参加 HAP 项目对于改善医疗服务的质量是直接有效的。

对于公立医院承担责任方面，美国普林斯顿大学邹至庄教授提出：在经过了 20 多年的经济体制改革之后，一个触目惊心的事实是，中国的医疗卫生服务几乎还是全部为公有医疗机构所提供。在中国，不论是政府官员，还是普通民众，仍然相信医疗卫生是社会福利的一部分，所以，医疗服务的提供应该是政府的独家责任。在一项研究中，邹至庄指出，国有公立医院是导致医疗服务供给增加相对缓慢的原因，保障医疗服务和人民福利，并不意味着政府必须提供具体的医疗服务，政府的责任可以通过提供医疗保险来充分体现，而不必通过提供医疗服务本身来实现[18]。

第三节　医院管理制度存在的困惑及其原因透视

一、我国医院外部管理制度存在的主要问题

1. 建立现代医院管理制度的法律缺失

目前，虽然在一些卫生相关的法律法规中能找到医院管理过程中一些法律依据，如《中华人民共和国执业医师法》（简称《执业医师法》）《医疗机构管理条例》等，但是上述法律法规只针对医疗机构某一方面的行为，我国尚没有一部专门的医院管理相关的法律。由于法律法规不健全，公立医院性质模糊，定位不明确，从根本上导致建立现代医院管理制度的“上位法”缺失，导致在实际操作中“无法可依、无章可循”。

2. 各机构职能交叉、条块分割，难以形成监管合力

公立医院运行监管涉及发展和改革委员会（以下简称发改委）、财政局、编办、人社局等多个政府部门，通过梳理，可将各政府部门的职能简要概括如下：发改委负责医院规模控制；财政局负责医院财务审批与监督；编办主管医院人员编制设置、调整与使用；组织部主管各医院领导任命、考核；人社局负责医院员工的公开招考；卫生计生行政部门具有向医院发放财政补助，监测医院财务运行状况，并上报财政部门，为医院领导任命提供建议等多项职责。这些部门均在公立医院运行监管中拥有一定的话语权，且不同部门的权责划分并不十分明晰，监管主体碎片化，导致政府监管缺位、越位、监管不力等现象时有发生。各部门监管职能分散、工作重心不一，不同的部门往往侧重于监管医院某一个方面，沟通困难，医院运行监管效率低。

新医改实施以来，公立医院改革一直强调管办分开，但实际上，政府作为公立医院所有者，对行业监管和运行监管所有职能采取“一手抓”，政府权力集中，没有真正做到管办分开。从监管效果来看，政府主要对医院进行日常的行业监管，但缺乏以财务与经济运行为重点的运行监管。此外，政府既是医疗机构的所有者又是管理者，导致了政府部门社会管理职能与国有资产运营职能不分。同时，在

治理医疗服务市场失灵方面，政府管理职能缺乏，甚至严重不到位。因此，政府在医疗管制方面的滞后，造成了卫生资源配置的效率低下，影响了卫生服务的公平和效率。

3. 委托-代理关系下存在的行政管理不力

委托-代理关系是一种契约关系。在这种契约关系下，委托人授权代理人为实现委托人的利益而从事某些活动，为了防止代理人利用委托人的授权从事有损于委托人利益的活动，就需要设计一种机制或合同，给代理人提供某种激励，使之按照有利于委托人的目标努力工作。委托-代理关系广泛存在于一切组织和一切合作性活动中，存在于组织的每一个管理层级上。

在我国，国家和公立医院管理者之间是一种委托-代理关系，委托人即国家作为出资者对公立医院的资产享有财产终极所有权，通过任命代理人即医院经营者经营公立医院，并促使代理人完成国家赋予的使命，即为全体公民提供医疗或保健服务，增进居民的身体健康。在现行体制下我国公立医院委托人的决策权不能通过民事主体之间的商务契约关系实现，而是以一定的行政程序来实现，即由政府部门通过一定的行政程序委托一定的代理人来经营公立医院。卫生行政部门依据国家的有关法律、法规和政策管理并监督医院经营者的行为，促使其实现国家的目标。

公立医院经营者对医院的财产拥有使用权，但作为代理人，其权力是不完备的，表现为没有完全的人事权和内部收益分配权，而且医院管理者在经营中既不承担风险也没有剩余索取权。在这样的制度安排下，形成约束过度和激励不足，必然会降低经营者的工作积极性。在我国的行政管理体制方面，卫生行政部门与国家之间和与公立医院经营者之间事实上是准委托-代理关系（图 3-8），因为它既不拥有国有资产的使用权，也不享有国有资产的所有权。国家赋予卫生行政部门的权利应当是对国有医院经营者的经营行为进行管理和监督。但因为国家作为国有资产的终极所有者，主体是虚设的，无法与国有医院通过直接签订契约实现自身目的。所以只有通过一定的政治程序委托行政部门代行委托责任。在这样的制度安排下，卫生行政部门作为国有资产的代理者不能通过自身的努力实现直接的产出，其管理绩效也不易测量，对其进行约束和激励也难以确定适当的尺度。同时，作为委托人的卫生行政部门，没有公立医院财产的所有权，所以面对与医院经营者之间的信息不对称，缺乏收集信息的积极性。而在对医院经营者的监督方面，经营绩效难以测量，导致监督责任心缺乏和效率低下。

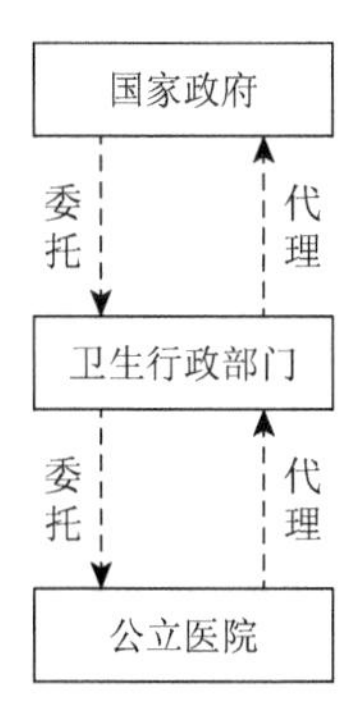

图 3-8　现有的公立医院管理体制

4. 公立医院地位垄断，民营资本进入缓慢

近年来，我国出台了多项政策，鼓励民营资本进入医疗市场，但是目前民营医疗机构仍然以小型专科医院为主，市场占有率较低。我国公立医院与民营医院虽然机构数量基本相当，但公立医院拥有80%以上的医疗资源，提供85%以上的卫生服务量，在整个医疗市场中，公立医院都占有主导地位。目前，我国公立医院功能定位不明确，大型医院规模过大。同时，由于政策不明晰及对社会资本的偏见，多元化办医和社会资本进入医疗市场进展十分缓慢。

同时，医疗市场发育不完全，竞争机制作用不明显。一方面，不利于发挥市场机制作用，促进医疗资源的合理、优化配置；另一方面，也使公立医院，尤其是大中型公立医院缺乏发展动力。尽管我国已经放开社会力量办医限制，但是非国有医院的发展还远远不足。民营医院和合资医院从数量上、规模上，都不足以与公立医院竞争。究其原因，一是我国放开民营医院发展的时间还不长，民营医院的发展尚须假以时日；二是国家尚未全面放开对外资办医院的限制；三是民营医院的发展在些地区还受到不公正的待遇，甚至一些地区出于地方保护主义的需要，设置种种障碍限制民营医院的进入和发展；四是旧的利益格局仍有一定的惯性等。竞争的不分，使公立医院缺乏危机意识和发展动力，不思进取[19]。

5. 医院相关利益方制度不完善

医保制度方面：医保付费改革进展缓慢，医保机构缺乏专业人才。医保机构与医疗机构之间的谈判机制尚未普遍形成，医保付费支付设计不当导致医疗机构行为扭曲[7]。

药品供应保障体系方面：目前我国公立医院推行以省为单位的药品集中招标采购制度，以期降低药品招标价格，从而控制医疗费用增长。但由于招标设计不合理、流程不规范，公立医院药品供应保障体系寻租问题普遍，导致招标价格高、供给可靠性低、药品质量得不到保障等问题[20]。

6. 融资渠道单一，医院补偿机制不健全，医疗费用增长过快

我国公立医院一直使用内部融资机制，其补偿渠道包括政府财政补助、医疗服务收费和药品差价收入。改革开放以来，为促进卫生事业发展，各级财政部门在比较困难的情况下，不断增加对卫生事业的投入。但各级卫生计生部门均普遍反映政府财政补助相对不足，政府筹资比例在卫生总费用中比例也急剧下降，卫生资源使用效率也呈现低下状况，国家大量投入的医疗资源过分集中于大部分公立医院，要么表现为一些大医院的高端设备和基础设施建设，要么流失于体制性损耗。

医疗服务收费方面，我国实行的是压低服务价格的供方筹资政策和“以药补

医”的卫生补偿政策，医疗收费中不设劳务收入，大量技术劳务价格长期低于成本，基本医疗服务收费标准受到政府物价部门的严格控制，没有随社会经济发展进行及时调整，只对一些应用新仪器、新设备和新开展的医疗诊治服务按成本制定收费标准。

补偿制度方面，补偿机制改革是公立医院改革的重点，其成功与否关系到公立医院能否可持续发展和新医改的成败。探讨如何采用切实可行的基于公益性的补偿制度，是目前公立医院改革亟待解决的问题。具体可以概括为以下几点：一是现行财政补助模式不利于医院管理水平的提高。一方面，在目前的差额补助模式下，医院收入越少，产出成本越高，得到的补助就越多，医院的增收节支动力被严重伤害；另一方面，对于不同地区、不同情况、不同级别的医院给予的补助缺乏差异性和灵活性。二是药品加成收入占据着医院总收入的主导地位，单纯依靠医疗收入难以维持医院收支平衡。取消药品加成收入后，由于政府财政补贴没有及时调整和跟进，为了适应医院的发展，维持医院的运营，医院需寻求外部资金的支持，增加了医院的负债风险[21]。

7. 管理队伍非职业化

公立医院管理人员队伍中学管理专业的少，专职从事管理的更少。早期医院院长的选拔，是以“官员标准”衡量，结果选出来的往往是政治行政式的院长，缺乏医院管理的职业知识和技能。自 20 世纪 80 年代起，医院管理者的选拔来自临床，主要来源于技术骨干或学科带头人，一般没有受过管理方面的专业培训。进入 21 世纪，尽管我国公立医院对管理的重视提高到了前所未有的程度，但是公立医院管理队伍依然存在管理专业人士缺乏的问题，而且还存在多种误区，大多数公立医院的管理者依然是沿袭了“医生—出色的医疗专家—院长”的成长模式，没有把医院管理职业从组织体制上正式设列[20]。

而且，现行的公立医院管理人员往往是临床、管理双肩挑，是行政式的，缺乏医院管理的职业知识技能的系统培训，被称为是“专业做专家、业余做管理”，并没有形成医院管理人员的职业意识，管理方法普遍属于传统经验型和封闭型，经营粗放。同时，公立医院管理人员职业化教育存在培养上的问题，如目标不明确、课程设置不合理、教学方法陈旧、缺乏医院管理职业化教育质量标准等。

8. 宏观规划和调控政策不配套，严重影响正常的医疗秩序

长期以来，由于条块分割、部门所有的管理体制，医疗机构的建设缺少统一规划，医疗资源配置不合理。一方面，80%以上的卫生资源集中在各大城市的医疗机构，城市资源大量闲置，而且仍在继续上马。另一方面，经济欠发达地区卫生资源十分稀缺，边远农村地区缺医少药的局面仍未得到有效改善。功能重叠或

低水平重复建设，导致了卫生服务整体效益不能很好地发挥和不正常的医疗竞争，社会“乱办医”和“办医乱”的情况屡禁不止，基层医院条件差、设备少、技术不配套，人员素质低，服务功能不到位，而城市医院又拥进了大量病源，名目繁多的税、费使医院的支出日益增加，而城镇职工医疗保险制度的改革又要制约医药费用上涨，这又要求医院调整现行的医疗服务方式和经营行为，如果政府不调整补偿政策，医院不适时应变，其处境将会更加困难。

二、我国医院内部管理制度存在的主要问题

1. 医院法人治理机制不明晰，医院缺乏经营自主权

法人治理模式改革是新医改中公立医院改革的焦点问题，也是建立现代医院管理制度的核心保障[22]。现代医院管理制度能够健康持续发展，关键是如何构建医院的法人治理机制、改革法人治理模式。

按照监管内容的不同，对医院的监管分为行业监管和运行监管。行业监管主要包括医疗机构和从业人员准入、医疗服务价格的确定、医疗服务质量控制等，是根据市场机制，对整个医疗行业进行的干预与控制。运行监管主要包括医院资产管理、院长选拔任用、经济运行与财务监管、医院绩效考核等，是通过对公立医院内部运行情况的监管，干预医疗服务提供者的行为[7]。新医改方案实施以来，各地采取了不同类型的法人治理路径，主要可以归纳为内部管理机制变革型、政事分开型、管办分开型、产权所有者变更型等四种基本类型[23]。

但是，从全国整体情况来看，计划经济条件下形成的公立医院管理制度没有发生根本性转变，管办不分、政事不分的现象依然明显。政府的责权不明确，呈现管理缺位、越位、不到位。政府的直接干预、对医院各项管理大包大揽的做法，导致医院缺乏真正的经营自主权，医院没有成为真正的法人主体。对于公立医院来说，其所有者“缺位”，即没有产权，医院就不可能真正拥有经营自主权。公立医院经营者对医院的财产拥有使用权，但其权力是不完备的——没有完全的人事权和内部收益分配权，而且在经营中既不承担风险，也没有剩余索取权，因此，对医院自身运营所涉及的人、财、物的管理没有实际使用和主导权。这就导致即便医院在日常管理中加强内部管理和规范内部运行机制，可以在不同程度上改善组织的运行效率，但长期结果总是不尽如人意[24]。

由于公立医院属于公益性质事业单位，医院员工的管理仍然执行事业单位的人事编制制度。受人事编制体制的限制，医院作为用人单位，其用人需求需上报人社局、编办等行政主管部门，医院没有用人自主权；现有编制已经趋于饱和，定编定岗、一人一编的模式，使得医院日益增长的医疗服务需求无法得到满足。一方面，医院不能根据自身发展需求招聘适宜人才；另一方面，对于

医务人员而言，由于体制内与体制外薪酬待遇差异巨大，也影响了医务人员的工作积极性。

2. 取消编制尚未落实，相关法律建设迟缓

医院作为事业单位，现有人事编制制度制约了医院发展[25]。一方面，事业单位编制被编制内的员工当作“铁饭碗”，非编制的员工与其工资待遇悬殊，不利于调动工作积极性；另一方面，编制制度束缚了人才的流动，不能适应市场化需求。近年来，我国事业单位也开始改革，推行取消编制，但进展缓慢，大部分地区和公立医院还未落实到位。医院内部的岗位设置、人员晋升等制度相对落后，医院招人与用人机制不灵活。《执业医师法》、《医疗机构管理条例》等相关法律法规的相对滞后、部分不适应时代需求的条款修订迟缓，影响了医院人事制度改革，继而影响了医疗行业人才队伍的建设。

3. 薪酬制度不合理，无法调动医务人员积极性

我国公立医院薪酬制度设计不合理，医疗服务价格的制定不能体现医务人员的劳动价值。医疗服务定价过低，医务人员的收入大部分来源于药品加成[26]。目前，公立医院绩效考核与绩效评价指标体系不完善，绩效考核中绩效工资的发放与医务人员工作量和业务收入挂钩，导致医务人员过分追求患者就诊量，患者满意度较低，开大处方行为普遍存在。另外，由于医院的医疗服务收费标准由各省在省域内统一定价，地方机构负责执行，总体来看，全国现行的医疗服务价格标准普遍低于当前的实际成本，现有收费标准不能反映医疗服务应有价值，医疗服务价格不合理。特别是医务人员的专业技术价值被低估，而与之相比，大型医疗设备、检查费用过高，存在着高额利润，不利于调动医务人员积极性。

4. 市场经营管理理念缺失，激励机制不完备

我国公立医院管理体制要从计划管理向市场经营管理转轨，引入市场经营机制很有必要。只有建立了合适的市场经营机制，医院才能适应市场经济环境，进而通过市场运作的规律来降低医疗成本、放大医疗效益。但是，当前我国公立医院管理主要是根据卫生部 1982 年颁发的《全国医院工作条例》规定而制定的医院规则制度，包括医院领导体制、医疗预防、教学科研、技术管理、经济管理和总务工作及思想政治工作六大方面。这些规则制度保障了医院组织正常的工作秩序，但无法使组织处于高效运转状态。目前，大多数公立医院的管理是一种非经营性管理模式，医院管理者缺乏市场经营管理理念，其行为模式主要是“等、靠、要”。

在医院的经营管理过程中，如何调动医院职工的积极性至关重要。而积极性

的取得和利用激励分配机制有紧密关系。目前，我国公立医院内部激励机制的设计存在着很大的片面性、随意性和不科学性，其管理者和职工缺乏合理的面向市场的激励价值，始终束缚着医院员工潜能的充分发挥。虽然有些医院在利益分配激励机制上有所变化，但是由于没有形成完善的责权利相对统一的机制，职工经营活动的积极性难以调动，工作效率低，经营效益差。还有些医院在实施激励机制的过程中，把医院收入多少、规模大小等粗放性指标作为职工奖金分配的依据，不顾医院经营财务收益情况的客观情况，在奖金分配上不顾医院的财务状况，盲目为职工办福利。这些短期行为既影响了医院可持续发展，又造成了公立医院效益低下和有限的卫生资源的浪费。

5. 财务管理制度存在不足

在现代医院的管理当中，财务管理处于极其重要的地位。随着社会经济的发展、医疗体系的健全，医院对财务管理制度的要求也越来越高，医院财务管理制度的健全与否，直接关系到医院发展的快慢，是医院实现永久发展、稳定医院效益的决定性因素[27]。现阶段医院成本控制财务管理方面的不足之处包括：①市场运营的成本控制意识不足，并在很大程度上了导致了医院成本控制工作的开展难度增加。②现有的成本控制措施落后，难以符合目前的市场要求，缺乏正规性和科学性，这在很大程度上导致了医院市场运营的经济性不高。③相关会计制度残缺。虽然国家对现有的《医院会计制度》进行了相应的补充和改进，然而并没有使医院的具体会计管理制度完善起来，因此也难以实现医院成本方面的有效控制，进而对财务管理方面进行有效评估。④医疗成本和医疗定价颠倒。目前部分医院已经认知到了市场经济体制运作经济性的重要性，然而并没有给以正确的理解，把医疗成本和医疗定价颠倒，越来越重视运行经济性的表现就是不断地提升患者的治疗费用。这种措施或许能在短期实现医院利润的提升，然而这种方式违背医院的立身之本，同时也不利于医院的长期发展[28]。

6. 医疗质量与安全管理相对薄弱

医疗质量与安全一直以来都是医疗服务的核心。医疗质量的指标可以分为两方面：医疗技术质量和医疗服务质量。近年来，我国医疗卫生事业发展迅速，医学研究与医疗器械的开发逐渐达到世界先进水平，医疗技术质量与安全水平有了很大的提高；但在医疗服务质量方面，我国公立医院远远落后于欧美发达国家水平，医务人员和医院把过多的精力集中于疾病的诊治，而忽略了医疗服务和患者的主观感受。

第四章　中国特色现代医院管理制度的基本框架

第一节　中国特色现代医院管理制度内涵

在本书中，中国特色现代医院管理制度是指在我国社会、政治、经济转型的新时期，以构建城乡结合、上下结合、急慢分治和防治结合的医疗服务体系，形成基层首诊、双向转诊、分级诊疗、上下联动、急慢分治、防治结合的就医格局为目标，对政府与医院的权责边界、医院法人治理、医院的内部运行机制等内容进行规范的、具有中国特色的系统化制度设计，包括外部管理制度（宏观层面），即明确政府与医院之间的权责边界及医院与市场、医院与社会组织之间的关系而制定的相关法律法规与政策；内部管理制度（微观层面），即医院内部人、财、物、技术、信息、管理架构等规则和章程。

第二节　我国现代医院主要管理制度设计

一、现代医院外部主要管理制度

我国各地医院的外部管理制度差异性相对较小，因此重点结合党的十八大及国务院医改相关文件精神，设计了我国现代医院外部管理制度，主要制度如下。

1. 医院管理体制

公立医院管理体制的理想状态是实现权责统一，人权、财权、物权、事权均划归卫生计生部门，对医院实施全面监督管理。一是国家层面。国家卫生计生委履行委属（管）医院的出资人职能，参与各委属（管）医院的管理决策。二是地方政府层面。地方各级政府分别成立公立医院管理委员会，由政府主要领导或分管领导担任委员会主任，相关部门等作为成员单位。委员会在地方卫生计生行政部门设立办公室，代表政府承担举办公立医院的职能，对公立医院服务效率、资产安全和履行公益性责任实行出资人监管，并根据规划落实公立医院发展的资本性投入。

对于民营医院，形成卫生计生行政部门为管理主体，发展改革、医保、税务、民政、工商等多部门共同参与的医院管理体制，使民办非营利性医院在准入、税收、价格、土地、医保等方面，享有与公立医院同等的政策环境。对于营利性医院，政府在规划布局、土地供应、税费减免、融资扶持、人才配置、医保定点等方面给予鼓励政策。进一步明确社会资本与公立医院联合举办医疗机构的政策。

2. 现代医院产权制度

医院产权制度是指以法律规范为保证需要的，构成医院全部卫生资源的各种权力的制度安排和动作规则。

现代医院产权制度主要包括以下三个方面的内容：首先，分离医院所有权与使用权，公立医院产权归政府所有，政府作为出资者，依法享有资产受益、选择管理者、决定医院基本制度等权利，卫生计生部门或医院管理部门代表出资人履行监管职责，医院院长作为独立法人具有自主经营权和决策权。其次，分类管理促进医院产权制度改革，鼓励多种产权形式共同发展。最后，卫生计生行政部门制定行业管理政策，为公立医院和其他产权形式的医疗机构创造公平竞争的市场环境。

3. 现代医疗服务价格制度

医疗服务价格是对医疗服务作为商品交换所采取的一种价格形式，本质上是医疗服务价值的货币表现，是医疗机构对患者服务的医疗服务项目的收费标准，包括门诊、住院、各项检查、治疗、检验、手术项目等的收费价格。

建立现代医疗服务价格制度，即按照总量控制、结构调整的原则，渐进式调整医疗服务价格。建立全成本核算制度，按照成本定价，适当提高体现医务人员劳务价值的服务项目价格；与医保支付相衔接，实现在患者合理负担情况下调整医疗收费结构，理顺医疗服务价格体系；探索建立市场定价机制，让医疗服务走向市场，让市场定价，使医疗服务价格充分体现医务人员的价值。

4. 现代医院补偿制度

医院补偿制度是指对在医疗服务过程中卫生资源的耗费进行弥补、充实的方式和途径，也就是对医院经济活动的耗费有补偿作用的各种要素的有机结合。其基本功能或主要作用就是保证医院在经济活动中的物化劳动和劳动消耗得到足额补偿，从而满足医院简单再生产和扩大再生产的需要。

公立医院集公益性、生产性和经营性于一体，在现代医院补偿制度中，财政部门需加大财政的补偿力度，建立基于医院全成本核算的补偿机制，转变投入方式，按规划、按项目对医院进行补偿，如医院基础建设、大型设备购置、重点学科发展均由政府补偿，但离退休人员费用、政策性亏损、医院日常运转经费等则需医院通过自身运营，在市场中得以补给。

适当增加财政投入，引导和鼓励民营医院发展，对于承担公益性任务、提供基本医疗服务的民办非营利性的医院，通过购买服务的方式给予补偿。

5. 现代医疗保障制度

现代医疗保障制度是指国家和社会团体对劳动者或公民因疾病或其他自然事件及突发事件造成身体与健康损害时，对其提供医疗服务或对其发生的医疗费用给予经济补偿而实施的各种制度的总称。

建立现代医疗保障制度，一是界定医疗保障体制中各个主体的权利和责任，探索建立不同医保制度间转移接续，努力构建城乡统一的医疗保障体系；二是拓宽筹资渠道，提高筹资水平和保障水平；三是加快建立和完善以基本医疗保障为主体、商业健康保险和其他多种形式的医疗保险为补充的医疗保障体系；四是建立医院与医疗保险付费方谈判机制。

6. 现代医院监管制度

现代医院监管制度，即以政府部门作为监管主体，对公立医疗机构、民办非营利性医疗机构、营利性医疗机构及其从业人员进行监管的一系列制度安排。监管内容主要包括行业准入（执业许可、投资许可、机构审批等）、服务规范、价格及其透明度、医疗服务网点分布、医疗安全、服务均等化和公平性等。

（1）监管主体与监管内容

政府作为监管主体的身份可以具象地体现为立法者和出资人。还要建立以政府监管为主体，非政府组织及社会监督为补充的监管体系。

政府监管重在制定医疗法律法规、医疗卫生服务体系规划、执业准入标准、执业准入管理，以保障医疗公共产品和公共服务供给为主；医疗机构管理机构、行业学（协）会协助政府制定和实施医疗服务发展规划、医疗政策、行政法规和有关法律法规，制定并执行行规行约和各类技术规范标准，倡导行业自律，为医疗机构提供政策咨询，组织专业技术人员培训和学术交流，提升行业整体服务能力，对医疗服务质量、竞争规则、运行管理进行严格监督，负责医疗纠纷的协调处置；医疗保险经办机构协助制定相应的服务规范与标准，通过建立完善的激励约束机制，规范医疗行为，合理控制医疗费用；充分发挥媒体的舆论监督作用；强化社会监督，提高医疗监督的公共参与度。畅通投诉举报渠道，对举报医疗机构不良执业行为和监管者不作为或乱作为行为的，一经查实予以足够吸引力的奖励。

完善医疗机构主体责任制及责任追究机制，发挥内源动力，依法执业、规范行医。加强行业自律，鼓励同行监督。

（2）现代医院监管制度设计

现代医院监管制度设计重点是：明确政府相关职能部门与医院的关系及权责边界。

目前，在公立医院的发展过程中，相关的政府管理职能部门众多，包括卫生部门、食品药品监管部门、财政部门、组织部门、人力资源与劳动保障部门、民政部门、发改委、物价部门、商务部门、工商部门等。各个部门针对公立医院管理的不同方面，在实际的管理过程中涉入不同层面监管的政府相关管理部门及其具体监管职责见表 4-1。

表 4-1　各个政府监管相关组织在监管中的角色与职责

监管主体	医院行业监管	公立医院运行监管
发改委	医院大型建设项目规划审批	公立医院规模的控制
物价部门	（1）省级物价部门对医疗服务和药品价格进行定价； （2）市级物价部门对医疗服务和药品价格进行监督	
财政部门		（1）对公立医院财政补助进行核拨； （2）对公立医院的财务状况监督检查
审计部门		对医院大额资金使用情况进行审计
编办		（1）公立医院人员编制的初始设置和调整； （2）公立医院人员编制的使用
人力资源和社会保障部门	拨付医保定点医院的医保相关资金	公立医院编制人员的公开招考
组织部门		公立医院领导的任命、考核
食品药品监管部门	对医院药品和医疗器械进行安全质量监督	
卫生计生部门	（1）医疗卫生整体规划； （2）医院基础建设、规模变更的可行性论证，上报发改委审批； （3）监督医疗服务价格的执行，开展新技术收费申请的初步审核并上报物价管理部门； （4）大型医疗设备准入与上报管理； （5）医疗服务质量监管； （6）医疗机构准入和人员执业准入的监督执法； （7）拨付医保定点医院的相关资金	（1）根据医院财务报表监测医院经济运行，并上报财政部门； （2）核准公立医院的预算，并上报财政部门审批； （3）财政补助具体发放； （4）对公立医院领导的任命向组织部门进行建议

1）准入监管。卫生行政部门承担医疗机构、执业人员、设备等的准入监管责任；医院基础设施建设和规模变更由卫生行政部门进行可行性论证，并由发改委进行审批。

2）价格监管。省物价部门负责确定本省的医疗服务项目和价格，负责对变更项目重新调整价格和审核；市物价部门负责对市内所有医疗机构的医疗服务和药品价格进行监督、检查和执法，卫生行政部门协助价格监督。

中共中央、国务院发布的《关于推进价格机制改革的若干意见》中提出，落实非公立医疗机构的市场调价政策，对市场竞争比较充分、个性化需求比较强的医疗服务项目落实市场调价。市场经济，又称自由市场经济或自由企业经济，在这种体系下产品和服务的生产及销售完全由自由市场的自由价格机制引导。随着我国社会主义市场经济的不断发展完善，我们更应清楚政府的作用是在市场机制充分发挥作用的前提下进行，所以建立市场定价机制显得十分重要，让医疗服务走向市场，使医疗服务价格充分体现医务人员的价值。

3）质量监管。卫生行政部门负责所有医疗机构医疗质量的监督、检查并由卫生监督部门进行执法；食品药品监管部门负责对所有药品、医疗器械安全、质量的监管。

4）医保监管。社会保障部门（人社局）负责对其职责范围内的职工和居民医保基金进行管理，并对医疗机构进行付费，实现医疗费用控制。

卫生行政部门负责对其职责范围内的新农合医保基金进行管理，并对医疗机构进行付费，实现医疗费用控制。

5）规模控制。由卫生行政部门进行可行性分析，并上报发改委进行审核批准。

二、现代医院内部主要管理制度

在现代医院管理制度中，内部管理制度主要为医院自主管理的相关内容，且由于各地经济发展水平不同、外部环境各异，不同医院内部管理制度差异性相对较大。因此，这里仅对现代医院内部主要管理制度做概括性解释。主要制度如下。

1. 现代医院法人治理制度

法人治理制度，即在法律保障的条件下，处理因两权分离而产生的一整套制度安排。公立医院的法人治理可以理解为以保证初始委托人意愿、降低委托代理风险为目的建立起来的一套权力制衡结构，其形式表现为一系列的契约，其特征是独立的法人地位。

现代医院法人治理制度，一是落实公立医院法人实体，彻底实现“管办分开”，医院拥有独立的法人财产权、经营权，政府依法对公立医院实施监督和管理。二是实行院长负责制，明确院长独立负责地行使职权的制度规范与决策程序。明确院长作为医院法定代表人和主要行政负责人，执行国家确定的医院宗旨和医院制定的发展规划，全面负责医疗与护理服务、经营与财务管理、科研与教学及其他管理工作的职权范围等内容。三是健全中国共产党医院基层委员会发挥政治核心和监督保障作用，保障党的政策方针在医院实行。通过制度设计，党委、纪委、工会等部门共同对院长及其行政班子进行约束与监督，实现在医院内部真正的权力制衡。四是健全法律法规，明确公立医院所有者、决策者、经营者及监督者的职责权利并约束其行为。

2. 现代医院人事制度

人事制度是医疗卫生领域的核心制度安排，具有全局性、战略性的意义。现代医院人事管理制度的建立，一方面，是推进公立医院编制改革，创新公立医院编制管理方式，探索编制备案制，弱化编制集中管理，强化分级管理与动态管理。另一方面，是完善岗位设置，变编制身份管理为岗位管理，推行医院全员聘用合同制，通过公开自主招聘、考核上岗，优胜劣汰，评聘分开、竞聘上岗等选拔优秀人才，形成能进能出、能上能下的灵活用人机制。

3. 现代医院薪酬制度

以调动医务工作人员积极性为宗旨，以完成社会公益目标任务为前提，以工作岗位、风险度、工作量和强度等因素科学合理地确定薪酬等级，建立适应医疗卫生行业特点的薪酬制度。一是建立稳定较高薪酬的投入保障制度，逐渐提高医院薪酬水平，充分体现医务人员劳动价值。二是改进医务人员工资结构，打破按职称、按级别管理的工资制度，改为岗位工资制度。三是以公益性为导向，完善公立医院绩效考核和绩效评价指标体系。

4. 现代医院财务管理制度

现代医院财务管理制度，即通过合理的财务规划、预算管理及成本核算等，以降低医院运营成本和患者就医成本、风险成本，提高医院经济效益为目的的一系列财务管理制度。

建立现代医院财务管理制度，一是强化医院内部审计监督，加强成本核算和预算管理；二是实施卫生计生行政部门向公立医院派驻总会计师制度，对医院国有资产、经济运行的一般情况进行监管；三是规范会计核算，推行第三方会计审计监督制度，对公立医院财务进行日常性、年度性审计和评估。

5. 现代医院医疗质量管理制度

现代医院医疗质量管理制度倾向于为患者服务、预防为主、系统管理和标准化管理的思想，关注顾客需要，注重过程管理和环节质量控制，要求医生、管理者、患者及其家属乃至社会共同参与医疗质量管理，针对医疗服务实际进行具体的持续质量改进，从而使医疗质量成为医疗管理的最高目标。现代医院医疗质量管理方法主要包括病例医疗指标评价管理、病种医疗质量管理、PDCA 循环（plan-do-check-action-circle）、全面质量管理、目标质量管理、三级质量管理等。

6. 现代医院医疗安全管理制度

医疗安全管理，是指围绕医务人员在实施医疗行为、患者在接受医疗服务过程中不受任何意外伤害所进行的全部管理活动。现代医院医疗安全管理制度的建立，一是落实首诊负责制、三级医师查房制、术前讨论制、危急值报告制等规章制度和医疗常规；二是成立医疗安全管理部门或医疗风险管理委员会（办公室）等组织，统筹监督医疗风险活动，降低医疗风险；三是促进医务人员、医患间的有效沟通，倡导患者积极参与医疗安全，避免临床失误和医疗纠纷产生。

7. 现代医院信息管理制度

现代医院信息管理制度，即通过制度设计，保障医疗信息采集、分类、汇总、处理有序进行，实现准确及时的信息反馈和对管理环节的实时监控，为科学决策提供可靠的依据，持续提高医疗工作效率和工作质量。

建立现代医院信息管理制度，需加强以电子病历为核心的医院信息化建设，将临床路径与电子病历有机结合，实施单病种信息化管理，实现医院管理的现代化、精细化。同时，通过远程医疗，提高优质医疗资源的可及性。

第三节　现代医院管理制度评价指标体系

现代医院管理制度评价指标体系主要从宏观和微观两个维度进行设计。宏观层面的指标主要反映管理制度的规范性、合理性与科学性；微观层面的指标主要反映医院的运行绩效（表 4-2、表 4-3）。

表 4-2　宏观层面指标体系

指标	项目	
是否具有董事会/理事会	1. 是	2. 否
院长的选拔任用方式	1. 组织部任命	2. 理事会聘任
是否具有人事自主权	1. 是	2. 否
是否推行编制备案制	1. 是	2. 否
是否推行全员聘用合同制	1. 是	2. 否
是否建立适应行业特点的薪酬制度	1. 是	2. 否

续表

指标	项目
是否建立岗位工资制度	1. 是　　2. 否
是否实施卫生计生行政部门向公立医院派驻总会计师制度	1. 是　　2. 否
是否推行第三方会计审计监督制度	1. 是　　2. 否

表 4-3　微观层面指标体系

一级指标	二级指标	三级指标	考核方法及指标说明
领导力	办院方向	（1）政府指令性任务和预防保健工作完成情况（项）	包括城市医院支援农村和社区、重大突发事件紧急医疗救援、征兵和招生体检、重大活动医疗保障、宣传义诊、支援边疆卫生工作、援外医疗等。 开展健康教育、科普宣传，普及防病知识，开展重大疾病、传染病及慢病的防治工作等
		（2）依法执业情况（项）	不良执业行为指医疗机构出租、承包科室，使用非卫生技术人员行医，超诊疗科目、技术范围执业，发布虚假、违法医疗广告行为等
	平安建设	（1）无重大安全生产（保卫、消防）事故发生（件）	现场考核检查，查阅相关材料
		（2）无违法违纪案件发生（件）	现场考核检查，查阅相关材料
		（3）无重大医疗纠纷、医疗事故发生（件）	由医政处、医学会提供相关参考考核依据（含法院委托），现场查阅相关佐证材料。 重大医疗纠纷指：社会影响大或处理不及时事态扩大的；影响正常秩序或造成不良影响，局级以上领导或相关部门领导批示或参与处理的。 医疗事故争议补赔偿费用包括：医疗事故争议三种解决途径、赔偿费用及减免费用。 医疗事故（历年发生以当年确定为准）按不同性质、等级和数量，扣分累加计算
		（4）医疗质量安全管理与持续改进（项）	查院、科二级医疗质量安全质控记录，整改措施落实情况。查院长定期专题研究医疗质量安全会议记录，整改措施落实情况。 医疗、护理、感染、医技等管理职能部门承担指导、检查、考核和评价医疗质量安全管理工作，严格记录，定期分析，及时反馈，落实整改
	可持续性发展	（1）医院发展规划完成率（%）	按照医疗机构五年发展规划和年度执行计划完成情况考核
		（2）市级以上经费资助科研项目、科研奖励，SCI 论文（数量）	现场查阅佐证材料
		（3）重点专科建设、经费投入及高级人才引进（数量）	现场查阅佐证材料。 学科带头人引进包括正式调入和签订中长期聘用合同的柔性引进高级人才
		（4）开展新技术、新项目（项）	现场查阅佐证材料

续表

一级指标	二级指标	三级指标	考核方法及指标说明
运行效率	资产高效	（1）业务收支结余率	业务收支结余率=业务收支结余/（医疗收入+财政基本支出补助收入+其他收入）×100%
		（2）财政专项拨款执行率	财政专项拨款执行率=本期财政项目补助实际支出/本期财政项目支出补助收入×100%
		（3）总资产周转率	总资产周转率=（医疗收入+其他收入）/平均总资产×100%
		（4）总资产增长率	总资产增长率=（期末总资产−期初总资产）/期初总资产×100%
		（5）预算执行率	预算执行率=本期实际收入总额/本期预算收入总额×100%
	床位高效	（1）平均住院日	平均住院日=出院者占用总床日数/出院人数 查阅相关统计报表及佐证材料
		（2）病床使用率	查阅相关统计报表及佐证材料
	业务高效	（1）门急诊次均费用年增长率	查阅相关统计报表及佐证材料
		（2）出院次均费用年增长率	查阅相关报表及佐证材料
		（3）药品收入占业务收入比例	查阅相关报表及佐证材料。 药品收入占业务收入比例=药品收入/业务收入×100%
	人员高效	每职工日均负担住院患者占用的床日数	查阅相关统计报表及佐证材料
内部管理	节能降耗	百元医疗收入（不包含药品收入）中消耗的卫生材料费用	卫生材料消耗/（医疗收入+其他收入）×100%
	医疗服务质量与安全	（1）医疗纠纷发生率	查阅相关统计报表及佐证材料
		（2）重点病历病案首页填报准确率	现场考核检查，查阅相关材料
		（3）医院感染发生率	同期新发生医院感染例数/同期住院患者数×100%
		（4）临床路径管理病种数	按国家卫生计生委已发布的病种临床路径，制定本单位病种临床路径标准流程和表单。或参照国家卫生计生委及相关医院模式自行制定
		（5）抗菌药物使用合格率	查阅相关制度及佐证材料
		（6）处方合格率	现场考核检查，查阅相关材料
		（7）护理安全（不良）事件上报及整改率	查阅相关统计报表及佐证材料
		（8）入出院诊断符合率	查阅相关统计报表及佐证材料
社会评价	群众满意度	（1）患者满意度	采取门急诊患者问卷调查、住院患者问卷调查和出院患者电话回访调查等方式，按照3∶3∶4的比例，综合评价确定患者满意度
		（2）职工满意度	按照1∶3∶6的比例，抽取院班子成员、中层干部和普通职工进行满意度测评

第五章　中国特色现代医院管理制度的发展路径

根据国务院2013年9月28日发布的《关于促进健康服务业发展的若干意见》，到2020年，我国将基本建立覆盖全生命周期、内涵丰富、结构合理的健康服务业体系，打造一批知名品牌和良性循环的健康服务产业集群，并形成一定的国际竞争力，基本满足广大人民群众的健康服务需求。

作为健康服务业核心的医疗服务，将在政策推动下获得快速发展。可以设想，到了2020年以后，城乡四个结合的医疗服务体系应该已基本建立，我国医院管理水平接近国际发达国家水平，政府投入机制、医院的补偿机制已经基本健全，公立医院比例将下降到60%，医院将建立基于岗位设置的薪酬制度、健全的内部法人治理结构、国际化标准的医院质量管理制度等，总体而言，现代医院管理制度基本建立。

第一节　向现代医院外部管理制度过渡的路径与对策

一、医院外部管理制度重点是医院管理体制创新

中国现代医院外部管理制度主要是指通过外部管理的方式来保障医院的顺利运行，在我国主要是指政府对我国医院的有效管理，应履行管理职责来保证我国医院的健康有序发展。在我国，主要的医院外部管理制度为：现代医院产权制度、医院院长职业化制度、现代医院监管制度、现代医院补偿制度及现代医疗保障制度。

2007年党的十七大报告提出：要坚持公共医疗卫生的公益性质，坚持预防为主、以农村为重点、中西医并重，实行政事分开、管办分开、医药分开、营利性和非营利性分开，强化政府责任和投入。2010年卫生部、中央编办、国家发改委、财政部、人力资源和社会保障部下发了《关于公立医院改革试点的指导意见》（卫医管发[2010]20号），其指导思想是：坚持公立医院的公益性质，把维护人民健康权益放在第一位，实行政事分开、管办分开、医药分开、营利性和非营利性分开，推进体制机制创新。

现代医院管理体制的创新主要体现在以下“四个分开”。

1）政事分开指将政府行政职能与公共事业运作功能的分开，政府不直接干预公共事业单位的日常管理与经营，对医院按公共服务事业单位的规律和特点进行管理；实际上是解决在医院的管理过程中，谁来划桨和如何掌舵问题，即医院经营管理者的权利与义务与政府角色定位与监管。

2）管办分开指政府对公立医院的监督管理职能与医院的运营与服务提供职能的分开，转变政府的职能，把属于医院的管理权限还给医院，政府职能部门站在战略层面上制订并认真实施符合区域经济发展的区域医疗规划，合理配置医疗资源。

3）医药分开则主要涉及政府补偿机制，要求去除医院运行发展和医务人员经济收入方面对药品收益的依赖（即以药补医），通过取消药品加成政策，补偿渠道改为财政补助和服务收费，从而建立科学可行的补偿方案。

4）营利性和非营利性分开主要涉及政府对医院服务性质、经营方式及收益分配的政策制定，是指对营利性医疗机构和非营利性医疗机构实行分类管理，在政策上区别对待，营利性和非营利性分开有利于满足社会多阶层人群的医疗需求，确保国民医疗的公平性。

外部治理制度主要是指政府与医院之间的治理权责边界，根据以上精神，政府一方面鼓励多元化办医，另一方面促进公立医院绩效的提高和公益性的实现，但是多元化办医的格局形成需要明确医院的产权制度，公立医院绩效提高和公益性的实现需要医院有明确的医院绩效考核和目标一致的医院院长任命选拔制度，因此，医院产权制度与职业化院长制度是现代医院外部治理制度中的两个核心制度。

二、建立现代医院外部管理制度的对策

外部治理制度主要是指政府与医院之间的治理权责边界，根据新一轮医药卫生体制改革的精神，政府一方面鼓励多元化办医，另一方面促进公立医院绩效的提高和公益性的实现，多元化办医的格局形成需要明确医院的产权制度，而公立医院绩效提高和公益性的实现需要医院有明确的医院绩效考核和目标一致的医院院长任命选拔制度，因此，医院产权制度与院长职业化制度是现代医院外部治理制度中的两个核心制度。

1. 现代医院产权制度

（1）存在的问题及成因分析

一是管办不分，产权不明晰。公立医院所有者缺位，名义上的经营者并不拥有使用权、收益权和转让权；虽然医院名义上是独立的法人，但院长负责制并没

有真正落实，政府和医院之间是一种行政隶属关系。二是产权缺乏流动性。医院听命于来自官僚体系的层层决策，经营者对于医院的日常运作缺乏应有的自主权和控制权，行动迟缓，难以实现资产重组和优化配置。三是政府垄断导致市场失灵严重，医疗服务市场公平与效率缺失。公立医院占据垄断地位，医院内部依旧采用计划指令，不符合我国整体的发展趋势。

（2）对策

首先，须明确产权，实现所有权和使用权的分离。政府作为出资者，应只依法享有资产受益、选择管理者、决定医院基本制度等权利。选择管理者不等于决定医院经营者，也就是政府可以决定医院管理委员会或理事会的组成人选，但院长作为主要经营者，应该由医院管理委员会或理事会决定或聘任，政府不得干预。其次，加快管理制度的创新，促进产权流动。最后，创造有利于不同性质医疗机构公平、有序、竞争的市场环境，激活医疗服务市场竞争。

2. 医院院长职业化制度

目前，国内部分医院已认识到院长职业化的重要性，越来越多的医疗机构正积极探索职业化医院管理来规范医院运营。卫生部副部长马晓伟指出，推进院长专业化、职业化建设，不仅是维护公立医院公益性的重要保障，同时也是公立医院改革向纵深发展的重要推力。

（1）存在的问题及成因分析

一是由于传统观念的束缚，未把管理作为一门科学或职业，导致了院长们不愿放弃临床医疗，职业化院长也就难以实践，这种传统思维观念在从上级部门到医院员工中都根深蒂固地存在。二是院长任期的局限性。中国医院院长实行的是几年一届的任期制。现行的任期制度无法让院长及医院院级管理者们安心工作，院长们缺乏职业安全感。三是缺乏一系列院长职业化管理的制度，医院院长的准入、选拔、评价，医院管理专业职称制度和职业化院长的激励约束机制缺乏。四是对职业化院长培养的途径还没有一套成形的体系。

（2）对策

第一，加强全院职业化管理理念的宣传，使全院认识到职业化管理的重要意义，抛弃“专家型院长”观念。第二，建立院长退任安置制度，根据院长任期绩效确定其退任后的待遇，保证其拥有优厚的退任金。对于已退任的优秀院长可安排到其他的管理、教学和科研岗位上继续发挥余热。第三，政府要结合其他医疗改革来推进院长职业化的进程，包括制定院长的准入、选拔、评价、专业职称制度和指导建立应用型医院管理教育体系，设立合理的院长激励机制，培养一批勇于创新的职业化院长，迎接未来的挑战，在医疗领域的改革中起领头羊的作用。第四，积极培养院长后备人才，大力发展卫生管理专业学历教育。

3. 建立现代医院监管制度

现阶段我国实行以卫生行政部门为主导、其他部门联合参与的公立医院监管体制。这种监管体制从本质上说沿袭了计划经济体制下的管理行政模式。伴随我国公立医院改革向纵深方向发展，建立并完善公立医院监管体制成为卫生行政体制改革关注的重要内容。建立并完善我国公立医院监管体制，对实现医疗公平、维护社会正义和构建社会主义和谐社会具有重大意义。

（1）存在的问题及成因分析

第一，缺乏完善的法律法规体系，监管部门和公立医院存在隶属关系。虽然目前我国医疗服务监管的法律体系已经初具雏形，但是尚未建立完善的医疗服务监管法律法规体系。同时，大量的监管工作由行政部门承担，公立医院与行政主管部门的隶属关系，导致科层制体制下下级必须服从上级，通过行政命令方式进行管理的现象依旧存在。健全的法律法规体系是依法开展对医疗机构认证、服务质量监管、费率控制的前提。

第二，各级各类监管机构职能交叉、权责关系复杂。现阶段，我国卫生行政主管部门集政策制定者、执行者和监督者及公立医院的上级主管的职能于一身，对公立医院实行全面的管理。公立医院除接受卫生行政部门的管理监督外，还要接受财政部门的资金管理，发改委的规划、审批和定价管理，中编办的编制管理，物价局的价格管理等。卫生行政部门与其他监管机构之间及不同层级的医疗监管部门之间事权划分不明晰，缺乏有效的沟通协作机制[29]。

第三，监管机制不健全且外部监管能力薄弱。监管机构外部监督机制不健全，缺乏有效的问责机制，为监管机构滥用自由裁量权，如行政不作为、有法不依、执法不严等提供了方便。同时我国缺乏健全的审计监督制度，这种情况造成公立医院成本管理的失控，监管过程难于发挥作用。公立医院的外部监管主要指政府监管，是政府处于监管者地位对公立医院进行的“外部式”的“他律”。医疗卫生服务监督管理队伍的建设滞后，尚不能满足医疗服务监管较强的专业技术特性对专业技术人员的要求。

第四，缺乏自我监管。自我监管是公立医院自己采取的“内部式”的“自律”行为。自我监管的优势在于其更了解实际情况，更适应高度技术性的复杂事项的需要；同时它有着较强的灵活性和适应性，可以随着事项的开展，根据实际情况进行连续的、更为细致的监管。中国医院协会和中国医师协会是自愿组成的全国性、行业性、非营利性的群众团体，它们在医疗服务行业自我监管中发挥的作用十分有限。在未来应强化各类医疗协会、学会等社团组织在医疗服务监管中的作用，让它们在医疗服务质量监管、准入许可、费率控制、政策咨询等方面发挥更大的作用。

（2）对策

第一，明确的权威等级和内部分工。只有明晰了内部分工，明确划分职位职责权限，才能保证职权的行使并行不悖；只有明晰了职位等级，下级接受上级指挥，才能保证政令通畅。目前我国卫生行政部门形成了三方面的医疗服务监管力量。一是医政部门；二是新成立的医疗服务监管部门；三是卫生监督部门。虽然各职能部门间分工较为清晰，但是现阶段仍然没有建立起完善的合理有效的监管组织网络，没有形成监管的合力。因此探索建立监管体系内部和监管机构内部明确的权威等级和内部分工是重要的。

第二，完善的监管法律法规和监管制度。各级医疗服务监管部门应细化和明确医疗服务机构准入标准，规范医疗机构审批程序，加强医疗机构档案和信息化管理。只有以立法的形式明确监管当局的权利与义务、职权和职责，才能有效规范监管主体的行为，使医疗服务监管按照医疗行业特点走上法制轨道，避免医疗服务监管受到各种因素影响而造成监管激励的扭曲。因此应该在明确的组织分工和等级链基础上，建立健全规章制度，精细化指导各级各类监管机构各职位上职员的行为，从而使组织成员的行为有章可循，组织成员必须照章办事。

第三，量才用人。“理想的行政组织”强调按照知识、技能和专长招聘人员并合理地分配工作，职位的晋升要以能力、资历、工作表现为基础。公立医院监管的重要目标之一是要保证医疗服务的安全和质量，因此对监管主体提出了特定的医疗服务技术要求。只有在相应岗位分配能胜任工作的组织成员，才能保证职权的科学合理行使和职责的完全充分履行。

第四，充分发挥社会各方面对公立医院的监督作用。医疗卫生服务领域存在严重的市场失灵，对此人们已经达成了共识。因此有人提出，既然市场失灵了，就应该由国家担负起为国民提供医疗卫生服务的重担。实际上，这种论断在逻辑上呈现了跳跃性，它忽视了社会的作用。同样，在我国公立医院的监管体系设计时也不能忽略社会各方作为监管主体的重要作用。

4. 建立现代医院补偿制度

补偿机制改革是公立医院改革的重点，其成功与否关系到公立医院能否可持续发展和新医改的成败。探讨如何采用切实可行的基于公益性的补偿制度，是目前医改中医院改革亟待解决的问题。

（1）存在的问题及成因分析

第一，政府对于公立医院的定位与医院发展的实际相冲突。目前，国家财政对于公立医院的补偿方式是“根据医疗机构医疗支出扣除医疗收入、药品收支结余返还款、其他收支结余、财政对医疗机构的离退休人员费用等社会保障补助后合理确定”的差额补助模式，主要包括基本支出补助和项目支出补助两方面内容。

一般用于离退休人员经费、医疗欠款、大型设备购置、公共卫生服务项目的部分补偿，对于保障医院的正常运转和事业发展发挥了重要作用。在社会主义市场经济体制下，医院不可避免地要向公益性和经营性并存的卫生事业单位转变。医院的经营成本，如人才培养、基础建设、设备购置、环境改善和材料采购无不遵循着市场经济的规律，同时医院为了发展，提高行业竞争力，需要大量的资金积累。目前政府对医院的差额补助模式仅仅能够让医院维持收支平衡的状态，不能满足医院的发展需要。

第二，取消药品加成与医院发展存在的矛盾。药品加成收入占据着医院总收入的半壁江山，单纯依靠财政收入医院维持难以收支平衡，发展更难以为继，取消药品加成收入，医院需寻求外部资金的支持，势必会增加医院的负债风险。同时，二级医院通过药品加成获得自身补偿的程度比三级医院要高很多，如果取消药品加成收入，二级医院在获得外部资金的竞争中也没有自身优势，势必面临很大的财务风险。随着社会经济的发展、物价水平的提高、人们薪酬水平的增长，医疗机构借鉴企业市场化改革的经验，实行自主化改革。虽然政府仍坚持公立医疗机构的公益性，但是财政支持力度逐渐减弱，迫使公立医院不得不靠自身通过市场获得补偿。财政补贴不足，政府制定的医疗服务价格低于成本，医院的资金来源被严重压缩，医院为了谋求发展，顺理成章地利用政策允许的药品加成收益来积累发展资金。如果医疗服务价格的调整不足以弥补取消药品加成收入的损失，一方面，肯定会增加政府的负担，另一方面，会加速医院的逐利行为，如开展大检查来获取收入。

第三，医疗服务价格不合理。医疗服务定价长期保持了较低水平，医疗服务政策性亏损严重。随着市场经济体制的逐步完善，医疗服务作为一项高度知识技术密集型服务，现有收费标准已不能反映医疗服务应有价值。目前，全国现行的医疗服务价格是 1999 年制定的，标准普遍低于当前的实际成本。

（2）对策

第一，改革公立医院财政补偿机制。加强区域卫生规划、合理确定财政补助的投入和方向。我国 90%以上医院是公立医院，政府财力有限，不可能对全部医院的投入都有巨大的增长。加强区域卫生规划，对医疗机构、从业人员、医疗技术应用、大型医疗设备等医疗服务要素实行严格的准入制度，明确区域内公立医院数量、人员编制、床位数和大型医疗设备数量，并且根据区域经济发展水平、居民健康状况和医疗水平合理确定区域内医疗服务需求总量。根据需求总量和政府财力水平，合理确定政府和社会资本的投入和方向。合理布局营利性医院与非营利性医院的比例，对功能重复、超越政府责任的公立医院，逐步转制，减轻政府负担。集中精力，给予保留下的医院充分的财力支持，发挥公立医院公益性的功能作用。

第二，建立公立医院全成本核算制度。要完善公立医院的补偿机制，改革价格形成机制，需要把医院全成本作为政府补偿的基础。1999 年开始实行的医院会计制度，规定了医院院科两级核算的方法和项目，目前在全国已经广泛应用，理论和方法均已成熟。即全成本核算工作技术层面已经具备相当的基础，可根据2011年新版的会计核算科目，结合之前的方法，进行区域内公立医疗机构的全成本核算工作。鉴于目前全国很多医院都在做信息化建设，可将医疗机构成本核算软件信息系统纳入医疗机构总体的信息化建设项目。同时，政府层面也需进行卫生财务信息化建设，分析医院提交的成本、预算医疗收费数据，实现政府的监督管理职能。全成本核算工作既可为政府的财政补偿提供参考，又可以帮助医院合理控制成本，可以大大提高医院的补偿效率。

第三，加大财政的补偿力度，建立起价格、财政和医保联动的机制，提高医疗服务价格，使其能够反映医疗服务成本，增加医疗服务的补偿作用，缓解医院经费压力。

第二节　向现代医院内部管理制度过渡的路径与对策

经过数十年来医药卫生体制改革和政府改革，医院经营自主权持续扩大，政府放权减少对医院的干预，外部治理功能不断弱化，形成了以内部权力机构治理为主的内部治理模式，因此，现代医院内部管理制度的建立对于医院的生存发展至关重要。

一、建立现代医院内部管理制度的核心

建立现代医院内部管理制度的核心是建立医院的法人治理结构和机制。规范和促进医院人、财、物、信息、技术等资源的利用和开发，从而提高现代医院的运行效率和绩效，是建立现代医院内部管理制度不可或缺的重要举措。根据我国当前公立医院改革现状，可将法人治理模式分为内部治理为主的法人治理模式和设立法人治理机构的法人治理模式。

1. 内部治理为主的法人治理

内部治理为主的法人治理模式主要包含两类：一是行政型治理模式；二是绩效型治理模式。

行政型治理模式又包括两种：一种是党委领导下的院长负责制，另一种是院长负责制，党委监督保证，其中后者为典型代表。这两种公立医院内部权力机构设置的模式，在实际运行中均未形成有效的约束和激励机制，具体表现为以下几方面：一是缺乏科学的决策机制，医院的发展往往具有盲目性；二是院长权责不

匹配、不明晰，缺乏有效激励机制，很难使院长有所作为并真正关心医院的绩效；三是监督机制缺乏，使公立医院始终处于一种粗放式经营的状态。

绩效型治理模式的内涵有三个：一是在权利的划分上，政府和公立医院的关系通过“合同”的方式，明确了双方的权利边界，政府下放经营管理自主权；二是建立了针对公立医院管理者科学的目标体系，使得出资人的目标清晰明确，也为管理者的考核提供了衡量的标准；三是建立了目标体系的激励机制和责任机制，实现奖优罚劣。绩效型治理模式的缺点也不容回避：医院内部并没有真正的分权制衡机制，院长专权的情况从根本上难以改变，利益相关者没有进入医院治理，很难实现各方利益的平衡等。

2. 设立法人治理机构的公立医院法人治理模式

设立法人治理机构的公立医院法人治理模式主要存在着三种模式：分权型法人治理模式、董事会管理型法人治理模式、理事会管理型法人治理模式。

分权型法人治理模式的运作模式主要是：政府与第三方法人单位（代理人）订立合同明确其权利义务，任何一方违约均要承担法律责任；院长由代理人聘任，形成了局部的职业经理人市场，有利于对院长的激励和约束；医院内部的治理结构多为理事会模式，实现了出资人重大事项决策权、理事会医院管理决策权和院长医院管理执行权的分离，形成了权利的分立和制衡；政府在托管人托管效果不佳的情况下，可以更换管理者。

董事会管理型法人治理模式是以企业化的管理方式为基础，政府不直接干预公立医院的经营管理，公立医院作为独立的法人实体，通过完善法人治理结构，监管和运作集团内各医疗机构，实现资源共享、技术交流、成本控制等。

理事会管理型法人治理模式是指以企业化的方式对公立医院实施治理，政府只是起到监督的作用，并不直接干预医院的经营决策，不涉及医院资本结构的变化，原产权的隶属关系不变，但医院的经营权和所有权进一步分离。

二、建立现代医院内部管理制度的对策

1. 建立现代医院法人治理制度

2009年我国新医改方案出台的《中共中央　国务院关于深化医药卫生体制改革的意见》中明确提出积极推进公立医院改革试点，重点改革公立医院管理体制、运行机制和监督机制，积极探索政事分开、管办分开的有效形式，完善医院法人治理结构。公立医院法人治理结构是指公立医院为实现资金的有效运用、提高医院管理效能，为解决所有者和经营者的委托代理关系，在运行方式上借鉴公司法

人治理的方式，来构建政府、公立医院及公立医院管理者的职责、权利和义务的一种制度化安排。我国公立医院建立法人治理结构，并不断进行完善，不仅有利于公立医院的健康发展，也有利于医药卫生体制改革的推进及社会的和谐发展。

（1）存在的问题及成因分析

第一，法人地位不明确。在我国，公立医院属于事业单位法人的范畴，目前大部分公立医院实行差额补贴、定额补贴或节余留用的政策。换句话说，医院的结余由医院自己留用，不再按照收、支两条线的方式上缴到国库里。这样一来，在财政资金方面实质上就形成了资产所有者对剩余索取权的一种让渡。而随着这种剩余索取权的出现，政府也开始加大对剩余索取权的让渡，也就是政府开始加大公立医院的自主改革力度，让经营权和所有权相互分离。这种状况的出现，使得公立医院陷入了一个尴尬的局面，既不是公法人也不是私法人，而是处于二者之间的中间状态。

第二，出资人制度缺位。出资人制度是基于出资人的概念而提出的，其主要是针对出资人权利和义务的落实而制定的一系列制度，即国有资产的资产代表制度、经营管理、奖惩和收益等一系列制度安排的总和[30]。在我国，政府是公立医院的出资者，在资产管理、对执行情况的监督考核、聘任经营管理者、制定医院中长期规划等方面发挥着重要的作用。经营权下放之后，政府作为所有者缺乏监控和控制手段，导致了不能够从制度方面保障公立医院对全体国民全覆盖目标的实现。

第三，法人治理不普及。相对于国外发达国家的公司，我国的国有企业法人治理起步较晚，法人治理的各项制度安排和法律环境尚不够完善。相对于我国国有企业的法人治理，公立医院的法人治理比较滞后，治理环境尚不十分成熟[31]。全国范围内，只有很少的公立医院真正实现所有权和经营权的分离，所以在两权分离的基础上实行法人治理结构的公立医院就更少了。例如，迟宝兰关于公立医疗机构改制课题组的调查就显示，82.69%的调查对象表明目前所在医院采取的是院长负责制和职工代表大会相结合的管理体制，设有股东会、董事会、监事会的只占 1.92%[32, 33]。而少数实行了法人治理结构的公立医院，其治理结构和治理机制也有待完善，存在如出资人虚置，没有彻底分离所有权与经营权，医院实质上不具有人事自主权；监事会形同虚设，不能有效发挥监督作用；激励机制、约束机制缺乏；外部治理环境糟糕等问题[32]。

第四，政府出现双重角色，管办不分。政府作为公立医院的监管者和所有者，充当了两个角色——“裁判员”和“运动员”，这一情况，使得非公立医院和公立医院处在一个不平等的竞争地位。这主要体现在：一方面，公立医院可以享受税收的优惠待遇；另一方面，历史方面的因素使得公立医院在医生、医疗设施、设备等方面成为优质医疗资源的集中点，而社会医疗保险的定点医院大部分是公立医院，因此公立医院垄断大部分的就医患者。在监管方面，政府作为监管者与公立医院同出一脉，这种较好的优势使得公立医院在医疗服务市场上可以独树一帜，垄断了整个市场，私立医院很难挤进这个市场。这也就决定了公立医院内部治理的难度，外部环境制约着内部治理。

第五，院长权限界定不清。相应的治理体制和监督评价机制的匮乏，使得公立医院的权力大多赋予了院长一人，院长权力之大主要体现在整个医院的控制权、监督权、执行权都在他一个人手上。其中较为突出的是院长对经费拥有较大的支配权，可以根据本院的结余情况任意使用、支配，如院长可以利用结余的经费为本院建盖房屋、更新医疗设备、对本院医生发放奖金等。

（2）对策

1）明确公立医院的法人定位。

法人治理结构的建立必须以公立医院的独立法人地位为前提，脱离政府的行政管制，这样才能切实提高公立医院的管理效率。我国公立医院是由政府出资举办的，目的是为公众提供质优价廉的医疗服务，为避免公立医院“法人化”改革成为营利性的“公司化”改革，我国公立医院要始终坚持公立医院的公益性，我国公立医院应属于法人中的公益法人。公益法人是指以公益即社会上多数不特定人（即社会全体）的利益为目的所设立的法人，主要以文化、学术、宗教、医疗卫生、慈善等为目的。而以公益为目的是指终极目标，纵然因为经营事业而有收益（如医院收取医疗费用），但未将其收益分配于相关人员，则仍属于公益目的。而现阶段，我国还没有公益法人的制度。公立医院要实施公益法人的治理结构，首先，要分清公司法人和公益法人二者的差别，加深对董事会制度的了解。尤其是对董事会成员的组成、公立医院目标的设置和三方（政府、董事会、院长）职权的分配及相关制约机制等方面的认识。其次，公立医院治理结构的改革涉及的问题较广同时也很复杂，所以应对包括所有者和经营者关系、权力的分配等内部治理结构及市场环境、信息披露、监管、人事制度等外部治理结构进行改革。最后，政府应对医院经营管理者设置明确目标，并进行绩效评估，形成相应的机制以激励和约束经营管理者，最终实现政府社会政策目标。

2）建立公立医院出资人制度。

公立医院中，政府代表出资者，实际上代表的是全体人民，名义上拥有所有权，但没有真正意义上的管理和使用权，并最终使得每个人都有责任管理国有资产，形成无人代表、无人管理、无人负责的局面。政府与医院院长之间的职责不清，相互越权，缺乏良好的沟通等具体体现了公立医院经营管理的低效。在过去很长一段时间，公立医院所有权、产权，特别是没有明确法人财产权的界限，造成产权关系不顺，因而阻碍了医院的经营行为。因此，为从根本上解决公立医院的经营机制问题，要建立出资人制度，适应市场要求，分离出资人财产所有权与医院法人财产权。

3）建立和完善公立医院的内部治理结构。

第一，董事会。董事会是受出资人之托行使决策权力的组织结构，从而实现有效的权力制衡和科学的决策。作为公益性的事业单位，公立医院的治理结构不能等同于一般企业，且出于平衡各方利益的考虑，其董事会的成员必须具有公众代表性，不仅要包括出资者代表、医院代表，还要有国资、卫生、财政等政府有关部门人员，以及社会群众代表和优秀的法律、财务专业人士等利益相关者。为实现公立医院的科学决策和公益性，让利益相关者，尤其是同样作为医疗服务接受者的社会群众代表进入公立医院治理，他们更能体会公众的需求，从而能够有效克服政府作为出资人为公立医院设定目标的缺陷。因为并非所有时候政府都能代表公众。人员结构的多元化，能起到多元制衡的作用。此外，董事会的人数及人员构成应符合相关法律规定，以确保董事会能够做出科学、迅速、谨慎的决策。董事会成员应具备履行其职务所必需的专业知识、技能和素质。董事会对出资人负责，并按照法律法规行使职权，其主要职责包括：审定医院的发展方向和规划；委任医院董事会成员；对医院重要行政人员任命的审核；负责管理各类医院中国有资本的权益，制定和实施医院国有资本的再投资计划等。

第二，监事会。监事会处于监督评价的核心地位，受政府委派履行对公立医院的监管职能，直接向政府负责。通过引入外部监事、员工监事，以加强监督和评价能力。监事应具有法律、会计等方面的专业知识或工作经验，医院管理人员和职工不能担任监事会成员。监事会成员任期届满后可以连任，没有任期限制。监事会本身并不是一个常设机构，监事会成员仍保留其原有的全职工作，根据需要利用时间来从事监事会工作。至于监事会日常的行政工作，可以指定有关行政人员负责。监事会的人员和结构应确保其能够独立有效地依据组织章程等规章制度对董事、管理人员及医院财务进行监督，维护出资人的合法权益。如发现董事、管理人员违反法律法规，可向董事会反映，也可向政府有关部门报告。此外，监事对医院的运行、绩效、履行社会职责等进行监督。一方面，促使医院提高运行效率，并确保国有资产的合理使用和保值增值，另一方面，保证社会公益目标的实现和患者利益不受损害。

第三，管理层。管理层人员的聘任应严格按照有关规定进行，以公开、透明的方式选聘管理人员。医院应与管理人员签订合同，明确双方权利义务，管理人员的任免应依据法定程序。管理层的主要职责包括：组织实施医院的发展计划和年度计划；负责经营管理医院；对下属的任命。法人治理结构的核心内容是如何解决好所有者和管理者的职责分工问题，如何让管理者为业主利益而不是为了自己的利益服务。这就需要董事会认真履行监督管理层的任务。所以管理层和董事会必须是两个相对独立的组织，有自己独立的运行规则和法规。

此外，为加强公立医院法人治理结构改革，政府应着手健全法律法规。就公立医院管理而言，我国除 2016 年国务院修订的行政法规《医疗机构管理条例》、2017 年国家卫生计生委颁布的部门规章《关于修改〈医疗机构管理条例实施细则〉的决定》外，尚没有一个针对医疗机构管理的基本法律。而规范的公立医院法人治理结构有待于相关法律法规的健全。这使得现阶段我国公立医院进行法人治理缺乏法律依据、操作细则。因此要通过制定和实施相关公立医院法律法规，完善医院法人治理结构，如规定董事会、监事会、管理人员行为准则，明确公立医院所有者、决策者、经营者及监督者的职责权利并约束其行为。因为只有将公立医院治理真正纳入法律框架内，严格按照法律要求规范运作，才能推动公立医院建立和完善法人治理结构，提高公立医院的管理效率，保障公立医院相关利益群体的权益，促进医疗卫生事业的健康发展。

2. 建立现代医院人事分配制度

《中共中央　国务院关于分类推进事业单位改革的指导意见》（中发[2011]5 号）中提到“深化人事制度改革。以转换用人机制和搞活用人制度为核心，以健全聘用制度和岗位管理制度为重点，建立权责清晰、分类科学、机制灵活、监管有力的事业单位人事管理制度”，“深化收入分配制度改革。以完善工资分配激励约束机制为核心，健全符合事业单位特点、体现岗位绩效和分级分类管理要求的工作人员收入分配制度”，“建立事业单位绩效考评制度，考评结果作为确定预算、负责人奖惩与收入分配等的重要依据”。《关于深化事业单位工作人员收入分配制度改革的意见》还提到，“加强事业单位绩效工资分配的指导”，“各事业单位要完善内部考核制度，把绩效考核与分配更好地结合起来，发挥绩效工资分配的激励导向作用”。

人事分配制度改革，涉及每位职工的切身利益，是广大职工最关心、最敏感的问题，也是医院改革的重点和难点。随着社会主义市场经济体制改革的深入，医院改革进入了攻坚阶段，原有的人事分配制度与市场经济形势发展的不适应性日益凸显。

（1）存在的问题及成因分析

第一，人事管理体制陈旧僵化。许多公立医院长期实行的是行政式的管理，还未真正成为市场的主体。改革前，在制度上表现为依据医院规模和隶属关系，确定医院的行政级别，由行政级别决定医院管理干部的职级和待遇；在医院领导选拔任用上，基本套用国家党政机关的做法，按照事业单位的行政级别，分别由各级党委组织部和卫生行政部门负责考察、推荐和使用，致使医院管理人员“官本位”意识浓厚。在医院工作人员的任用上，基本上实行以身份管理为主要特征的单一化的人事制度，医院自己无权确定编制和人员类型，不能自主录用和辞退员工，给用人上造成了诸多不便，致使人员能进不能出，干部能上不能下，无法实现真正的人才管理，充分发挥人员的主观能动性。

第二，管理水平和效率低下。公立医院现行的人事制度管理模式是在原有的传统人事管理的基础上演变而来的，从其根源上来讲就不是一种高效的管理模式，也没有摆脱传统人事管理的束缚。现今，公立医院也开始倡导进行从传统人事管理向人力资源管理转化，但事实上很多做法和管理体制、用人机制都是对旧有制度的一种沿袭，缺乏创新，仍然停留在较低的水平之上。首先，公立医院从事人事管理人员的地位、职权与职能不相匹配，医院领导者主要是宏观管理，当今的人事管理侧重的是人力资源的管理，从理念、内容到方法都与过去的“人事管理”不可同日而语。其次，从事具体工作的管理者很多是半路出家，有很多未曾得到过系统专业的管理理论学习和实践的人员就直接被安排在人事管理岗位上开展工作，有的公立医院机构臃肿，闲杂人员过多，一些缺乏专业知识和技能的人员由于无法找到更合适的归属，有的甚至被安排在人事处（科）从事一些事务性的工作，这样一来，真正的人事管理也就失去了它原有的本意，效率自然无从谈起。最后，随着信息化进程的不断加速，传统的手工式的管理方式已不能适应现代人事管理的要求。受旧有体制的影响，大部分公立医院在信息化建设上弱于中外合资医院和民营医院，这样一来运行成本增加，在从事人事管理工作人员数量有限的情况下，显得效率低下。

第三，高端人才大多集中于级别较高的大型综合性医院，基层医院人才稀缺，人才流动不合理。

第四，工作人员所考核的德、能、勤、绩内容笼统，难以反映岗位业绩贡献大小，绩效评估体系不完善。大部分医院的绩效考核仍然在沿用行政机关、事业单位工作人员年度考核制度，医院里不论专业层次，都在使用统一的考核标准，致使考核方式仅仅流于形式，考核结果与实际工作严重脱节，无法调动员工的积极性，甚至产生负面影响。

（2）对策

第一，出台适应现代医院管理制度的改革配套政策措施、法律法规等，完善人事分配制度。公立医院人事制度在改革中必然会遇到许多困难，产生许多矛盾，因此人事制度改革要想得以顺利实施，就必须出台相应的改革配套政策措施。目前也有一些相关法规和政策，但是比起人事制度改革的复杂性还远远不够，各级卫生行政部门应按照国家有关规定尽快出台切实可行的改革实施细则，跟上时代的步伐，适应新医改的形势，不断予以完善，争取为改革有条不紊地进行铺平道路。

第二，建立规范合理的人才评价体系。通过公开招聘、考核上岗，全员聘用、优胜劣汰，评聘分开、竞聘上岗等，强化用人机制，选拔出真正优秀的人才。

第三，制定中长期人才发展计划。人才发展规划就是为了满足变化中的医院对人才的需求，根据医院的发展战略和经营目标，通过分析医院人力资源状况、外部机遇与威胁及内部优势和劣势，并对未来各种人才的需要和供给状况进行分析和估计，对职务编制、人员配置、教育培训、人才管理政策、招聘和选择等内容进行职能性规划，制定必要的人才政策和措施，最大限度地开发、利用医院优秀人才的潜能，使医院和员工的需要都得到满足。可从以下三个方面来理解：①从组织的发展规划出发，要求医院人力资源所具备的质量、数量和结构符合其特定的要求。②认真分析医院人才资源状况，找出医院人才结构、数量和质量的缺口。③找到人才缺口后通过制定一系列的配套措施，为医院招到所需要的人、根据个人特点用好人和留住想留的人提供保障。对于公立医院，要实现医院的长远发展就必须有合理的中长期人才发展规划。

第四，建立科学有效的分配激励机制。进行公立医院人事制度改革的目的，是要通过各种途径激发起医务人员最强烈的创造欲望，发挥出最强大的工作潜力。这就要求在人事制度改革的各个环节，都必须富含激励因素，激励是改革的根本属性。建立有效的分配激励机制是实现科学有效人事管理的重要手段。不同的公立医院院情和发展模式不尽相同，对员工的分配激励机制也不相同，激励可分为物质激励与精神激励。其中物质激励主要是给予与其职位和贡献相符的薪酬待遇。员工的薪酬公平感直接影响薪酬激励作用的发挥。而公平合理的薪酬分配基于良好的绩效考核制度。

3. 建立现代医院财务管理制度

随着我国向社会主义市场经济的转变，医院的体制机制发生了深刻变化，医院原来那套陈旧的、落后的、不科学的财务管理方法已经不能适应这种新变化，出现了许多问题。医院财务管理并未在医院管理中发挥其应有的作用，甚至制约医院的发展。这些问题能否顺利解决关乎医院在激烈的市场竞争环境中能否占有一席之地。

（1）存在的问题及成因分析

第一，财务管理机制不规范。有些医院财务管理缺乏科学规范的财务管理机制，没有完善的财务管理程序，缺少现代经营管理思想；财务人员缺乏参与财务管理的意识，财务监督职能也未有效发挥；忽视资金的成本收益和时间价值，随意支配资金，缺乏对资金的有效管理；在对存货管理过程中，存在存货总账与存货卡片不相符、卡片和实物不相符、不及时购买入账和报废冲账的情况；盲目购进大型设备和购置其他固定资产，造成资产的积压和浪费，同时影响了资金的合理周转。

第二，预算管理体制不健全。医院预算管理是根据医院的职责、工作任务和发展计划编制的年度财务收支计划，对医院各项财务活动进行统筹安排，是医院财务管理的基础和重要组成部分。但大部分医院的财务预算流于形式，缺乏必要的事前研究和事后评价的过程，缺乏对经济行为的预测和导向作用。医院财务预算的编制方法和过程不科学，或由领导和财务部门依据上年决算数据推算而成；或认为预算管理只是财务部门的事，应由财务部门独立完成预算、编制和控制，以致编制的预算往往缺乏科学性和可操作性，预算编制的内容没有起到应有的控制作用。医院财务预算对医院的无形资产和固定资产缺乏有效、客观的经济效益分析与评价，使得财务预算主观性较强。

第三，医院经费管理不到位。医院经费管理方面存在诸多问题，主要有：预算控制不严格、经费管理松弛，利用有限的资源没有得到应有的效益；经费统一管理不到位，财权财力分散，核算内容不完整，核算方法落后，会计监督不到位；监控不严格，监督职能弱化，有些领导法规意识淡薄，致使财务人员监督力度弱化，财务部门正常的监督工作难以落实。

第四，医院财务人员的整体素质不高。近年来，医院财务人员由于受自身素质和其他因素的影响，业务知识较为单一，整体素质不高。主要表现在：管理观念落后，创新意识不强；理论基础薄弱，知识结构老化；业务能力不强，工作效率不高；对医疗市场信息反应不及时，参与经营决策程度低等。财务部门人少事多问题长期存在，如人才流失严重、补充资源不足、知识更新较慢等问题较突出。同时，医院管理者往往不够重视财务人员，一般视财务人员为服务者，这也不利于医院财务人员提高素质。

（2）对策

第一，转变医院财务管理理念，完善财务管理机制。随着医疗改革不断深化，医院在逐渐淡化其行政管理职能，开始向独立自主、自负盈亏的市场主体转变，医院的财务管理机制也由事业管理向市场主导的管理机制过渡。因此，转变医院财务管理理念、完善财务管理机制显得尤为重要。全方位转变医院财务管理理念，一是要加强医院领导的培训，使其充分理解和掌握财务管理的理论和方法，从思想上认识到财务管理工作对医院存在和发展的重要性。二是树立“以人为本”理财观念，制定科学、合理的医院财务管理制度，规范财务人员的行为，建立责权利相一致的财务运行机制。医院的财务管理机制尚不健全，应该建立起一套产权明晰、权责分明、具有奖惩机制的科学系统的财务管理机制，同时对医院管理者的权利也要加以限制，加强外部检查和监督。

第二，加强预算管理和财务分析。医院应根据实际情况，将年度预算分解为季度预算和月度预算，坚持以收定支、收支平衡。建立预算执行情况内部报告制度，对财务状况、收支情况、计划完成情况进行分析，及时找出问题，以便采取相应的对策，实现医院预算指标，建立财务预算中心责任制度。要灵活运用各种预算编制方法，编制出科学合理的预算。在编制预算时，要合理安排，保证重点，兼顾一般，并使预算具有一定的弹性。

第三，加大经费管理力度，完善成本核算。目前医院经费管理存在的问题严重影响着医院经费保障效能，如行政消耗性支出居高不下、事业经费管理松弛、基建摊子过大等。因此，要严格管理行政消耗性支出，大力压缩会议费、接待费，并逐步扩大限额管理的适用范围，强化水电、取暖等易超经费的管理，完善其经费包干管理办法。加强基础建设经费管理，严格控制基建投资，强化对基建经费的监督检查，发现管理漏洞，防止基建经费流失，维护医院经济利益。

第四，完善医院财务队伍，提高财务人员素质。首先，医院财务人员应更新财务观念，在保障医院社会效益的前提下，将财务工作重心由事后的会计核算向事前、事中的财务决策分析、财务信息管理转移，努力实现医院经济效益最大化。其次，财务人员作为财务管理的实施者，在工作中必须遵循法律规范和相关制度。再次，医院财务人员通过继续教育和业务培训，努力扩展知识面，更新知识，不断提高自身业务水平、专业素质和职业道德水平。最后，医院财务人员要善于利用各种财务分析方法，如因素分析法和比较分析法等，对医院财务活动进行准确分析。在财务分析过程中，不仅要对医院财务指标进行分析，还应对医院财务状况有重要影响的因素进行分析，如新技术开展等。

此外，还要拓展资金，防范风险。政府投入医院 1 元，相当于医院通过药品经营消耗 4 元而得到的实际收益（按药品实际抵扣率 25%粗算）。即在一定范围内，如果政府投入增加 1 元，可以节约社会医疗成本 4 元，可见增加政府卫生投入意义重大。国务院于 2009 年年初通过的《2009—2011 年深化医药卫生体制改革实施方案》中指出：到 2011 年，基本医疗保障制度全面覆盖城乡居民，为此 3 年内各级政府预计投入 8500 亿元。此方案无疑是为我国公立医院资金不足注入的一针强心剂。针对我国医院的财政现状，政府应着力加强对医疗救助投入、对特殊人群医疗支出补贴及医疗研究教育，缓解公立医院的财务压力。在进行补贴时，兼顾公平。不能重复过去偏重大城市大医院建设的老路子，要照顾到各层次医院，特别是农村基层医院。拓展筹资渠道，防范贷款筹资风险。

还应加强预算刚性约束。加强医院预算的制度化、法律化管理，是在源头上对预算工作做出刚性约束。未来的预算程序从行政主导向立法模式转变将是我国公立医院经济事业民主化的发展趋势，虽然这个过程必然是持久的。目前急切呼唤一部真正针对社会主义卫生事业部门，尤其是适用于市场经济条件下的公立医院的预算法规出台，从法律层面上对医院预算管理做出刚性规定，以增强预算执行的可行性。

4. 建立现代医院医疗质量管理制度

在当今卫生改革不断深入、疾病模式和医疗需求模式出现新的转变的环境下，医疗质量管理逐步成为社会关注的热点问题。认清当前医疗质量管理面临的形势，认识到存在的问题和不足，采取切实有效的策略和措施，对当前加强医疗质量管理、提高医疗质量具有重要意义。

（1）存在的问题及成因分析

第一，医疗体制不够完善，政府对医疗卫生事业的投入不足。由于政府对医疗卫生事业的投入不足，院长不得不为医院的生存发展而忙碌，难以把主要精力用于质量管理。第二，大部分医院的管理者对医疗市场的严峻估计不足，缺乏现代质量管理的市场意识。第三，缺乏全面性现代质量教育，特别是对医疗质量管理人员的培训和继续教育不足。第四，医疗质量管理工作不能体现人性化，重视规章制度的执行，忽视调动被管理者的积极性。

（2）对策

第一，制定、完善各项医疗质量管理制度、政策，狠抓落实，对医疗活动实行标准化管理。第二，医疗质量管理人员必须转变观念，认识到市场机制调节下，医疗服务市场的严峻性；创新方法，探索适合的管理模式。第三，加强基础质量管理，重视人才队伍建设，为医疗技术创造良好的发展环境。第四，建立多部门医疗质量管理协调机制。医院各职能部门各司其职，组织实施全面医疗质量管理，指导、监督、考核、评价医疗质量管理工作。

5. 建立现代医院信息管理制度

医院是一个系统。在管理上按照系统论的观点，人员、信息、物质是这个系统的三大要素。管理就是要管理好人流、信息流和物质流。医院的情报、指令、文件、计划、指标、数据、标准、报表及医疗过程中，如患者的体征、症状、医嘱、脉象、舌苔、体温和血压等都是信息。所以信息在医院医疗过程中无所不在，是个最活跃的因素。随着医学科学技术的发展，医院规模和功能不断扩大，信息总量也在剧增。

（1）存在的问题及成因分析

第一，资金投入不足，管理有待提高。大部分医院对于医院信息管理不足够重视，继而直接导致资金投入不够、人员缺乏的局面。一般来说，每个医院的信息化建设的费用应该占到全年收入的 5%，但就现实而言，总投入还不足 1%，远远达不到卫生部对其要求的金额[33, 35]。并且政府对于医院实现信息管理的支持鼓励的力度不够，医院主要靠自己的投入来进行信息管理，投入不足和人员配置不够，直接影响了医院的信息管理进程。

第二，缺乏系统的规划，制约信息化进程。医院的信息管理是一个需要有具体、系统规划的长远工程，但是多数医院对信息管理了解不够、投入不足等，造成了对信息管理的系统化规划缺乏，对信息化进程有制约，或者医院对其的信息管理实行了短期的规划，从而造成了医院信息管理缺乏系统规划。总而言之，信息管理的规划发展，需要按照信息化发展的规律，而多数医院没有遵循规律，更甚者脱离客观要求，急于求成，没有用整体的眼光看问题，不仅浪费了资源，还制约了信息管理进程的深入。

第三，工作人员的业务水平较低，缺乏信息管理素质。医院的会计工作人员和相关的管理人员需要具备一定的计算机水平，这是医院管理信息化的要求，因为信息化的发展不能脱离对计算机知识的运用和掌握。就目前来看，多数医院实现会计的信息化，也要求医院的工作人员，包括会计人员和相关的临床人员，对专业知识掌握，还要对计算机知识有深度的掌握，但这方面的素质，大多数会计工作人员和管理人员都缺乏，长此以往，将不利于医院对信息化管理的系统规划，也不能够适应管理信息化的要求[36]。

（2）对策

第一，提高认识，加大医院信息管理的资金支持。提高医院信息管理的第一步，就是加强医院管理层对于信息化管理的认识，提高对医院信息管理的重视，唯有此，医院在实行相关政策的同时会偏向于对信息化进程的推进，为医院的信息管理开创条件，加大资金投入，加强人力资源的配置。医院的信息管理在某种程度上能够反映出整个医院的管理过程，也就是反映在整个医院管理活动中的财务会计系统和管理会计系统，影响着医院的其他管理工作，因此医院要加强对会计信息的管理，促进会计信息化建设。医院的管理层，可以创建信息化管理的领导，监督和引导信息化工作的进程，与此同时，加大资金支持，保障卫生计生部门对于信息管理建设中要求的基本条件，并且加大人员的投入，唯有此，信息管理才能够正常运作。

第二，健全信息管理制度，保障会计信息系统运行。由于医院信息管理中会计信息起着至关重要的作用，所以我们需要制定会计系统的管理制度，进而保障会计系统的运行，可以按照医院在发展中呈现的不同特点，在会计信息管理的过程中进行相关管理制度的建立与健全。对医院信息管理的授权中，要有严格的职权分工，对于不同工作人员的权限分配，要进行确认，并且对于上级系统要严格控制，在互联网公司的选择上，要慎重谨慎，除了对其公司的实力状况进行考虑以外，还要考虑医院自身的条件和特点，更要考虑该互联网公司的售后，并且落实到书面上，以便于在医院的权益出现问题时得到保障，医院内部也要建立严格的管理制度，明确规定信息工作的权限职责、考核方法、处理流程和应急处理预案等，结合行政、医疗各部门，有利于部门与部门之间的沟通交流，促进互相制约、共同发展的牵制系统，保障各个环节的工作顺利进行。

第三，提高工作人员素质，加强理论基础的培养。提高医院信息管理离不开一个技术过硬、素质更佳的专业化队伍。基于此，对于提高医院管理人员的素质问题，迫在眉睫。在医院进行人才招聘时，要考虑卫生信息学专业的学生，以此来加强信息管理人员的专业理论知识，同时招聘具备多年工作经验的工作人员时，也要考虑其是否具备信息管理相关的工作经验，以此来弥补理论知识不足的问题。已经在医院工作的人员，要加强对其的培训，包括理论知识的培训和实践知识的培训，营造信息管理的文化氛围，使员工养成信息意识和观念，掌握一定的计算机知识，提高自身认识[37]。对于医院管理层人员的选择，要严格按照考核制度，按照理论和实践结合的手段对其进行考核，一般年龄大或者资格老的员工，对计算机这类的新事物接受速度较慢，所以对他们只要求掌握基本的计算机知识，与此同时，提高新老员工协作精神。

第四，为解决现今我国医院管理信息系统中存在的若干问题，政府还应着力加大对医院信息系统建立的投入，关注国内外现代信息技术的新进展和信息服务的新动态，学习先进理念和先进技术，打破原有思维的束缚，敢于创新和探索，抓住信息技术发展的机遇，探索和尝试高新技术的应用，立足医院近期和远期发展的需求，为实现“数字化医院”的建设目标，夯实信息技术基础。制定与之相应的法律法规，提供政策支持，引导医院向信息化方向发展，使得医疗卫生服务得以有序进行。

随着社会的不断发展和进步，医院的管理信息化是大多数医院发展的必经之路，也是医院加强自身核心竞争力和综合水平质量的必要手段。就目前来说，医院的信息化管理还存在着各种问题，包括资金不足、对信息化管理系统缺乏规划、工作人员的水平低等，但是只要医院正视这些问题，及时采取应对措施来解决问题，医院管理的信息化之路，来日定当大放异彩。

第三节　公立医院政治生态环境的优化路径

任何改革都是在一定的政治生态环境中进行的。政治生态环境决定着改革的性质与方向，影响着改革的方式、方法和力度。而政治生态环境的无序与失衡，是改革走入困境的根本原因。公立医院治理变革需要良好的政治生态环境，通过推动治理变革和行政体制改革，来促进政治生态链环的修复和政治生态环境的进一步优化。就公立医院治理优化的路径而言，可以从以下几个方面来着手。

一、转变政府职能并明确政府与公立医院的关系

公立医院的治理变革问题，首要任务是要改革政府与公立医院的关系，对公

立医院的功能、职责进行清晰而准确的定位，明确公立医院的社会功能与服务范围。在这个过程中，政府作为公权的行使者和投资主体，主要职责在于做一个良好规则的制定者，并担任公正的裁判，对医院运行进行有效指导、及时协调、及时监管；而在医院的微观管理方面，政府则应该放权放利，交由公立医院自主管理，以增强医院的适应能力与应变能力。

二、构建区域协同的医疗服务新体系

目前，条块分割的医疗资源管理体制是我国公立医院不得不面对又在短期内无法改善的问题。在这种环境下进行治理优化，必须结合实际情况进行创新性的制度设计，而区域协同医疗新模式就是其中的一种。区域协同医疗模式是以现代服务理念为指导，建立在广义的电子病历基础之上的一种新型的、和谐的医疗卫生服务模式。该模式利用先进的网络信息集成共享技术，以人为本，将跨医疗卫生行业相关部门（如医保部门等）的一、二、三级医疗机构和社区及其他卫生机构整合成一个整体，从而使公立医院在这个医疗服务新体系中找到准确的功能定位，最大限度地利用现有的高端医疗资源。这在一定程度上将有利于医疗资源的合理利用，进而优化公立医院治理变革的制度生态环境。

三、建立符合中国国情的公立医院补偿机制

公立医院的社会功能是公立医院存在的社会基础，也是公立医院获得政府财政补助、免税政策的依据。目前，我国公立医院的补偿渠道主要来自政府补助、药品加成和服务收费 3 个方面。2010 年卫生部等五部委联合发布的《关于公立医院改革试点的指导意见》中指出，将逐步取消药品加成，也就是说在改革以药补医机制以后，公立医院的补偿渠道将由 3 个变为政府补助和服务收费 2 个渠道。在这样的新形势下，一方面，计划经济时代延续下来的按照人头或床位数的政府补偿机制已经不能适应新时期公立医院发展的要求。因此，应该在明确划分公立医院政策性亏损与经营性亏损的基础上，建立科学合理的补偿机制，科学界定补偿的范围，因地制宜制定补偿的标准，从体制和机制上保障补偿到位。另一方面，目前的公立医院基础医疗服务价格偏低（部分项目甚至低于成本），而部分高端医疗服务的利润较高，从而使得公立医院选择那些高端医疗服务项目，是“看病贵”现象的重要成因之一。因此，在取消药品加成以后，不仅要在区域卫生规划的框架下加大政府补偿的力度、改变政府补偿的方式，还要进一步完善医疗服务价格机制，从而建立符合中国国情的公立医院补偿机制，优化公立医院治理变革的经济生态环境。

四、促进多元化办医格局的形成

无论从数量上还是结构上，目前我国的公立医院都占绝对的垄断地位，这种垄断主要体现在对高端医疗技术人才、医疗技术等医疗资源的垄断上。因而我国的医疗服务市场是一个不完全竞争的市场。从经济学的角度来看，不完全竞争市场面临向右下方倾斜的需求曲线，表明公立医院在一定程度上可以控制价格或减少医疗服务量，并获得超额利润。但是，由于我国医疗服务价格由政府控制，公立医院很难减少服务量。处于垄断地位的公立医院大多采取诱导高技术服务需求的方式来达到长期的均衡，这使得公立医院很难有治理变革的动力。因此，应该促进多元化办医格局的形成，在公立医院与民营医院之间不同程度地引入竞争机制，通过竞争来刺激各公立医院提高运行效率、提升服务水平和管理效能，以此形成公立医院治理变革的动力，从而优化公立医院治理变革的外部经济生态环境。

五、建立基于多元化治理理念的公立医院监督机制

可以考虑把公立医院的监管机制作为公立医院的政治生态改革的突破口，在逐步规范医院行为的过程中建立起良好的医患关系基础，从而进一步优化文化生态环境。长期以来，我国公立医院实行的是政府监管的一元化行政监督模式。这种由法律、法规、部门规章、规范性文件和各种行业标准、技术规范和相应的执行机制组成的一元化行政监督模式，在长期的实践中已经暴露出许多问题。为了进一步优化公立医院治理的文化生态环境，应该适应新时期公立医院治理变革的需求，让以医疗服务购买者身份的医疗保障部门、民众等利益相关者及第三方审计部门参与到公立医院的监督中来，建立多元化的公立医院外部监督机制；同时，构建公立医院内部的法人治理结构，让理（董）事会、监事会及党的监督发挥公立医院内部监督的协同作用，建立起基于多元化治理理念的公立医院内外部监督机制，从内部和外部两个方面对公立医院的行为进行监督和引导，为优化公立医院治理的政治生态奠定良好的基础。

第六章　现代医院管理制度的法人治理

现代医院管理制度是指医院在新型的公共治理框架下形成的政府、所有者代表与医院之间责任和权利关系的一系列制度安排。具体来说，其包括宏观层面的外部治理制度和微观层面的医院内部治理制度。外部治理制度主要为明确政府与医院之间的权责边界及医院与市场、医院与社会组织之间的关系而制定的相关法律法规与政策，如产权与出资人制度、政府补偿与监管制度、社会多元监督体系等。内部治理制度是医院制定的对医院内部人力、财务、设备、技术、信息、管理架构等方面的规则和章程，如医院人力资源管理制度、医院绩效考核与薪酬制度、医疗质量与安全管理制度、医技与医学装备管理制度、医院内部法人治理制度等。现代医院制度还在探索中，其核心问题是医院的治理问题，即如何使医院的经营管理者追随所有者的目标。同时，考虑到公立医院改革作为我国医改的重点与难点，对公立医院的治理问题更有必要进行深入的研究。

本章将在理清公立医院法人治理相关概念和理论的基础上，对我国公立医院法人治理的实践进行评述，梳理存在的问题，从而提出我国公立医院法人治理改革路径，并对未来公立医院法人治理的发展趋势进行展望，为使我国公立医院成为高效、法治、责任的公共服务体系，促进我国公立医院长期、持续、健康的发展，以及为构建有中国特色的现代医院管理制度提供决策依据和理论支持。

第一节　公立医院的改革与发展历程

一、政策与法规回顾

2009 年 3 月 17 日，中共中央、国务院颁布的《关于深化医药卫生体制改革的意见》中指出，推进公立医院管理体制改革，从有利于强化公立医院公益性和政府有效监管出发，建立严格有效的医药卫生监管体制，完善医院法人治理结构。国务院颁布的《医药卫生体制改革近期重点实施方案（2009—2011 年）》中提到，改革公立医院管理体制、运行机制和监管机制，探索建立由卫生行政部门、医疗保险机构、社会评估机构、群众代表和专家参与的公立医院质量监管和评价制度，完善医院法人治理结构。

2010 年 2 月，国务院讨论并通过、由五部委联合发布的《关于公立医院改革试点的指导意见》中指出，公立医院改革试点的重要任务为改革公立医院管理体制，建立协调、统一、高效的公立医院管理体制，探索建立医院法人治理结构，健全公立医院监管机制。

2011 年 2 月，国务院颁发的《2011 年公立医院改革试点工作安排》再次强调推进管办分开，深化公立医院管理体制改革；推进政事分开，完善公立医院法人治理机制。同年，中共中央、国务院在《关于分类推进事业单位改革的指导意见》中指出：事业单位改革要实行政事分开，理顺政府与事业单位的关系。对面向社会提供公益服务的事业单位，积极探索管办分离的有效实现形式，逐步取消行政级别，建立健全法人治理结构，探索建立理事会、董事会、管委会等多种形式的治理结构。随后，《关于建立和完善事业单位法人治理结构的意见》（国办发[2011]37 号之 4）总体要求中也明确提出“要把建立和完善以决策层及其领导下的管理层为主要构架的事业单位法人治理结构，作为转变政府职能、创新事业单位体制机制的重要内容和实现管办分离的重要途径”。

2012 年 3 月，国务院《“十二五”期间深化医药卫生体制改革规划暨实施方案》明确要求建立现代医院管理制度。加快推进政府职能转变，积极探索管办分开的有效形式。合理界定政府和公立医院在人事、资产、财务等方面的责权关系，建立决策、执行、监督相互分工、相互制衡的权力运行机制，落实县级公立医院独立法人地位和自主经营管理权。

2013 年 11 月，党的十八届三中全会发布的《中共中央关于全面深化改革若干重大问题的决定》指出，全面深化各项改革，推进国家治理体系和治理能力现代化。加快事业单位分类改革，加大政府购买公共服务力度，推动公办事业单位与主管部门理顺关系和去行政化，创造条件逐步取消学校、科研院所、医院等单位的行政级别。建立事业单位法人治理结构，推进有条件的事业单位转为企业或社会组织。十八届四中全会又提出，建设法治中国，为国家治理体系与治理能力现代化提供了重要保障。公立医院治理结构是国家治理体系的重要组成部分，公立医院治理机制是国家治理能力的具体体现。

2015 年 5 月，《国务院办公厅关于城市公立医院综合改革试点的指导意见》强调，建立现代医院管理制度，加快政府职能转变，推进管办分开，完善法人治理结构和治理机制，合理界定政府、公立医院、社会、患者的责权利关系。

尤其值得关注的是，2017 年 3 月，第十二届全国人民代表大会第五次会议新通过的《中华人民共和国民法总则》（简称《民法总则》）的第八十七条至八十九条明确指出：事业单位属于非营利法人，且具有事业单位法人资格；事业单位法人设理事会的，除法律另有规定外，理事会为其决策机构。事业单位法人的法定代表人依照法律、行政法规或者法人章程的规定产生。另外，该总则还明确了同属非营利法人类的社会团体、基金会和社会服务机构相应的社会团体法人资格和捐助法人资格，并要求依法制定法人章程，设置会员大会或理事会等权力或决策机构，以及相应的执行机构或监督机构。这些条规都进一步明确了非营利法人治理结构的基本要求[38]。

以上中央文件的论述充分表明了我国在公立医院等公共服务类事业单位中推行法人治理改革的坚定信念。

二、公立医院的改革发展历程

1978 年至今，我国经历了 30 多年的医疗卫生体制改革。从历程上看，可以分为五个阶段。

第一阶段（1978～1985 年），在这一阶段的改革主要是对医疗机构内部的一些调整，并没有涉及体制上的变革，所以说这个阶段只是医改的孕育期。

第二阶段（1985～1992 年），在这一阶段标志医改启动的事件主要有两个：一是 1985 年 1 月召开的全国卫生局厅长会议，部署全面开展城市卫生改革工作；二是同年 4 月，国务院批转卫生部《关于卫生工作改革若干政策问题的报告》（国发[1985]62 号文），提出“必须进行改革，放宽政策，简政放权，多方集资，开阔发展卫生事业的路子，把卫生工作搞好”，由此拉开了医疗机构转型的序幕。这一时期的改革主要关注管理体制、运行机制方面的问题。伴随着各个领域经济体制改革的深入发展，卫生领域不可避免地受到国有企业改革的影响，政府直接投入逐步减少，市场化逐步进入医疗机构。本阶段的改革更多的是模仿了其他领域的改革，对卫生事业发展自身特性了解和认识不足，此时改革处在初级阶段。

第三阶段（1992～2000 年），1992 年 9 月，国务院下发《关于深化卫生医疗体制改革的几点意见》，卫生部贯彻文件提出的“建设靠国家，吃饭靠自己”的精神，卫生计生部门工作会议中要求医院要在“以工助医、以副补主”等方面取得新成绩。这项卫生政策刺激了医院创收，弥补收入不足，同时，也影响了医疗机构公益性的发挥，酿成“看病问题”突出、群众反映强烈的后患。这个阶段仍是在改革探索中，伴随着医疗机构市场化是与非的争议，各项探索性改革仍在进行。

第四阶段（2000～2005 年），国务院办公厅于 2000 年 2 月转发国务院体改办、卫生部等 8 部委联合发布的《关于城镇医药卫生体制改革的指导意见》，之后陆续出台了 13 项配套政策，本阶段其实是各种趋势交叉最多的一个时期，随着改革的不断深入，市场化在发挥了很大作用的同时也显露出了一些弊端，尤其是非典暴发以后，市场主导和政府主导的争论也逐渐深入。

第五阶段（2005 年至今），本阶段主要是在反思争论中不断地总结经验和教训的同时让医改又上了新的台阶，尤其是 2006 年医疗体制改革协调小组成立以后，各方积极分析准备，医改的具体方案也在一次次协调和调研中得到了细化，最终于 2009 年出台了新医改的方案。

第二节　公立医院实施法人治理的理论基础

一、公立医院法人治理的理论依据

1. 委托-代理理论

委托-代理理论是过去30多年里契约理论最重要的发展之一。委托-代理理论的中心任务是研究在利益相冲突和信息不对称的环境下，委托人如何设计最优契约激励代理人。经济学中委托-代理理论研究的基本前提是所有权和经营权分离条件下，委托人（所有权人）委托代理人（经营者）代其从事某种活动（通常指经营活动）。而由于代理人“理性经济人”的特性和信息不对称等经济特性，代理人的行为目标往往背离委托人的利益[39]。因此，委托人通过一系列机制和契约设计，在授予代理人自主决策权的同时，诱导和监控代理人的行为和努力程度，以使得其保持和委托人利益目标的一致。

委托-代理理论的基本特征主要包括以下方面：第一，委托人与代理人之间存在着明显的信息不对称，即委托人对代理人的运营行为存在着不同程度的不了解或保持着“理性的无知”；第二，由于“理性经济人”的本质属性，代理人从自身的利益出发，可能采取某些机会主义或利己主义的行为，从而达到个人效益最大化，并降低自身承担的风险；第三，委托人预期效用的实现有赖于代理人的行动；第四，委托-代理关系的基础和前提是建立在委托代理双方的契约之上的，因此契约的设计是影响代理人是否能与委托人保持一致的关键要素之一（图6-1）。

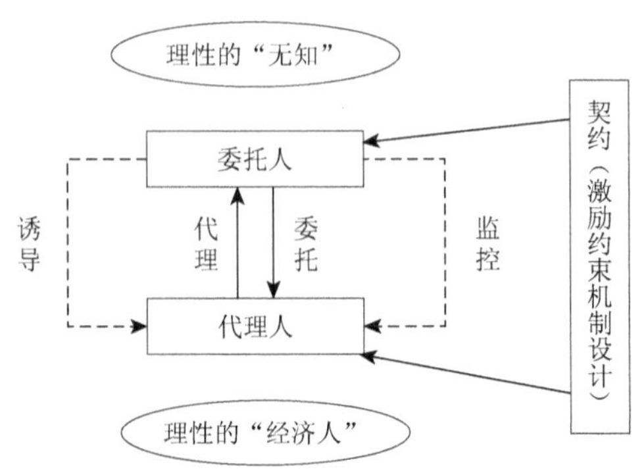

图6-1　委托-代理理论基础框架

委托-代理理论的基本假设之一是人是理性的经济人，无论是委托人还是代理人都追求自我利益和效用的最大化，因此，委托人和代理人的目标冲突是委托代理问题的核心。在这一假设条件下，代理人可能以牺牲委托人的利益为代价去追求其个人自身的利益，产生"逆向选择"和"道德风险"等一系列问题。委托-代理理论认为解决委托代理问题，防止代理人利用委托人的授权从事有损于委托人利益的活动，其关键就在于如何设计一种适当的激励约束机制，引导代理人与委托人的目标保持一致性，使其行为尽量符合委托人的利益。代理成本的大小与监督和制约的难易程度及委托人与代理人利益的一致程度有关。监督越容易，利益越一致，代理成本就越低，治理效率就越高；相反，则代理成本越高，治理效率越低。

2. 福利经济学理论

福利经济学是在一定价值判断准则的基础上确定社会福利目标，来评价经济运行和资源配置状况的福利效果的经济学分支体系[40]。福利经济学主要研究的是社会如何判断整体的福利状况，社会的整体福利状况的含义是什么，是哪些人的最大福利，个人目标与社会目标是否存在冲突，如果存在冲突会造成哪些经济与社会后果。

根据不同的价值判断基本准则，福利经济学又可分为旧福利经济学和新福利经济学，分别以英国经济学家庇古（Arthur C. Pigou）和意大利经济学家帕累托（Vilfredo Pareto）为代表人物。旧福利经济学强调基数效用论，认为国民收入总量越大，则社会经济福利水平越高，也就是说社会福利是个人福利的基数总和；同时收入分配越是均等化，社会经济福利水平也越高。社会福利取决于国民收入的总量和国民收入在社会成员之间的分配情况。要增加经济福利，在生产方面必须增大国民收入总量，在分配方面必须消除国民收入分配的不均等。新福利经济学强调序数效用论，把效率作为经济福利状况的主要目标，其判断社会福利水平的基本标准为帕累托最优（Pareto optimality）或帕累托有效（Pareto efficiency）。

帕累托最优是用于评价一项经济制度或政治方针的重要标准，它关注的重点是效率问题，而且是从社会总体福利的角度来考量，用效率来评价"总体"经济运行是否合理，也就是说如果达到帕累托最优，就不可能通过资源的重新配置使得经济社会在不损害其他成员境况的条件下改善某些人的境况。帕累托最优必须满足三个基本条件：消费的帕累托最优、生产的帕累托最优及生产和消费的帕累托最优。由帕累托最优概念还引申出帕累托改进（Pareto superior）概念，是指如果重新配置资源后，至少使社会中的一个人境况变好，同时没有一个人因此境况变坏，整体社会资源配置效率提高。当某种资源配置方式不存在任何帕累托改进的可能性时，就达到了帕累托最优的资源配置状态。

福利经济学认为完全竞争均衡是帕累托最优的，也就是说竞争性市场机制可以促进社会目标，实现经济总体运行的最高效率。

3. 产权理论

现代产权理论的形成与发展大致分为两个阶段：第一阶段以 R. 科斯的《企业的性质》为代表，其指出市场机制运行中存在摩擦，克服这种摩擦的关键在于制度创新。第二阶段以科斯的《社会成本问题》为代表，其正面论述了产权的经济作用，指出产权的经济功能在于克服外在性，减低社会成本，从而在制度上保证资源配置的有效性。现代产权理论主要由“科斯定理”和“科斯第二定理”及其推论构成。根据科斯在其《社会成本问题》中所设想的实例和分析[41]，科斯的同事、诺贝尔经济学奖得主、芝加哥大学教授斯蒂格勒把科斯定理概括为：如果交易费用为零，无论怎样选择法律规则、配置权利，双方当事人都可以通过相互协商进行交易，实现资源的有效配置。一旦考虑进行市场交易的成本，对外部性权利的调整只有在这种调整后的产值增长多于其带来的成本时才能进行。在这种情况下，合法权利的初始定会对经济制度运行效率产生影响：权利的调整会比其他安排生产更多的产值：但如果这种调整不是法律制度确认的调整，通过转移和合并权利达到同样后果可能造成的交易费用会相当高，以致不能实现最佳的权利配置及由此带来的更高的产值。于是形成了“科斯第二定理”：当交易费用不为零（而为正时），产权的初始界定和分配将影响最终资源配置。科斯的产权理论认为，资源配置最有效的方式就是市场，对于资源的产权控制就是交易必需的前提条件。从“科斯第二定理”来看，由于交易费用几乎不可能为零，医院产权的初始界定和分配将最终影响卫生资源配置和效率。

没有产权制度的社会是一个效率绝对低下、资源配置绝对无效的社会。明晰的产权关系能减少“不确定性”和“内化外在性”，从而有助于资源配置的优化，与拥有模糊产权关系的企业相比，更能减少资源的浪费，提高经济效益；通过明确界定人们在企业财产关系上发生的经济利益关系来驱动企业成员的产权激励功能，从而提高个人及企业绩效，形成稳定而持久的激励作用；产权明确界定有助于企业收入分配的规范化，从而避免产权模糊造成的收入分配上的侵权行为发生。因此，产权明晰是提高组织绩效的重要因素。

4. 公共选择理论

公共选择理论是一门介于经济学和政治学之间的新兴交叉学科，它是运用经济学的分析方法来研究政治决策机制如何运作的理论。该理论代表人物为詹姆斯·M. 布坎南，他与戈登·图洛克在 1962 年共同发表的 *The Calculus of Consent*

(《同意的计算》) 一书被视为公共选择学派的里程碑。这本书研究的主轴聚焦于政府在政策实践上与社会选择间产生的冲突、与原先理想中的资源分配最佳状态的落差[42]。

公共选择理论的基本观点为，政府及其工作人员在社会活动和市场交易过程中也具有“经济人”理性。政府自身利益本身也是一个复杂的目标函数，其中不但包括政府本身应当追求的公共利益，也包括政府内部工作人员的个人利益，此外还有以地方利益和部门利益为代表的集团利益等。可见政府及其工作人员并不一定只代表公共利益，还会在一定程度上代表自身利益。从另一个角度来说，即使政府基本上代表着公共利益，但公共利益本身也有不同的范围和层次划分，因此中央政府与地方政府作为不同的利益主体，除了自身利益诉求之外，在公共利益的总体目标方面也有着不同的价值取向和差异化的偏好程度。

公共选择理论在绝大多数研究领域都有着极为广泛的应用意义，在中国目前的转型经济社会中，涉及收入分配之间的差距、反腐败的制度设计、社会保障制度（包括养老保险、失业保险、医疗保险）等方面的公共政策设计和改革，都可以从公共选择理论的分析思维出发，在对“无私”政府还是“有限理性”政府的理性认识的基础上，进行深入分析和再设计，以追求社会整体福利最大化的目标。

5. 利益相关者管理理论

“利益相关者”一词最早被提出可以追溯到 1984 年，弗里曼出版了《战略管理：利益相关者管理的分析方法》一书，明确提出了利益相关者管理理论。与传统的股东至上主义相比较，利益相关者管理理论是指企业的经营管理者为综合平衡各个利益相关者的利益要求而进行的管理活动。与传统的股东至上主义相比较，该理论认为任何一个公司的发展都离不开各利益相关者的投入或参与，企业追求的是利益相关者的整体利益，而不仅仅是某些主体的利益。这些利益相关者包括除股东、经营管理者、员工外的债权人、消费者、供应商等交易伙伴，也包括政府部门、本地居民、本地社区、媒体等的压力集团。这些利益相关者与组织的生存和发展密切相关，他们有的分担了组织的经营风险，有的为组织的经营活动付出了代价，有的对组织进行监督和制约，组织的经营决策必须考虑他们的利益或接受他们的约束。

二、公立医院法人治理的提出及内涵

1. 必要性及条件分析

（1）公立医院治理现状及问题

从 20 世纪 80 年代开始，我国事业单位改革走过三十多年的历程，公立医院作为事业单位也不例外，取得的进展和成就有目共睹，但也存在很多问题。以往改革的最大成效是通过放权、搞活等一系列手段，调动公立医院的积极性，但最大问题是在放权、搞活的同时，忽略了政府的监管职责，忽略了从内部和外部对公立医院进行有效的引导和控制。其结果是公立医院在提高效率、政府在减轻财政负担的同时，公立医院却过度偏离了组织自身的公益目标，违背了组织设立的初衷。国际公共管理的经验表明，政府分权的前提是政府具备较强的组织能力，能够从组织内部和外部对公立医院进行有效的引导和控制。否则，简单化的分权，最终会导致混乱和失序，而无法实现改革的目标。而非常关键的问题是，从内部和外部对公立医院进行有效控制和引导的前提是建立完善的公立医院法人治理结构和内部治理机制[43]。

目前，我国的公立医院并没有成为真正意义上的法人实体，各种体制性、结构性、机制性的矛盾日益凸显。具体而言，我国公立医院在治理方面存在的问题如下。

1）公立医院所有权、产权、经营权、决策权界定不清，造成投资主体、经营主体、管理主体各自的权责不明确，甚至混为一体。在出现医疗服务供给主体多元化、需求多元化，以及公立医院自主性明显增加的同时，没有真正建立起规范的公立医院治理结构。其直接影响医院的管理体制和管理行为，进而影响医院的运转效率和卫生服务提供的公平性，妨碍公立医院成为高效、法治、责任的公共服务体系。

2）公立医院内部管理制度缺位。我国公立医院缺少行之有效的、系统完善的内部管理制度，使得医院内部运行无制度可循，管理混乱，效率低下，与医疗服务需求极度不适应。

3）对医院经营者的选择机制失灵和激励约束机制失效。我国公立医院在院长选拔任用方面尚缺乏科学合理的选择机制和考核机制。在基于“政事分开”的情况下，不利于公立医院的运行和内部管理。

（2）法人制度与法人治理的普遍性

1）法人的内涵：法人是具有民事权利能力和民事行为能力，依法独立享有民事权利和承担民事义务的组织。

2）法人的分类：第十二届全国人民代表大会第五次会议通过的《民法总则》将法人分为营利法人和非营利法人两类，确立了非营利法人这一新的法人类型，其定义是：为公益目的或者其他非营利目的成立，不向出资人、设立人或者会员分配所取得利润的法人。非营利法人又进一步划分为事业单位、社会团体、基金会、社会服务机构等。事业单位法人是指为了社会公益事业目的，由国家机关或者其他组织利用国有资产举办的，从事文化、教育、卫生、体育、新闻等公益事业的单位。

3）公立医院是事业单位法人：公立医院作为事业单位法人，是依法独立享有民事权利和承担民事义务的民事主体，对公立医院改革就是要使其成为真正的法人和市场竞争主体。公立医院作为事业单位法人，长期以来，政府对医院的投入补偿机制由中华人民共和国成立初期的“统收统支”演变为“差额补助”“定项补助”“定额补助”，直至目前的“定额或定项补助”。现行的这种“核定收支、定额或者定项补助、超支不补、结余留用”的预算管理办法实质上是资产所有者让渡经营自主权和剩余索取权，使得公立医院处于企业法人和事业法人的中间状态，增加了公立医院营利的动机。因此让公立医院回归事业单位公益法人的本性是改革的目标之一。而建立规范的公立医院法人治理结构与治理机制是基础。

4）法人治理的普遍性：法人治理是伴随着法人制度的完善而发展起来的。人类自古皆结成团体而生存，但团体享有法律主体地位却经历了漫长的历史，法人就是确认这一地位的重要法律形态，并成为法治社会中最具生命力和创造力的法律现象[44]。随着社会经济的不断完善及法学理论与实践的发展，法人制度与法人治理的运用越来越广，已逐渐借鉴引入公共管理领域和各类非营利性组织中，法人治理中所包含的法人财产权、决策和执行机制，以及相应的激励与约束机制等核心问题，实际上已经成为法人制度中带有普遍性的问题。

1998 年 10 月发布的《事业单位登记管理暂行条例》中规定，事业单位是指国家为了社会公益目的，由国家机关或者其他组织利用国有资产举办的，从事教育、科技、文化、卫生等活动的社会服务组织。为适应现代公共服务发展的要求，摒弃传统体制下行政化的治理方式，在政事分开与社会化的条件下建立新的事业单位治理模式，该条例明确规定事业单位应当具备法人条件。《民法总则》也再次明确了事业单位法人资格。更重要的是，该项规定体现了一个立法的新视角，即对不同类型非营利法人的治理结构提出了不同要求，将非营利法人的执行管理机关、负责人与非营利法人相区分，这也体现了对非营利法人的保护。

目前，全国很多地方都着手对现有事业单位实施分类改革，按不同类别的特点采取不同的改革方式，原则上监督类从事业单位中分离出去转为行政机构；经营服务类从事业单位中分离出去转为企业；公共服务类事业单位予以保留并进行管理运行机制创新，实行“管办分离”。由此可见，法人治理结构已经不仅仅局限于企业法人和公司法人这些经济型主体，更多的非营利性组织也开始借鉴公司法人治理的理论来研究本身的治理问题，提高自身的治理效率。

2. 公立医院法人治理内涵及主要方面

（1）法人治理

“法人治理”（corporate governance）一词源于公司治理，首先是从所有权和经营权分离的角度被提出，以权力分工、相互制衡、效率与责任并重为理念，为保障财产所有者利益而在所有者和代理人之间形成的一种契约关系和制度结构。法人治理是为了实现参与各方的综合利益最大化。与管理相比，治理更强调各利益相关方之间的协调和平衡。

（2）公立医院法人治理

公立医院法人治理是指关于出资人、公立医院及公立医院管理者的职责、权利和义务的制度化安排，通过使公立医院成为产权清晰、职责和权力明确、管理科学的法人实体来强化竞争、激励、监督和制约机制，建立强有力的医院监管体系，提升医院的治理水平与运行效率。公立医院的法人治理一般可以分为两个部分：治理结构（governance structure）和治理机制（governance mechanism），两者共同决定了医院的治理效率。

1）公立医院法人治理结构。

法人治理结构原指企业法人治理结构，又称公司法人治理结构，是现代社会化大生产的产物。法人是行为的主体，治理是行为的本身，治理的客体是国有资本。事业单位法人治理结构与公司法人治理结构既相互联系又相互区别。就联系而言，事业单位法人治理结构在组织架构和运行机制上主要借鉴了公司法人治理结构的相关经验，二者的基本原理都是在组织体内形成决策、执行与监督相互分离又相互协调的权力运行机制。就区别而言，事业单位具有公益属性，组织使命是提供公益服务，弱化出资者角色，体现利益相关方的多方共同治理；公司具有财产属性，组织使命是获取利润，依出资比例分配收益，彰显所有者权益。

目前，公立医院建立法人治理结构有两种形式：第一，政府委托“医院管理机构”以出资人身份与医院建立明确规范的产权关系，通过任命医院院长，对医院进行直接管理。第二，成立医院管理委员会或理事会，其是医院法人治理结构的主体，代表政府和社会公共利益，行使医院的重大决策。医院院长等主要管理者由管理委员会或理事会选择，报相应政府部门审核同意。医院主要管理者负责执行管理委员会或理事会的决策，行使日常行政管理职能，并接受管理委员会或理事会的监督。

2）公立医院法人治理机制。

法人治理理论认为，在外部条件既定的情况下，治理机制是决定组织业绩的关键因素。在组织资源和外部环境既定的情况下，决定组织绩效好坏的将是组织的经营管理，而后者又是与经理人的能力和努力分不开的。因此，如何设计最优治理机制，使得有能力的代理人最大限度地为所有者（或股东）的利益努力地工作也就是法人治理所要解决的根本问题。治理机制的核心是处理好委托代理关系，而有效的委托代理关系从根本上取决于代理人的能力和他们的努力程度。

从治理主体来看，公立医院治理机制可分为内部治理机制和外部治理机制。其中，公立医院内部治理机制是指资产所有者、决策机构、执行机构、监督机构及职工为使公立医院内部各部门权力制衡、利益平衡、降低运作成本、提高运作效率从而使公立医院协调、有序发展而实施的所有源于内在的激励与约束机制的总称。本部分主要对公立医院内部治理机制进行研究。

公立医院内部治理机制可概括为三个方面，即选聘机制、激励机制和约束机制。选聘机制解决的是委托人（公立医院出资者）如何选择代理人（医院院长）；激励机制解决的问题是代理人（医院院长）是否努力工作，涉及委托人（公立医院出资者）需要采取哪些激励手段，以使代理人（医院院长）最大限度地努力实现委托人（公立医院出资者）的目标；约束机制解决的问题则是强调委托人（公立医院出资者）对代理人（医院院长）行为进行考核和制约，以防止代理人不努力或其行为偏离委托人的利益。

第三节　我国公立医院法人治理实践述评

一、公立医院法人治理结构现状与改革模式分析

当前，公立医院法人治理政策选择受到政府行政体制和部门权力格局的影响和制约。部分地区在公立医院法人治理改革中，对签订目标管理责任书、建立公立医院绩效考核制度和人事分配制度等加强行政分权、提升公立医院自主化水平的改革措施的推进力度较大，但对建立理事会等推进公立医院向法人治理方向发展的措施，各地尝试得较为谨慎，建立理事会治理模式的公立医院数量很有限，且大部分尚未正式运作。因此在治理结构上基本上还是传统的公立医院行政治理模式，并在此基础上进行了内部治理机制改革。

由于我国各地经济发展和医疗卫生情况的差异较大，在吸取他地经验教训的基础上，部分医院相应进行了公立医院治理结构的改革探索，具体可归纳为六大模式，大致可以分为“产权制度不变”与“产权制度变化”两大类，在这两大类下再进行分类。“产权制度不变”分为“董事会（理事会）治理模式”“集团化治理模式”“传统的行政治理模式”“管办分开治理模式”。“产权制度变化”即国有资产被出售或部分转让，分为“股份制”“私有化”。本书主要对“产权制度不变”下公立医院治理模式进行探讨[45]。

1. 理事会治理模式

2010 年 2 月，卫生部等部门印发了《关于公立医院改革试点的指导意见》，明确

提出改革公立医院管理体制和运行机制，探索建立以理事会等为核心的多种形式的公立医院法人治理结构，形成决策、执行和监督相互制衡的权力运行机制，强化具体经营管理职能和责任，增强公立医院的生机活力[46]。研究证实，目前进行的事业单位改革中，法人治理结构决策层的主要组织形式是理事会、董事会、管委会等多种形式，与《关于公立医院改革试点的指导意见》的要求基本一致。对于举办主体、投资主体单一的事业单位，一般采用理事会的组织形式。对于存在不同的举办主体，投资主体多元化的事业单位，一般采用理事会或者管委会的决策组织形式。具体采用何种形式，大多由事业单位、举办主体（主管部门）与同级机构编制部门综合确定。因此公立医院治理模式改革最多的是国有独资的公立医院实行以理事会为架构的法人治理结构，国有控股的公立医院实行以董事会为架构的法人治理结构。

（1）理事会治理基本构架

法人治理结构，按照我国《中华人民共和国公司法》（简称《公司法》）的规定由四个部分组成：一是股东会或者股东大会，由公司股东组成，所体现的是所有者对公司的最终所有权；二是董事会，由公司股东大会选举产生，对公司的发展目标和重大经营活动做出决策，维护出资人的权益；三是监事会，是公司的监督机构，对公司的财务和董事、经营者的行为发挥监督作用；四是经理，由董事会聘任，是经营者、执行者[47]。

公立医院法人治理结构的基本构架也不例外，应该由权力、决策、执行、监督这些机构组成，并明确建立对管理者履行职责过程中的越权和违规行为的防范与制约机制。按照现代医院制度的要求，公立医院可以建立股东大会、理事会或管理委员会、执行机构（院长等），各司其职，以及上述机构之间的相互制衡关系，形成规范的医院法人治理结构。

（2）理事会法人治理结构中的权责划分

规范的法人治理结构包括股东会、理事会、监事会和医院管理层，这四个层次按照权利和义务划分，分别代表了医院权力机构、决策机构、监督机构和执行机构，他们在医院中应相互独立、制衡与协调，只有这样才能从体制和机制上保证医院健康有序地发展。由于公立医院产权单一，由国家投资，没有必要设股东会，其股东权通过国家授权专门的机构和理事会来共同行使，当然，随着公立医院改革的深入，这一状况会有所改变。

1）理事会或医院管理委员会。

理事会或医院管理委员会是医院法人治理结构的主体，代表政府和社会公共利益，行使医院的重大决策。理事会制度是医院法人治理结构的重要组成部分，也是欧美发达国家或地区通行的对非营利性医院进行管理的一种有效制度。非营利性医院是国家或集体投资建立的，其理事会是具有完全独立意志，代表医院产权所有人、社会利益的医院理事组成的权力机构。医院理事会具有对内治理和对外联络两大功能。理事会的理事人选来源于产权所有人、利益相关的群众和社会代表、独立理事、少数的医院经营者。理事会的理事长是法人代表，是医院最高权力者；理事是产权所有人的代表，要尽诚信勤勉义务。理事会主要职权包括审定医院发展规划、审计财务预算、聘任理事会成员及审议其他重大事项。

以重庆江北区为例，在江北区医院管理中心的领导下，重庆市红十字会医院探索建立理事会领导下院长负责制的法人治理机构，制定《重庆市红十字会医院理事会章程》和《重庆市红十字会医院理事会工作职责及制度》等相关制度，成立重庆市红十字会医院理事会，其为医院的决策及监督机构。其理事成员由区医院管理中心代表 1 人、区财政局代表 1 人、区医保机构代表 1 人、医院党组织负责人 1 人、医院院长 1 人、医院专家或职工代表 2 人和社会公众代表 2 人组成。理事会成员任期三年，可连选连任。理事会向江北区医院管理中心负责，负责向其报告工作。理事长设 1 名，由江北区医院管理中心提名，理事会表决；由其主持理事会全面工作。

2）医院管理层（主要是经理人，即医院院长）。

由院长等医院管理人员组成的执行机构在理事会的授权范围内负责医院的经营管理和人事管理。医院重大事项需由理事会民主决策，理事会对产权人负责，院长是理事会决定和选择的人选，院长对理事会负责，以监督与制衡医院内部管理和运行。经理（院长）按照理事会制定的方针、政策组织医院管理，执行并落实理事会的决定，拟订医院年度工作计划、财务预决算草案，制定院长管理权限范围内的医院内部各项规章制度、议事程序和规则，定期向理事会报告医院业务情况、财政状况，并接受理事的质询，等等。经理（院长）的薪酬与绩效挂钩，弱化其行政级别角色，扩大选拔范围，形成职业院长市场，而不是单从临床医技人员中选聘产生。

3）监事会。

股东大会选举监事组成监事会，股东大会任命的监事会掌握着广泛而巨大的权力，从医院内部对理事会、高层经营管理人员进行广泛的监督，对医院的有效运营具有十分重要的意义。公立医院与国有独资公司非常相似，监事会中的职工代表由公司职工代表大会选举产生。监事会主席由国有资产监督管理机构从监事会成员中指定。为了保证监事会能切实发挥作用，达到制衡的目的，由外部人员来监督最合适，如一些民间组织、非政府组织，而非政府工作人员或者医院内部人员。他们的薪酬也由外部组织发放，或者自愿义务监督。

4）股东会。

本书认为，在我国，政府是唯一出资人的公立医院不设股东会。随着公立医院改革的深入，公立医院的投资方也会有大的变化，可以接受各种社会投资，这样股东就会多样化，但政府是控股股东，在这样的公立医院政府可能设股东会。

保证中小股东的话语权及信息的知晓。股东会作为所有者掌握着最终的控制权，他们可以决定理事会人选，并将自己的资产交给理事会托管，同时具有推选或不推选直至起诉某位理事的权利。股东会是非常设机构，仅以会议的形式存在。股东会由全体股东组成。

（3）公立医院理事会法人治理结构中存在的问题

1）简单套用企业模式容易导致“公司化”。

我国从 1998 年 10 月《事业单位登记管理暂行条例》出台之后，在全国推行了事业单位法人登记管理制度。然而，在公立医院进行法人治理结构改革的探索中，除了投资主体多元化的公立医院比较成功地进行了法人治理结构的改革外，投资主体单一化的公立医院进行法人治理结构改革并不尽如人意。目前公立医院法人治理结构改革是维护公立医院公益性的重要制度保障。公立医院法人治理结构改革的根本目标在于合理划分政府、医院和社会的责权利，从制度安排上解决公立医院代表谁的利益、追求什么目标的问题，保证公立医院与政府、人民群众的目标相一致并高效运转。但是国有企业以国有资产保值增值为改革目标，而公立医院则是以保证公益性、提高健康绩效为改革目标，改革过程中一部分公立医院没有充分认识两者的区别，通常简单沿用甚至照搬企业公司化法人治理结构的改革套路，使医院一心走上寻求经济效益最大化的道路，难以突破法人治理结构形式化的怪圈。

2）产权界定不清导致权力虚化。

一是还难以摆脱“行政化”的圈子，由于医疗机构资源分配行政化，经营目标行政化，医院经营管理者任免行政化，“两权分离”藕断丝连，还是政府说了算。二是院长在内部与党委、工会、职工代表大会三者的职能权责不明确，往往仍受传统体制的制衡，使医院管理者权力很难真正到位。三是由于利益相关者没有进入医院治理，医院内部并没有真正的分权制衡机制，很难实现各方利益的平衡，院长专权的情况从根本上难以改变，法人治理并没有真正落到实处。

3）理事会形式化。

研究显示，在已经建立了理事会法人治理模式的公立医院，真正开始运作和发挥作用的较少。一是由于理事兼职，没有时间过问理事的工作，容易出现既是理事而又“不理事”的问题；二是由于多数理事兼职，理事会难以履行应尽的责任；三是由卫生行政部门履行理事会日常工作职责，难以承担出资人代表的全部责任；四是只注重“冠名”，不注重内涵，成为形式化的理事会法人治理结构改革。

公司法人治理最大的优点就是可以通过“三权分立”形成有效的制衡机制。这一点是最值得公立医院借鉴的。股东会、理事会、监事会形成决策、执行、监督这样互相分工、互相制约、各司其职、各负各责的新格局，从理论上和实际运行上解决了内部机制的完善问题，使之更符合现代医院管理和国际惯例接轨的需要。监事会对理事是否尽到职责有权实施监督，通过列席理事会议和独立聘请外部中介机构的方式履行股东大会和公司章程赋予的监督职能。《公司法》以法律的形式规范了公司内部治理结构，使之与发达国家的公司内部治理结构有了较强的可比性。而医院却缺少“医院法”，上位法缺位是完善公立医院法人治理结构与机制的最大障碍。

另外，公司的财产信息不仅向股东公布，而且向社会公开，增加了公司的透明度，使公司置于社会的监督之下，有利于规范公司的行为，完善内部治理结构。

4）经理层即院长缺乏有效的激励与约束机制。

公立医院院长是医院运营的核心人物。目前缺乏对院长的激励约束机制。主要表现如下。

首先，激励形式单一，激励力度不够，报酬激励和医院绩效与社会责任的承担脱钩。激励不足一方面造成优秀经营者流失，另一方面使在职的经理层（医院院长）开始寻求隐性收入，扩大在职消费。

其次，从约束机制来看，由于我国处于经济转型时期，缺乏市场优胜劣汰的竞争机制，经理层（医院院长）压力不足，约束机制弱化。我国公立医院的高层经营管理人员仍然是由党的组织部门或政府的人事部门任免的，或对其任免具有决定性影响力。

因此，由于这种改革中的路径依赖性，公立医院院长的激励与约束机制基本上沿袭了原有的传统：软激励与软约束同时并存。在这种情况下，政府对公立医院的控制，表现为行政上的“超强控制”和产权上的“超弱控制”同时并存，经理人员（医院院长）与政府博弈的结果，使一部分经理人员（医院院长）利用政府行政上的“超强控制”转嫁医院经营风险，逃避经营失败的责任，同时又利用政府产权上的“超弱控制”形成内部人控制，追逐自己的利益，损害公立医院的公益性。

5）职业经理人（医院院长）市场不成熟。

由于不存在一个真正的职业经理人（医院院长）市场，理事会也无法按高效运行的要求选聘合格的院长或更换不合格的院长，因而潜在的竞争者对现任院长的威胁不大。在缺乏竞争的市场中，公立医院在所有者和经营者之间无法建立起一套有效的信息交换机制，对经理（医院院长）实现激励相容的成本也就相当高，经营者冒道德风险的可能性增大。因为无法形成职业院长市场，大都从临床技术人员提拔，因此缺乏竞争，无法最大限度发挥院长的重要作用。

2. 集团化治理模式

随着新医改的深入，大部分公立医院将集团化作为现阶段推进公立医院改革的有效方式，如何建立以集团为单位的治理结构，成为深化公立医院改革和推进医院集团发展的重要课题。医院集团化，目前国内尚没有完全统一的定义，因此在一些相关的研究文献或者研究资料中，医院集团化也被称为医疗集团、医院集团或者医院联合体等。医院集团化，主要是指以区域内的 3 家或者 3 家以上具有法人资格的医院，通过兼并、重组及合作等方式，整合区域内的医疗卫生资源，形成具有隶属关系和连锁经营的一体化医疗服务集团。医院集团化是在统一的领导协调机构和共同的章程指导下开展业务活动。公立医院集团化属于医院经营权转让法人治理模式。

而 2009 年开始的新一轮医药卫生体制改革，则掀起了医院集团化的又一个高潮。在新医改中所确定的 17 个试点城市，其中就有 8 个城市采用了组建医院联合体或者医院集团的改革方案[48]。

（1）医院集团化的模式

医院集团化的实施模式主要是借鉴了企业集团化的经验。目前，在全国许多城市已经开展并组建的医院集团化中，依据其内部整合程度及相关文献研究进行详细的划分，其基本形式主要有以下几种。

1）松散协作型：此模式以区域和技术学科特色优势为纽带，以综合性的医院为核心主体，联合周边的专科医院组建成松散协作型的医疗集团。集团内部之间没有隶属关系，相互联合的各个单位法人、产权、人事等方面仍各自为政，经营上独立自主，主要以协约管理为主要形式，实行检查、会诊、转诊等合作。

2）联合兼并型：是以一所医院为核心，纵向或横向兼并和联合其他医院，重组成一个医院集团或医院联合体，通常以龙头的医院兼并某种原因撤并的下一级医院，被兼并后的医院建制撤销、产权转移、人员分流，医院虽然仍利用原来的医疗场所，但名称改为分部或分院，具有相同的法人代表、统一的财务管理。也可以在兼并的同时，联合其他医院形成委托的管理，由核心医院派出管理人员、输出人员、输出管理，提高被联合医院的工作效率和医疗质量，形成医院集团化管理模式。

3）松散联合型：该模式以三级甲等医院为核心，依靠区域优势，以“大”联“小”，联合市、区、街道医院，组建医院集团化，各成员医院是独立的法人单位。集团负责区域内全局性的工作，在集团的统一协调下，核心医院发挥骨干作用，并向集团中其他医院提供管理培训、业务进修和技术指导，实行先进医院设备共享、有偿使用的服务模式。

4）联合经营型：该模式主要是以某一学科或者专业优势为纽带，以连锁经营为主要形式，分设几个医疗点，实施统一的医疗护理常规、服务标识、服务标准、经营行为，实行“连锁店式”的集团经营。

5）资产重组型：模式以社会需求为导向，以资本运作为纽带，通过资产重组，在法人持股的基础上，由全民、集体和私有三种所有制形式并存的医疗机构和实业公司共同组建医疗集团。医疗集团实行理事长领导下的院长负责制、用人合同制、干部聘任制及资产统一调配有偿使用制，因而能够保证集团的整体运营与内部法人单位独立经营的协调统一性。这种形式的医院重组具有一定的规模效应，如集体采购药品、医疗器械、医用材料，通常管理模式相同，共享医疗资源。当医院需要改造发展时，可享受较低利息成本，易于从资本市场中获取资金。

（2）镇江医院集团化与法人治理

镇江市政府委托卫生局履行公立医院出资人职责，不再另行设立新的公立医院管理机构，卫生局内设专门处室分别履行全行业监管和出资人办医的职责，从而实现大卫生体制内的管办分开。卫生局在出资人责任的基础上，组建医疗集团，并实施法人治理结构，其具体实现方式是，医疗集团成立的理事会和监事会，代表出资人行使医院的重大事项决策权。

1）集团化载体。

在医疗集团的成立方面，基于镇江 2 个三级甲等医院，分别牵头成立医疗集团，以专科医院、社区医疗机构为成员，以资产和技术为纽带，紧密型与松散型相结合。

其中镇江市第一人民医院牵头成立江苏康复医疗集团，整合市属 3 所综合性公立医院及数家社区医疗机构，形成以资产为纽带的紧密型医疗联合体；江苏大学附属医院牵头成立江滨医疗集团，整合镇江市内具有专科特色的公立医院，包括镇江市精神卫生中心、镇江市中医院及解放军第三五九医院（骨科、外伤专长），以及社区医疗机构，形成技术合作为纽带的松散型医疗联合体。

2）医疗集团的法人治理结构设计。

医疗集团的管理体制采用理事会领导下的院长负责制。理事会中约半数是来自政府各相关部门的代表，还包括各集团医院的高层领导，以及专业医生。理事会实行一人一票制，对集团重大事项实行集体决策。两大医疗集团理事会除理事数量不同，架构和运作模式一致。

理事会具有以下职能：第一，决定集团成员的合并、分立、吸收和退出，审定集团成员医院间的资产调整；第二，确定集团医院的院长聘任或解聘，并确定医院院长的薪资；第三，审定医院的年度工作报告，并考核集团医院的院长绩效。在理事会的领导下，各医院实行院长负责制，院长拥有医院的经营和人事管理权限，原来的医院管理层将继续负责医院的经营管理。

院长的权力具体包括：第一，负责医院的经营管理，包括业务、行政、人事和财务工作；第二，提名聘任或解聘医院副院长；第三，制订医院工作计划、薪酬分配方案等报集团理事会审批；第四，研究落实集团确定的重大项目建设、国有资金处置和资金的使用管理；第五，负责落实政府下达的各项指令性任务，保障医疗、生产、行政运行的安全；第六，组织实施集团年度分配方案和投资方案，批准日常运行的全部费用，集团的非计划性投资单项 100 万元以内的项目，全年累计不超过 1000 万元。

3）依托法人治理结构的内部运行机制改革。

江苏康复医疗集团推行以全员聘用为核心的人事制度改革，实行院长、科主任、医生逐级聘用，评聘分开、竞争上岗、以岗定薪、岗动薪动；推行以服务质量、服务数量、患者满意度为主要指标的岗位绩效考核和激励机制，实行年薪制、特殊津贴制、协议工资制等多元化分配方式，向临床一线、技术骨干、质量效率倾斜，有效调动医务人员积极性；推进全成本核算与管理，规范所属各医院经济运行，做好成本分析控制，控制医疗费用和支出。这些制度结合建立和完善医院分级绩效考核体系，落实《镇江市区公立医院绩效考核评价办法》，将使得考核结果与院长任免、年薪和财政补助、职工平均收入水平等挂钩，体现公益性，调动积极性。

（3）医院集团化应注意的问题

1）要处理好集团与下属医院法律关系。

医院管理部门的条块分割，导致医院集团实际上是由多个法人组成的医院联合体。从法律上讲，医院集团并没有真正的法人，因而也就不具有独立承担民事责任的主体资格，致使医院集团化在实际管理和运作方面会出现一系列涉及相关法律责任不清、相关法律责任不明的问题，最终可能会阻碍医院集团化的进一步发展。

2）要处理医院的社会效益与经济效益。

我国的卫生事业属于一定福利政策的社会公益事业，这就对医院的功能定位提出了要求，也就是兼顾社会效益和经济效益。医院集团化，使得医院集团的市场占有率得到了明显扩大，很容易形成集团在医疗市场的垄断地位，究竟该如何平衡医院的社会效益与经济效益，使得医院能够尽可能满足社会效益的同时也提高医院的经济效益，是摆在医院集团的决策者面前的一个难题。

3）管办分开的问题也就是政府职能转变的问题。

公立医院改革中医院自主权即管办分开的问题一直备受舆论关注，尽管有些地方通过成立医管局，或者医院管理中心来破解管办分开的问题，但实际效果并不是很理想。地方政府该如何确保医院理事会、监事会、管理层与政府职能有效分开，确实是一个难以解决的问题。

3. 传统的行政治理模式及其改革

（1）传统的行政治理模式及存在的问题

1）传统的行政治理模式。

目前国内绝大多数地方卫生行政部门都通过订立合同的方式与医院院长划定

权利边界，进行公立医院的治理。该种方式未改变公立医院内部传统的行政型治理模式。公立医院内部权力机构主要模式有两种：一种是党委领导下的院长负责制，另一种是院长负责制，党委监督保证。

2）存在的问题。

缺乏科学的决策机制，医院的发展往往具有盲目性。目前医院的决策主体主要有两个。一是政府。政府决策的最大弊端在于其“盲目自大”代替市场决策，或者为了某一部门利益而强行决断，其决策的科学性存在严重隐患。二是院长或者院长办公会的成员多为医疗专家，缺乏管理知识。

院长权责不匹配、不明晰，缺乏有效激励机制，很难使院长有所作为并真正关心医院的绩效。首先，公立医院院长经营权力大、人事权力小，因此真正的改革很难进行到底。其次，政府作为所有者，其对经营权力的制约处于缺位状态，院长专断是常态。最后，科学评价机制与激励机制的缺乏，使许多公立医院院长的“业绩观”扭曲，以至于将业绩等同于医院扩展，而极少关心医院的经营和成本核算，以及医院竞争力的打造。

监督机制的缺乏，使公立医院始终处于一种粗放型经营的状态。目前监督主体主要有三个：一是党委监督，但往往因党组织负责人与院长考虑问题的角度和利益关系基本一致，而很难发挥作用；二是职代会的民主监督，这在涉及职工利益的有关问题上起到了积极作用，但对经营决策的核心业务，职工往往难以深入参与；三是政府主管部门监督，但也由于主管部门与医院各种关系过于密切而失灵。几乎所有的公立医院都存在职工代表大会民主管理、党委会监督、工会监督，但是落实均不到位。

（2）传统的行政治理模式的改革——自主经营目标责任制

前面已经提到在医改的背景下，大多数公立医院的改革并未涉及产权，也没涉及治理结构的变革，大多进行内部管理机制的变革。其中实行自主经营目标责任制是特色，也是实施成本效益较好的方式。

1）自主经营目标责任制的内涵。

该种方式虽然未改变公立医院内部传统的治理模式，但与传统的治理结构模式相比，其内涵不同。

一是规范政府与医院之间的关系：通过“合同”的方式，明确了政府与医院的权利边界，实施自主经营责任制的医院必须贯彻执行国家各项方针政策，医院的行政与办医方针不变，政府下放经营管理自主权，并对医院的发展规划、重大决策等按国家的法律法规进行宏观管理。

二是改革医院管理体制，实行院长负责制：院长是医院的法人代表，对医院的全部医疗活动、资产经营活动和行为负总责，并依据医院管理章程和集体议事规则的有关规定管理医院。医院经营管理中的重大决策，须经职工代表大会确定后实施。医院负责人主要采取公开招聘、直接聘任等方式。医院中层管理者竞争上岗，党委负责监督，也通过职代会实施民主监督。

三是明确医院的权利与义务：医院享有经营权、人事权、分配权等权利的同时，承担合法自主经营、规范医疗行为、确保国有资产保值增值和促进医院发展的义务。

四是建立了针对公立医院管理者科学的目标体系，使得出资人的目标清晰明确，也为管理者的考核提供了衡量的标准。例如，宁波市进一步落实院长负责制，将医院的人事管理权、内部组织结构设置权、中层干部聘任权、经济分配权、年度预算执行权等医院的管理自主权下放给医院院长。完善院长绩效考核办法，引导医院围绕岗位工作量、医疗质量等核心要素建立内部绩效考核体系。

五是建立了目标体系的激励机制和责任机制，实现奖优罚劣。

该种方式有助于释放公立医院自身的活力，而明确的目标体系及激励机制的建立使管理者获得了行动的方向和动力，对管理者的行为进行了约束。在该种模式下，公益性目标为首要目标。

2）自主经营目标责任制的优点与成效。

自主经营目标责任制最大的优点在于其实施的简便性。它是在未改变传统公立医院治理形式的基础上进行的治理内涵的转变，因此实施起来最具简便性。政府与医院管理者只要通过订立合同的方式就可以划定权利边界。

3）自主经营目标责任制的缺点。

一是在管办不分的体制下，政府一方面作为管理者，另一方面作为出资者，其很难区分自己的双重人格，可能会出现违约的情况。

二是在没有出资人代表的情况下，政府作为出资者要履行出资者的职责，要受到人力资源的限制，卫生行政部门会不堪重负，也很难保障决策的科学性。

三是医院的法人地位不明确，医院管理者权利的实施很难真正到位，会受到各方面体制上的压力，尤其在用人权上。

四是医院内部并没有真正的分权制衡机制，院长专权的情况从根本上难以改变。

五是利益相关者没有进入医院治理，很难实现各方利益的平衡。

目前国有医院所面临的问题更多的是源于医疗卫生体制的问题，医院的内部机制变革受到政策等各方面的限制，在医院的外环境没有改善的情况下，仅靠医院自身的力量难以解决医院目前所面临的种种问题。所以从真正意义上来讲，这种模式并没有落实医院法人相关的权利和义务，只是大多数医院在外环境和内环境发生变化下的一种本能反应，并不是从政府层面进行的国有医院体制改革，难以从根本上解决国有医院的种种弊病。

4. 管办分开治理模式

为了实现医院所有权和经营权的分离，有些地区实行了管办分开的法人治理。医院所有权人（一般以卫生行政部门为代表）将医院的经营管理权分离出来交由其他事业法人（医院管理中心）去经营，这些事业法人组织独立于卫生行政部门之外（通常与卫生行政部门平级），负责医院的人事、财务等方面的运营管理和投资决策。而分权后的卫生行政部门仅负责人员、技术准入、政策制定、服务质量等行业监管。

（1）管办分开治理模式主要表现

管办分开治理模式与传统公立医院治理模式的区别主要表现为：政府委托医院管理中心作为经办机构从事医院经营管理，而卫生行政部门作为行政授权单位负责对医疗机构进行监督，实现了政府内部层面的管办分开；医院管理中心通过与政府订立合同的方式，划清经办者与监管者的权利边界，获得相应的管理权限；院长由医院管理中心选聘（图 6-2）。

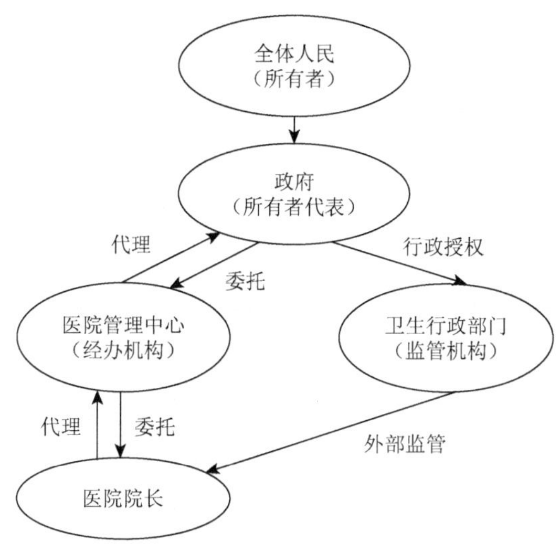

图 6-2　管办分开治理模式

管办分开是为了实现政府出资者和监管者双重身份的分离。管办分开从本质上说是政府的分权，并不涉及医院内部的治理问题，然而，管办分开后成立的医院管理中心具有什么样的职权？和卫生行政部门、公立医院的权利边界如何划分？医院管理中心是否会变相沦为“医院总院长”？其治理结构如何影响公立医院的内部治理？这一系列问题都直接影响医院的治理结构与治理效率。由于无明确的文件，医院管理中心的权利和职责尚处于混沌状态。医院管理中心角色的清晰定位和制度制约显然是迫切的且必要的。

（2）管办分开治理模式主要类型

1）“管办分开不分家”之北京模式：成立医院管理局（即政府管、卫生行业办）。

这种模式解除公立医院与原政府主管部门的隶属关系，在原政府主管部门中另外组建专司有关举办职能的机构，两者分别履行“管”“办”职能。

北京市医院管理局于 2011 年 7 月 28 日正式挂牌运作，为北京市人口和计划生育委员会（现北京市卫生计生委）管理的二级行政机构，是全国省级地方首个列入行政序列的医院管理局，人员编制 60 人，内设机构 8 个。北京市医院管理局以国有资产出资人的身份承担“办医院”职责，负责北京 22 家市属三级医院人、财、物的管理，而市卫生计生委则专注于“管行业”，以此实现公立医院的管办分开。

从医院管理局成立的职责来看，中心的成立目的是较好地实现管办分开；但是在实际操作层面，仍然存在一些实践问题。医院管理局在管理医院中应该作为与卫生计生委相平行或独立开来的第三方机构，便于将管理医院的职能从卫生行政部门有效剥离，但实际的管理局属于市卫生计生委，两者关系仍理不清。在人事方面，医院管理局的人员编制已由编办审批，通过社会招聘选拔和卫生计生委相关管理人员选调等的形式增补医院管理局人员队伍，但是由于实际工作量大，覆盖面广，存在人员于卫生计生委和管理局兼职现象，人力明显不足。故医院管理局的行政定位与制度规范的完善仍需不断探索。

2）“管办分开但不彻底分家”之上海模式：组建医院发展中心（即政府管、集中办）。

这种模式主要是实施管办分开，切断公立医院与原政府主管部门的隶属关系，另外组建专司有关举办职能的机构，原政府主管部门履行监管职能，举办机构负责履行出资者职能。

2002 年年初，上海市政府成立上海申康投资有限公司，对市级公立医院进行投资建设及资产管理。2005 年 9 月，上海在保留上海申康投资有限公司的基础上，成立上海申康医院发展中心（以下简称上海申康），实行“一套班子、两块牌子”，由单纯的医疗投融资机构转型为具有对公立医院进行整体托管资格的医院管理中心。上海申康为国有非营利性事业法人单位，是市级公立医疗机构国有资产投资、管理、运营和政府办医的责任主体，是上海市卫生国有资产的出资人代表。其级别配置是正局级，与市卫生计生委平级，不对卫生计生委负责，但遵守其制定的规章制度和行业管理安排。其拥有人员编制 58 人，内设机构 8 个，实行理事会领导下的主任负责制。截至2015年，上海申康负责管理24家市级公立医院、4家新建郊区三级医院和10家与国家卫生计生委、解放军总后勤部卫生部合作共建的三级甲等医院。38家公立医院分为申康直属医院、本地大学附属医院和合作共建医院3个圈层，上海申康只对其中14家直属医院具有完全的人事任命权和对28家资产所属医院具有财政拨款权。

另外，上海申康正尝试建立一套卫生支出绩效考评制度，将考评重点由医院内部考评转向外部绩效评估，由独立于政府和卫生主管部门的医院管理中心进行绩效评价，公开发表考评结果和卫生支出的财务绩效状况，并组织对医院整体运营绩效的评价，以此为依据分配公共资源，制定以效率为准则的资金分配制度，形成充满竞争的卫生财政公共分配体系。

3）“管办分开又分家”之深圳模式：成立独立于卫生行政部门的深圳市医院管理中心。

2013年5月，深圳市医院管理中心挂牌成立。深圳市医院管理中心的成立，标志着政府对公立医院履行出资人机构的明确，并建立了公立医院法人治理的新型结构，即市政府、理事会、医院管理中心、公立医院的法人治理机构。另外，深圳市政府当前正在制定“深圳市公立医院管理中心管理办法”。

深圳市卫生和计划生育委员会将出资人职责完全剥离出来，并将全深圳市级14家公立医院的具体运行监管工作交付给新成立的深圳市医院管理中心承担，后者也将采用新的法人治理方式来管理深圳市公立医院，实现政府行政管理职能与公共事业运作功能分开、公立医院行业监管与举办职能分开。

医院管理中心的具体职能包括，代表市政府统一履行举办公立医院的职责，监管公立医院人、财、物等运行，推进公立医院体制机制创新，提升医疗服务质量和水平。

在法人治理结构上，与国内其他专门公立医院管理机构不同，医院管理中心探索法定机构管理运行模式和理事会法人治理机制。成立由市政府及相关部门代表、社会知名人士代表组成的理事会，负责中心重大事项的决策权；市医院管理中心领导班子执行理事会的决议，向理事会负责。目前理事会成员共15名，市政府委派副市长吴以环担任理事长；其他理事包括市政府及市编办、发改委、财政委、卫生计生委、人社局、医院管理中心代表及5名社会知名人士。理事会负责市医院管理中心重大事项决策，监督其规范运作。

深圳市公立医院法人治理结构的借鉴之处在于：建立了协调、统一、高效的公立医院管理体制，促进了公立医院的健康发展；与卫生行政部门的分离，有利于加强医疗卫生全行业管理，规范医疗服务市场；单独的公立医院管理权分立，有利于调动社会各方面的积极性，构建多元化的办医格局，完善与城市发展水平相适应的现代医疗卫生体系；专门的管理机构，有利于强化对公立医院的精细化、专业化管理。探索法定机构管理运行模式，有利于为事业单位的改革探索经验，有利于促进政府职能向法定机构和社会组织转移。

（3）管办分开面临的问题

1）“管办分开不分家”模式存在的问题。

这种做法为推进政事分开、管办分开提供了重要体制保障。但从各地的改革情况看，一是改革后除原政府主管部门外，又增加了举办机构，加大了运行成本，而且举办机构难以彻底改变传统部门体制下的管理方式，对公立医院管得过多、过细问题没有彻底解决，管办分开改革难以真正取得实效。医院院长与行政机关主要负责人对管办分开的看法差异很大。二是在“管办分开不分家”的“政府管，集中办”模式中，事业单位专业性很强，改革起步阶段举办机构所属事业单位过多，特别是类型、行业过多，对实施有效管理产生不利影响。三是管办两套机构均可发号施令，公立医院“一仆二主”容易导致无所适从、疲于应付。四是在“政府管、行业办”模式中由于举办机构按照行业设置，运作的专业性会大大加强，但每一行业均设立公共事业举办机构，机构膨胀问题、运行成本增加问题在所难免。

2）“管办分开又分家”模式存在的问题。

这种做法就是将“办”医院的职能从卫生局分离出来，成立独立于卫生局之外的机构，作为政府办医院的出资人代表，改革后的卫生局只负责行业监管。该模式的主要代表是无锡和深圳。国际经验表明，政府干预医疗领域的手段通常包括购买（医疗服务）、监管（全行业医疗行为）、规划（医疗卫生资源配置）和举办（公立医院），通常这四大职能都集中在一个部门行使，这就是“大卫生”概念。而在我国，购买职能主要掌控在医保部门手中，归人社部管理，如果再把举办职能从卫生计生部门剥离，那么势必更加割裂医疗卫生领域的完整性，形不成合力，难以达到公立医院的改革目标。

3）公立医院内部治理结构和机制不完善。

管办分开模式是随着政府由最初负担公立医院日常管理责任过渡到将人财物等权力下放给医院，由医院自主管理而形成的。这种模式可以说与理事会领导下的院长负责制相似。公立医院作为独立的法人实体，通过完善法人治理结构，监管和运作公立医院内各机构，实现医院管理目标。但当前，大多数医院实行的是院长负责制，内部治理结构与治理机制不完善。

4）公共服务委员会或医院管理中心的职能定位不明晰。

公共服务委员会或医院管理中心等承担“办事业”职能机构的出现，在长期以来形成的政府主管部门直接对接公立医院的管理中插入了新机构，增加了一个新层级；而且“办事业”机构与“管事业”机构职能存在交叉、重叠问题，“办事业”机构与“管事业”机构各自如何对接公立医院还有待在探索中理出新思路。

5）所有者缺位问题。

目前形成的各类管办分开模式尚未彻底解决所有者“缺位”问题。实施管办分开的重要目标是明确公立医院出资人，使出资人相关权能落到实处，避免出资人权能被公共行政权湮灭。但出资人职能究竟包括哪些内容，出资人的目标是什么，保障出资人职能行使、目标实现需要形成什么体制机制等，上述问题无论在理论层面还是在实务层面均有待进一步明确、解决[49]。

5. 小结

我国地域辽阔、人口众多，地域之间从经济上、文化上、观念上都有很大的差异。不同地区，由于所处环境不同，由此衍生的医院法人治理模式也带有了一定的地方特色，而适宜的医院法人治理模式，应该是基于本地社会经济文化发展特点的医院体制创新。适宜的医院法人治理模式不仅能指导公立医院改革的顺利进行，而且体制创新也会极大地促进医疗机构的发展，带动整个医疗行业的发展。

二、公立医院治理机制现状与分析

1. 选聘机制

医院控制权的核心是对人的控制权。而人的控制权中最为重要的又在于对于关键代理人即院长的选择和任用。1997 年《中共中央　国务院关于卫生改革与发展的决定》首先提出“高度重视卫生管理人才的培养，造就一批适应卫生事业发展的职业化管理队伍”。2009 年 3 月出台的《中共中央　国务院关于深化医药卫生体制改革的意见》明确提出“规范医院管理者的任职条件，逐步形成一支职业化、专业化的医疗机构管理队伍”。2011 年 2 月，国务院办公厅下发《2011 年公立医院改革试点工作安排》，更是明确提出在任用或招聘院长时，要突出其专业化管理能力，加强院长的管理能力的培训，推进院长职业化、专业化建设。这一改革举措，无疑将推进公立医院院长职业化的发展进程，推动公立医院改革的顺利进行。

目前从选聘程序和形式上来看，医院院长任命形式可分为党委组织或行政任命、内部招聘、社会招聘、董/理事会任命四种类型。从医院院长身份来看，我国公立医院院长选聘经历了两个阶段：中华人民共和国成立以后从政工领导和解放军干部派出的行政型干部；改革开放以后，“学而优则仕”——多由专业人员、学术带头人中提拔医院管理者。

当前医院任命方式以党委组织或行政任命为主。这种由政府选拔和组织任命为主的公立医院院长任用方式存在着一些固有的弊端。

首先，政府部门掌握了实际控制权。正是院长的任命权在上级主管部门和政府机构手中，因此，就造成了院长决策唯“政府”首是瞻的局面。医院的行为模式以政府部门意志为导向，重视形象工程和短期利益。

其次，医院院长自主性动力不足。在公立医院的委托代理关系中，带有明显的行政性，不是一种纯粹的经济性契约关系，在很大程度上是一种政治性的责权利关系。医院代理人（院长）的选任主要由上级组织部门直接任免，代理人选聘调任的关键不在于经营业绩，而是领导印象。在对代理人（医院院长）的评判标准方面，没有充分运用市场经济的新观念，简单套用政府官员“群众关系”“民主作风”“廉政自律”等标准的现象普遍存在。目前尚未建立起针对院长个人的绩效评价体系，院长在实际工作中会面临目标、责任不清晰，契约关系不明确的问题。代理人（医院院长）基本上还属于“行政官员”，不存在市场淘汰压力和危机感。

在政治式代理人选用的领导体制下，医院院长的自主决策权自我评价不高。在用人决策、奖金分配、收支结余使用、投资决策、融资决策、战略调整等方面，医院院长的权力都受到不同程度的限制和不同方式的约束。

最后，医院院长与政府“连衣带水”导致监管不严、惩处不力。医院院长是由政府部门任命的，因此他们往往同属于一个利益共同体内。一旦发生代理不当行为，不到万不得已的情况下，政府部门出于维护自身利益的考虑，一般会选择不同程度的忽视、敷衍、纵容、包庇等处理方式，以避免自身利益受到连带影响。

2. 激励机制

在代理人经过选聘，签订委托代理合同后，并不能完全保证代理人就能按照委托人设计的行为模式和目标导向行事。选聘机制只是内部治理机制中的基础和前提，而激励机制的设计与安排才是内部治理机制中最能发挥代理人主观能动性的要素。激励机制是解决委托人与代理人之间关于动力问题的机制，主要是指对执行管理层的激励，以有效发挥人才的管理积极性，实现激励兼容约束，让代理人的利益最大化与所有者（或股东）的利益最大化一致起来，实现所有者（或股东）和代理人的双赢。激励机制主要包括物质激励和非物质激励两类。而薪酬设计又是物质激励中的核心。

目前，医院现任院长的薪酬方式绝大多数都是实行工资加奖金的方式，访谈结果表明，其绝对数额为本院职工平均工资的3～5倍。而公立医院院长实施年薪制的很少。

3. 约束机制

约束机制是医院利益相关者对医院工作人员的运营决策、行为或结果进行一系列客观、及时的审核、监察和督导行动，以保证医院利益相关者的权益。建立约束机制不仅是解决委托代理问题的重要途径，同时也是降低信息不对称、解决“内部人控制”问题的重要手段。有效的约束机制是发挥治理结构最佳效率的保证。

内部约束机制主要包括组织监督、代理人监督、高级管理人员监督、内部职工监督等。公立医院实际运行中均未形成有效的约束机制，表现如下。

（1）缺乏科学的决策机制，医院的发展往往具有盲目性

目前医院的决策主体主要有两个：一是政府。政府决策的最大弊端在于其“盲目自大”代替市场决策，或者为了某一部门利益而强行决断，其决策的科学性存在严重隐患。二是院长。院长或者院长办公会的成员多为医疗专家，管理知识缺乏。目前，我国公立医院院长中80%是临床专家，仍从事临床专业工作，这很难保障决策的科学性。另外，在现行体制下，公立医院院长普遍任职时间有限，在任职期间的决策往往片面强调发展，盲目地追求规模和效益，很少考虑在医院效益快速增长时存在的问题和危机。

（2）缺乏有效的监督主体，使国有医院始终处于一种粗放式经营的状态

目前监督主体主要有三个：一是党委监督，但党组织负责人与院长往往因考虑问题的角度和利益关系基本一致，而很难发挥作用；二是职代会的民主监督，这在涉及职工利益的有关问题上起到了积极作用，但对经营决策的核心业务，职工往往难以深入参与；三是政府主管部门监督，但也往往由于主管部门与医院各种关系过于密切而失灵。

第四节　我国公立医院法人治理变革的政策建议与展望

一、公立医院法人治理框架

公立医院法人治理框架基于公立医院两方面的本质属性。一方面，公立医院具有提高医疗服务的生产性。现代法人治理理论认为，任何法人独立运行都要在所有者的控制权、决策权、监督权和经营者的管理权之间进行分权和制衡，以保证法人按其设立目的独立、有效地运转。另一方面，公立医院不同于生产企业，具有一定的公益性，因此必须对其进行公共治理。公共治理理论认为，对公立医院进行治理的关键是有效的治理机制。有效的治理就是使公共利益最大化的社会管理过程。其主要要素包括合法性、透明性、责任性等几方面，基于此，本书以“董事会模式”为例，构建了公立医院法人治理的基本架构[50]（图6-3）。

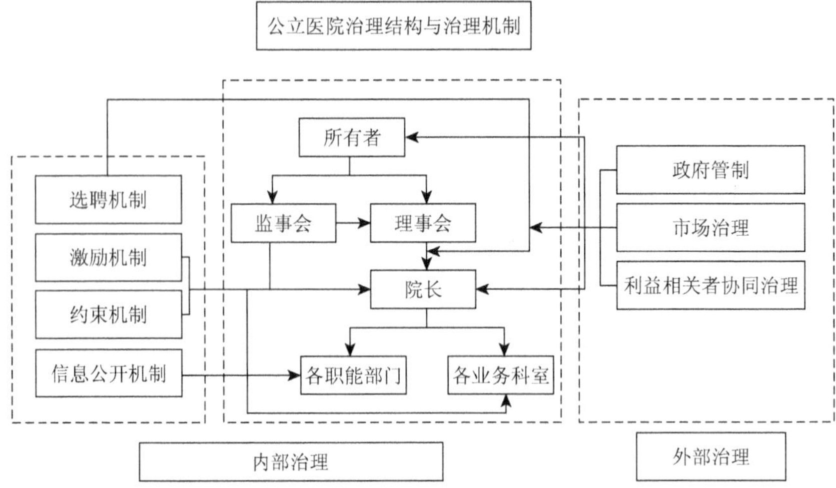

图 6-3　公立医院治理结构与治理机制示意图

从图 6-3 中可以看出，公立医院治理主要包括内部治理和外部治理，其中内部治理包括内部治理机制和内部治理结构。内部治理是指公立医院内部决策权、经营权、监督权相互制衡的制度设计，形成有效的治理机制。外部治理主要是指政府及各种利益相关者，通过不同的途径从外部对公立医院内部治理的决策权、管理层进行监督的一种治理机制。本章主要是对公立医院内部治理进行研究。

二、公立医院法人治理适宜模式的选择原则

公立医院体制改革是我国当前医疗体制改革的一项重要任务，作为一项全新的系统工程，再加上公立医院本身的特殊性，其改革过程具有复杂性和不可参照性。在这种条件下，探讨适宜的公立医院法人治理模式就显得非常重要。

本书将各地进行的公立医院法人治理模式分为了董事会（理事会）型、集团化型、传统行政治理型、管办分开型四种法人治理模式，各地应根据各种治理模式实施所需的内外在条件和环境，选择最适合本地情况的医院法人治理模式，切忌在全国范围内实施“一刀切”式的医院法人治理模式的变革。

在选择公立医院法人治理模式方面，应以以下几点为选择的基本原则。

1）无论选择哪种公立医院法人治理模式，应保证国有资产的保值增效，即整体效益的最大化，体现国家对国有资产的管理，这是公立医院法人治理模式选择的出发点和归宿。

2）由于公立医院在保障人民健康方面的重要作用，公立医院的改革将是一项重大的决策，选择公立医院法人治理模式时应经过更加全面和充分的论证，应充

分考虑我国经济发展的水平和发展布局，考虑国家、医院和患者的利益，考虑公立医院的特殊性和患者的承受能力等。

3）根据公立医院的具体情况，在进行医院法人治理模式选择时，重点应是建立和完善现代公立医院管理制度，建立公立医院事业单位法人资产制度，完善公立医院法人治理结构。公立医院法人治理的模式应在保证其国有产权的基础上，规范医院和出资人的产权关系，进行多种经营形式的探讨，搞活公立医院的经营机制。

4）由于公立医院功能的特殊性和管理的复杂性，任何一种医院治理模式都不可能解决公立医院所有的问题，在当前形势下，在确定公立医院法人治理的基本模式以后，需要结合本地实际情况，在原有的模式上进行管理体制方面的进一步创新。

三、我国公立医院法人治理路径探析

1. 科学建构公立医院法人治理结构的制度规范与保障机制

科学而富有效率的公立医院法人治理结构，不仅仅是指治理组织结构，同时也包括规范公立医院治理结构运行的治理机制和治理规则。因此，保证公立医院法人治理结构的实际运作，并提高治理效率，必须做到规范的治理结构、有效的治理机制、相应的治理规则三者的有机结合，缺一不可。因此，为了使公立医院法人治理结构真正有效运转，除了设计合理、科学的治理结构和制衡机制外，还必须切实解决两大重要难题：一是防止治理结构中“权力的人格化”，即防止机构的权力演变为“个人”的权力，防止个人的专断；二是防止“互相制衡的主体之间的共谋”，为了相关个人的利益而牺牲单位的利益，牺牲单位对社会提供最大化公益性服务的社会公共利益。而要防止这两类问题的出现，就必须对公立医院在内事业单位的治理规则和治理机制进行立法。

2. 完善相关立法以明确公立医院的法人地位

完善相关立法以明确公立医院的法人地位即划清政府作为出资人与公立医院的关系。就目前状况而言，法律上仍存在障碍。我国法律上对于事业单位法人的性质模糊不清。从其设计的本意来看，应当为公法人，但从现实的运行状况来看，则更趋向于独立行政法人。然而，我国法律制度中对事业单位确实没有做公法人和独立行政法人之分，事实上造成政府和公立医院权利边界划分不清，关系复杂和无规则运行。

3. 建立健全公立医院法人治理准则

在法律层面上，与企业法人的《企业法》相比较，我国对事业单位法人没有明确规定应采取相应的治理制度，仅明确了理事会作为决策机构的属性和功能，而对社团法人和捐助法人则要求设置权利或决策机构、执行机构甚至监督机构，并依法制定法人章程。作为事业单位法人的公立医院的相关管理制度主要有国务院颁布的《事业单位登记管理暂行条例》《民办非企业单位登记管理暂行条例》等行政法规和《医疗机构管理条例》《关于城镇医疗机构分类管理的实施意见》等部门规章。从法律的权威性来看，从宪法、法律到行政法规、部门规章等，立法层次和立法权威逐渐降低。上述关于事业单位法人的管理制度立法层次低、权威性不足，使得公立医院进行法人治理既缺乏法律依据，又缺乏明确的操作规则与流程。

因此，要实现对公立医院的法人治理，必须从法律层面上进行基本立法。这些立法可分为两个层面：一方面，以实体法的形式建立医院基本法，如医院法或医疗机构管理法等，规范医疗机构的权利和义务，为医院管理特别是公立医院治理提供法律基础。另一方面，以程序法的形式建立类似于企业法人公司治理准则的公立医院治理准则，明确对公立医院进行管理和治理的操作规则与流程。

为推动公立医院建立和完善法人治理结构，规范公立医院管理和营运，促进医疗卫生事业健康发展，建议由政府有关行政部门制定公立医院治理准则。该治理准则应阐明我国公立医院治理的基本原则、国有资产和投资者权利保护的实现方式，以及医院理事、监事、管理人员所应当遵循的基本的行为准则和职业道德等内容。各公立医院建立法人治理结构，应贯彻该准则所阐述的精神。医院制定或者修改章程及治理细则，也应当体现该准则所列明的内容。公立医院治理准则应该成为评判公立医院是否具有良好的法人治理结构的主要衡量标准，对治理存在重大问题的医院，卫生行政主管部门应责令其按照该准则的要求进行整改。

4. 完善激励约束相容的治理机制

完善公立医院代理人激励-约束机制的关键是解决责权利统一的问题，使得代理人目标与委托人目标尽可能地保持一致。为了形成有效的激励-约束机制，公立医院在产权制度上必须满足一定的条件，即必须保证权力转移与相应责任转移的对称性和同一性，以达到在权力分离时院长能够受到相应的责任约束，也就是医院代理人承担风险与掌握医院收益分配权等是否匹配的问题。如果国有医院法人作为代理人在制度上是风险的主要承担者，那代理人便应当拥有对医院的有效控制和支配权；如果剩余风险责任主要由出资人也就是政府承担，那么出资人则需拥有对医院的控制支配权；在没有主体承担或制度上没有明确规定由谁承担剩余风险责任的条件下，即风险责任与对医院的控制支配权相分离的条件下，委托-代理机制难以形成，也就不可能产生完善的医院法人治理制度。

激励与约束途径可以把医院绩效指标与医院管理者的考核、年度奖励等结合，加大对代理人的物质激励和约束力度。也可以试行年薪制，实行责任、风险和贡献相挂钩的薪酬制度，鼓励资本、技术、管理等生产要素按贡献参与分配。此外，根据不同的人群特征，激励手段还可以包括医院文化激励、目标激励、精神激励、政治激励等。总之要积极探索多种形式相结合的激励和约束机制。

5. 深化人事制度的改革，建立合理收入分配制度

科学核定医院人员需求和编制情况，切实实行聘用制和岗位管理制度为主要内容的人事管理制度。加强对特别是职能管理部门的人才培养，建立高端技术人才引入机制。在收入分配制度方面，适当向一线、工作量大的岗位倾斜，实行岗位绩效工资制和年薪制相结合的分配制度。建议从以经济收入为主的考核方法向以综合绩效考核转变过渡。岗位绩效工资制是根据岗位技术含量、责任大小及劳动强度和所承担的风险程度确定级别，以医院运行情况确定工资总量，以劳动业绩为依据支付劳动报酬。年薪制是指以年度为期间确定基本报酬，并根据考核结果发放风险收入的一种工资分配制度，适用于高层管理者和科室主任。同时，强调完善正负激励相结合的激励机制，提高员工的竞争意识和工作积极性。

6. 建设和完善财务管理和审计监督机制

建立以医院全成本核算为基础的经济与运营管理控制系统是落实财政补助政策、有效控制医院收益的关键环节，实现医院以预算管理为中心向以成本管理为中心的转变，提高经济运行质量。鼓励建立公立医院财务报表注册会计师审计制度（委派独立的审计师），定期对医院的各项支出进行审核，加强医院外部财务监督。该制度与审计及核算委员会组织之间进行衔接，确保医院的公益性方向。

为增强经营者的责任心和使命感，国有资产管理公司或医院管理委员会通过对医院法人的选聘或任命，对医院重大决策的参与和控制，对国有资产保值增值的审计及对社会目标实现程度的审计等形成了对医院的外部治理。要有针对性地制定出对经营层与医院经济效益和长期发展相挂钩的管理考核办法，促使所有者、经营者、监督者均能到位。同时，要建立健全各项规章制度，尤其是定期或不定

期的审计制度，规范经营者市场和产权市场的形成与运作，直接约束经营者的经营行为，对违法违纪者及时进行查处；对玩忽职守，造成国有资产严重亏损或资产大量流失的，应当追究其刑事责任。

四、对未来我国公立医院法人治理的几点展望

1. 公立医院去行政化

根据党的十八届三中全会精神，事业单位改革是全面深化改革的重要内容，事业单位出现以法人治理结构为主线的改革以后，医院等单位逐渐去行政化是必然趋势。

行政级别导致公立医院管理过度行政化，有些是命令式、惩罚式的，不符合医院管理的客观规律。行政化不仅是一个习惯的问题，行政权力往往还代表真切的利益和话语权。去行政化的精髓，不仅是取消行政级别，更在于规范行政权力，督促权力恪尽职责、恪守边界。

全世界各个国家几乎都有公立医院，但公立医院有行政级别却是中国特有的现象，去行政化可以进一步把政府和医院分开，有利于公立医院和民营医院获得一视同仁的待遇和监管，促进医疗市场的健康发展。

去行政化思路的依据是管办分开，公立医院去行政化表面上是改变医院的组织和制度结构，根本上是改变政府与公立医院的关系，彻底打破公立医院所处的行政等级体制。在法人化制度环境中，所有公立医院同卫生行政部门脱离行政关系，成为完整意义上的独立法人，对其人员雇佣、服务提供、资产购置、接待与投资等所有活动独立承担民事和刑事法律责任。医院之间只有规模大小、服务领域、服务水平之别，现有的行政级别也没有必要保留。

此外，公立医院去行政化应与建立法人治理结构、薪酬分配改革协同共进，尤其是应有深层次人事分配制度改革的推进，体现医院管理者的管理能力和社会价值。院长应该是职业经理人，不管医院的性质是营利性或是非营利性，对院长的要求都应该按照现代化医院管理思路来进行，取消医院的行政级别，有利于医疗市场的良性竞争。

2. 公立医院发展成为非营利性组织

非营利性医院与公立医院一样，是以提供公益性的产品或服务为主要目标。但非营利性医院的内涵与公立医院又有所不同：①公立医院是根据所有制形式的不同划分出来的，而非营利性医院是根据医院经营目的不同划分的；②公立医院是政府作为出资人，强调国有资产的保值增效，而非营利性医院的出资人不一定是政府，资产不一定是国有；③在我国，公立医院都是非营利性的，但

是非营利性医院既包括政府办非营利性医院（即公立医院），又包括民办非营利性医院。

按照非营利性与营利性划分医院的必要性在于以下几点。

第一，强化非营利性医院的概念，弱化了公立医院“事业单位”的身份。这有助于赋予公立医院更充分的经营管理自主权，特别是人事权和内部分配权，发挥医院内部管理能动性，进而能够促进医院管理的改革与发展。

第二，强化非营利性医院的概念，更利于政府监管，尤其是运行监管。其目的是有利于医院公益性功能的释放，确保财务安全，使医院管理更加公开公正、透明化。政府办非营利性医院必须接受政府的行业监管和运行监管，对民办非营利性医院的财务制度、经济运行机制的监管同样不容忽视。

第三，强化非营利性医院的概念，有利于政府的职能转变、淡化行政化色彩。政府职能转变的具体做法是：政府应该对非营利性医院的布局、规划、相关政策制定方面发挥职能，而对于医院内部运行机制，包括激励机制、人事制度、薪酬制度，应该给予医院充分的权利和空间，保证医院自主权。淡化行政化色彩主要是指医院的去行政化。

第四，强化非营利性医院的概念，也为社会资本进入医疗卫生领域创造了利好的政策环境。

笔者认为，我国政府对医院的监管对象有三种，分别是：政府办非营利性医院、民办非营利性医院和民办营利性医院（简称营利性医院）。这是一种理念上的变革。未来，公立医院通过产权制度改革，会不断向非营利性组织发展。

3. 借鉴公私合营（public-private-partnership，PPP）模式，进行产权制度改革

产权是以财产所有权为主体的一系列财产权利的总和，包括所有权及其衍生的占有权、使用权、经营权、收益权、处置权、让渡权利等。产权是所有制的核心和主要内容，包括物权、债权、股权和知识产权及其他无形财产权等。现代产权制度包括所有权和经营权，其中经营权又包括使用权、处置权和受益权。

本书中所指的公立医院产权制度改革，其实质就是将医院的所有权与经营权分开，做到“归属清晰、权责明确、保护严格、流转顺畅”，使所有者、经营者、劳动者都各归其位，各行其职、各负其责、各得其利。同时所有权的多样化，也促使医院建立完善的法人治理结构。

未来，可进行公立医院产权变更的探索，向社会融资，建立股份制的公立医院，使股东确有其事，股东大会确实存在。只要保证国家是最大股东，保证其公有性，保证了医院的公益性，就是一种可行手段。充分发挥股东大会的作用，做好决策。改变原有的“形式化”法人治理结构，建立健全法人治理结构与机制。

第七章　现代医院管理制度背景下的公立医院改制模式

回顾我国公立医院改革的几十年历程，可以发现，“公立医院改制”这个词始终没有游离于我们的视野之外。自 20 世纪 90 年代初期的医院承包责任制开始，到目前的医院集团、股份制医院等，我国一直在进行各种形式的公立医院改制的探索。那么，什么是公立医院改制？目前我国公立医院改制有哪些类型？它与现代医院管理制度又有什么关系？这是新一轮医药卫生体制改革中不可回避的问题。

《中国卫生和计划生育统计年鉴2016》数据显示，全国非政府办公立医院有3418家，仅 76 家央企所办医院就有 1235 家（其中三级医院 34 家、二级医院 266 家），而同期政府办公立医院数量为 9651 所，是非政府办公立医院数量的 3 倍左右。

自 1995 年国家五部委发布《关于若干城市分离企业办社会职能分流富余人员的意见》以来，国有企业医院开始了一轮集中式改制与剥离。2015 年国务院下发的《关于促进社会办医加快发展的若干政策措施》中指出，“推动国有企业办医院分离移交或改制试点，建立现代法人治理结构。积极引入社会力量参与国有企业办医疗机构重组改制”。2016 年 3 月，国务院印发《加快剥离国有企业办社会职能和解决历史遗留问题工作方案的通知》（国发［2016］19 号），明确了国有企业剥离医院的四种方式，即移交地方、撤编、整合专业化管理与引入社会资本重组改制。2017 年国资委等六部委联合发文《关于国有企业办教育医疗机构深化改革的指导意见》（国资发改革［2017］34 号），要求 2018 年年底前完成医疗机构改制工作。

第一节　我国公立医院改制的内涵与类型

一、公立医院改制有关概念

1. 公立医院的定义

当前国际上并没有对公立医院的统一定义，不同的国家和地区根据其基本情况的不同，对其基本功能进行了描述。数据显示，我国目前大部分还是公立医院，但是，到底什么是公立医院，学术上并没有达成共识。根据文献研究，以公立医院产权机构及社会功能作为出发点，对公立医院的定义有如下几个观点。

1）有专家认为，公立医院是向社会提供的疾病预防和保健、医学科研和医学教育等公共卫生服务，以及向贫困人口提供免费或低收费的基本医疗服务的医疗机构[51]。

2）有学者提出，国有企业最本质的特征就是国家投资举办，在这一点上，公立医院和国有企业是一致的。但不同的是，公立医院要为弱势人群服务，而不是为了索取投资回报。因此，这是公立医院与国有企业最根本的区别[52]。

3）也有学者提出从产权组成结构及经营性质方面对公立医院进行界定，公立医院是指经济类型为国有或集体，主办单位为政府，经营性质为非营利性的事业单位[53]。

综合分析可知，现在我国的公立医院大致有以下三种情况：①国有独资；②国有控股，社会资本参与；③由一些集体经济或慈善机构出资建立。在我国公立医院改革过程中，借鉴企业改革的路径所出现的股份制、股份合作制等类型医院，无论国有股份是相对控股还是绝对控股，从其资本结构性质上来说，仍具有国家所有的性质。因此，我国公立医院可以界定为国有独资或国有控股的医院，其中国有资本包括政府国有资本和国有企业资本，其基本特征为体现国有资本意志，具有公益性质，承担着提供最基本的医疗服务，维护健康公平等社会责任。

2. 公立医院改制的定义

改制的概念起源于国有企业改革，是我国在 20 世纪 80 年代初期为了解决国企低效、亏损运营困难的局面，进行借股份制和私有化改造，实现国企和职工进入市场机制的一种改革方式。随着市场经济的进一步深入，我国的社会也发生了深刻的变化，在事业单位的改革中也逐渐引入了改制的概念，但是由于事业单位和企业的性质和承担的社会功能不同，事业单位内涵与国有企业改制的方式方法应有较大不同，但是事业单位的改制的内涵到目前为止尚未见权威的共识。目前主流观点主要有三种。

第一种观点认为，公立医院“改制”就是改变医院的所有制。具体来说，就是通过资产转移的方式，改变公立医院所有权的归属，从原来的“公有制”转变为“私有制”或“公私合营制”等多种形式。

第二种观点认为，公立医院的改制是经营体制的变化。具体来说是国有所有权不变的情况下，改变医院的经营权归属，由原来的“国有国办”改为“国有私营”等多种实现方式。

第三种观点认为，公立医院“改制”改变的是运行机制。即在所有权和经营权归属不变的情况下，进一步下放医院的自主经营权，以达到医院运行效率提高的目的。

从现有研究文献来看，对公立医院改制的内涵，即公立医院要转的到底是什么“制”是仁者见仁，智者见智。本书认为，应该把对“公立医院改制”放在公立医院改革历程的大背景下进行理解。我国的公立医院改制始于 20 世纪 90 年代中期。为了更好地配合国家宏观经济体制大局，人们更多的是考虑如何在制度约束下将市场的作用引入公立医院改革，以使公立医院通过制度安排来适应社会主义市场经济体制。到 90 年代中后期，部分地方政府对医院产权制度改革做了一些探索，转换公立医院的经营机制，扩大其经营自主权，甚至尝试将中小型医院改制成为股份制医院或私人医院[54]。

因此，结合“改制”概念的起源和公立医院改革的历程，本书认为公立医院的改制应该有一个更为宽广的内涵，即公立医院所有权、经营权的变更和自主权的下放都应属于公立医院改制的范畴。

二、目前我国公立医院改制的类型

随着我国医药卫生体制改革进一步深入，各地对公立医院改制都进行了不同程度的尝试与探索，根据公立医院改制的内容，可以分为以下三种基本类型。

1. 所有权变更型

这种类型的公立医院改制的主要特征是公立医院所有权部分或全部的归属发生了变更，根据变更的主体，可以分为以下几种形式。

（1）保持公有制形式

这种形式又分为两种情形：一种是国有企业医院经过改制对社会开放，变为全民所有；另一种是原来政府所有的公立医院交由国有企业或是某一事业单位进行管理。这种形式下，无论是哪一种情况，医院还是公有制的。

国有企业医院与母体剥离是随着 1997 年国有企业制度改革的深入而逐渐展开的，国有企业医院在改革中纷纷实行“主辅分离”政策，部分国有企业将以前从属于企业的职工医院转交给政府管理，比较明显的是铁路系统的许多职工医院随着社会的发展逐渐都划归给了地方政府，如西宁铁路医院、石家庄铁路分局 3 所医院、北京铁路总医院等。此种模式的所有制仍然是公有制形式。

政府所有的公立医院转交给国有企事业单位，这一形式是希望通过资本融合，吸引投资者，改变管理结构，最终成为股份制医院。例如，宿迁市人民医院的股本结构为，南京金陵药业占 63%，宿迁当地政府占 27%，鼓楼医院集团占 10%，医院实行董事会领导下的院长负责制[55]。这种情况虽然改变了医院的所有者，但是公有制的形式没有发生改变。

（2）变为公私共有形式

这种形式一般是政府或国有企事业单位将公立医院的部分所有权转让给了其

他私营企业，变为了部分政府所有、部分私有的情况。例如，武汉市汉阳医院原来是中铁大桥局的职工医院，改制后的汉阳医院由中铁大桥局持股30%，湖北和润联公司持股70%。按照现代企业制度要求，医院成立了董事会、监事会，实行董事会领导下的院长负责制，明确将医院的所有权和经营权分离。这种改制方式将国有企业医院改制成为投资主体多元化的非营利性医院。

（3）变为私有形式

这种形式在国内又表现为以下几种方式。

1）整体转让，一般是将医院通过招标或拍卖，将产权转让出售给个人或私营企业，个人或私营企业对医院的人事、财务有支配权，同时承担经营风险。

2）内部职工持股，以这种方式改制是为了解决内部职工工作积极性不高、管理激励机制缺失等问题，而将医院的部分股份以认购的方式转让给内部职工持有。这一方式有利于增强职工积极性，加强组织凝聚力，打造医院人才队伍。但是这一方式并不适用于规模较大的医院，尤其是基层医院。

3）股份合作，是以合作制为基础，医院职工共同出资入股，吸收一定比例的社会资产投资组建，实行自主经营、自负盈亏、共同劳动、民主管理、按劳分配和按股分红相结合的一种集体经济组织。

4）管理层收购，是指医院的管理者购买医院的股份，通过改变管理结构，进而重组医院。这种方式在我国尚处于起步阶段，并没有十分成熟的案例，但是根据国际经验，管理层收购的形式有利于防范医院的“道德风险”、有利于统一医院的组织与个人利益、有利于提高医院的团队运作效率、有利于增强医院的凝聚力与稳定性。

2. 经营权变更型

这种类型的特征是在所有权归属不变的情况下，将经营权与所有权进行分离，根据经营权变更后的主体，可以分为以下几种形式。

（1）由“国有国营”变为“国有私营”的形式

这种形式的特征是公立医院的经营主体变为私营企业。例如，上海浦南医院现在虽然仍然隶属于上海市和浦东新区医疗行政管理机构，但是在实际运营中却由上海蓝十字医院管理投资有限公司进行经营管理。

（2）管办分开的“国有国营”形式

这种形式的特征是公立医院依然是“国有国营”，但是“国营”的主体发生了改变，一般做法是成立一个新的管理部门，将原来医院行政管理主体中的部分医院经营管理的职能转归新的部门管理。例如，云南省城市建设投资有限公司与昆明市第一人民医院联合成立了云南城投甘美医疗投资管理有限公司，医院以固定资产价值占40%股份，云南省城市建设投资有限公司以现金出资占60%股份，目前，这家三级甲等医院在云南城投甘美医疗投资管理有限公司的运营下，采取了新的管理体制与运行机制[56]。

3. 经营自主权下放型

这种类型的特点是改变公立医院的人、财、物和收入分配机制，不同程度地下放经营自主权，但经营的主体没有变化。通过医院干部制度改革实现医院宏观管理和微观管理间的分离，从而加强医院的医疗服务责权，给予医院充分的自主权。例如，潍坊市在公立医院的经营权归属不进行变更的前提下，通过强化卫生局内部的医院经营职能，实现公立医院的改制，在卫生行政主管部门内部实行管办分开的做法，将医院多头管理中分散的权力重新归于统一部门，使得医院只用对卫生计生部门负责，尽可能地减轻了医院的负担。

第二节　我国企业医院改制的背景、动因与原则

企业医院主要指各类工业及其他部门办的医院，伴随着中华人民共和国成立初期的“仿苏潮”应运而生，是我国医疗卫生事业发展史上的特定产物，主要涉及铁路、煤炭、钢铁、石油、石化、电力、邮电、纺织、重汽、交通、建筑等国有企业，它是计划经济时期的产物，有鲜明的时代印迹[57]。企业医院在劳保医疗制度和公费医疗制度下发挥着巨大的作用。企业医院以保障企业职工身心健康，确保企业劳动力健康，促进企业的生产与发展为目的，是企业内部职工的一项福利事业。随后，市场经济的到来使得企业医院开始向周围居民开放、向市场开放，引起了新一轮的改革浪潮。

一、国有企业医院改制的政策背景

改革开放以来，党中央、国务院出台了一系列相关文件和政策，旨在促进我国医疗卫生事业改革，从而加强企业医院改制工作，切实解决企业医院改制过程中出现的难题。

1997 年 1 月，《中共中央、国务院关于卫生改革与发展的决定》指出，企业卫生机构是卫生资源的重要组成部分，在深化企业改革过程中，要根据实际情况积极探索，逐步实现企业卫生机构社会化。1999 年 9 月，《中共中央关于国有企业改革和发展若干重大问题的决定》指出，分离企业办社会的职能，切实减轻国有企业的社会负担。位于城市的企业，要逐步把所办的学校、医院和其他社会服务机构移交地方政府统筹管理，所需费用可在一定期限内由企业和政府共同承担，并逐步过渡到由政府承担，有些可以转为企业化经营。

2000 年 2 月，国务院八部委在《关于城镇医药卫生体制改革的指导意见》中提出，建立健全社区卫生服务组织、综合医院和专科医院合理分工的医疗服务体系，位于城市的企业医疗机构要逐步移交地方政府统筹管理，纳入城镇医疗服务体系。

2006 年，党的十六届六中全会通过的《中共中央关于构建社会主义和谐社会若干重大问题的决定》指出，要高度重视医疗卫生事业在构建社会主义和谐社会中的重要地位和作用。不言而喻，企业医院如何平稳顺利改制也是构建和谐社会的一部分。

2009 年，国务院常务会议通过《关于深化医药卫生体制改革的意见》和《医药卫生体制改革近期重点实施方案（2009—2011 年）》，新一轮医改方案正式出台。其中明确指出，鼓励和引导社会资本发展医疗卫生事业。积极促进非公立医疗卫生机构发展，形成投资主体多元化、投资方式多样化的办医体制。抓紧制定和完善有关政策法规，规范社会资本包括境外资本办医疗机构的准入条件，完善公平公正的行业管理政策。鼓励社会资本依法兴办非营利性医疗机构。国家制定公立医院改制的指导性意见，积极引导社会资本以多种方式参与包括国有企业所办医院在内的部分公立医院改制重组。

2012 年 11 月，党的十八大报告指出，要毫不动摇巩固和发展公有制经济，推行公有制多种实现形式，深化国有企业改革，完善各类国有资产管理体制，推动国有资本更多投向关系国家安全和国民经济命脉的重要行业和关键领域，不断增强国有经济活力、控制力、影响力。

2013 年，国务院印发的《关于促进健康服务业发展的若干意见》（国发［2013］40 号）提出，要加快形成多元办医格局，大力支持社会资本举办非营利性医疗机构、提供基本医疗卫生服务；优化医疗服务资源配置，公立医院资源丰富的城市要加快推进国有企业所办医疗机构改制试点，引导非公立医疗机构向高水平、规模化方向发展，鼓励发展专业性医院管理集团。

2015 年国务院下发的《关于促进社会办医加快发展的若干政策措施》中指出，“推动国有企业办医院分离移交或改制试点，建立现代法人治理结构。积极引入社会力量参与国有企业办医疗机构重组改制”。

2016 年 3 月，国务院印发《加快剥离国有企业办社会职能和解决历史遗留问题工作方案的通知》（国发［2016］19 号），明确了国有企业剥离医院的四种方式，即移交地方、撤编、整合专业化管理与引入社会资本重组改制。从国资管理角度解读，第一种方式“移交地方”，要依据地方资源合理配置地方医疗需求，国家目前没有统一政策，因此要因地制宜；对于确实经营困难、缺乏竞争优势的企业医院，应考虑进行撤编，在充分征求职工意见的基础上，依法依规处理；对于有一定竞争优势的企业医院，各方保留意愿强烈的，应实行集中专业化管理；最后一种方式，引入社会资本，对医院进行重组改制，法律和政策还有不通畅的地方，妨碍着企业医院的发展和职工的积极性和创造性。目前市场上这方面的探索很多，也取得了一些经验。

2017年8月，国资委、中央编办、教育部、财政部、人社部和国家卫生计生委等六部委联合制定《关于国有企业办教育医疗机构深化改革的指导意见》（国资发改革[2017]134号）。该文件提出，2018年年底前，国企医院将实现大剥离。该文件的几个亮点：①坚决执行剥离时间表：2018年年底完成；②该关闭的关闭，该撤销的撤销；③鼓励移交给地方政府管理；④支持国资医疗企业接盘；⑤规范推进重组改制。

二、国有企业医院改制的原因及必要性

作为企业的组成部分，企业医院曾对我国社会医疗保健事业起到了积极的作用，较好地解决了企业职工及其亲属看病就医问题，为企业的稳步发展解除了后顾之忧，其自身也在企业的发展中得到了一定的发展，可以说，二者相辅相成，共同促进。

然而，随着市场经济的转换，作为计划经济产物的企业医院已逐渐不能适应社会的发展，甚至出现了阻碍企业主体发展的趋势[58]。我国企业医院依托企业而建立，在建立初并未能有一个整体的规划，导致企业医院过于集中，造成布局不合理、重复建设进而资源浪费的局面。企业医院大都附属于企业的生活后勤服务系统，一般没有人、财、物力的自主权，工资、福利、奖金由企业统一规定，各项保险由企业统一办理，离退休人员由企业统一管理。其生存和发展主要靠企业拨款，这就使得企业医院必须牢牢地依附于企业，企业医院没有自己的奖励、惩罚措施，这就抑制了企业医院的积极性和活力，使其难以充分发挥自身的优越性。在企业医院中，往往有床位与医、护比不合理的现象，同时企业医院的患者来源一般就是企业职工和家属，病种单一，难以提高业务水平，进而导致业务骨干的流失。此外，企业医院筹资渠道过于单一，仅依靠企业主体的拨款和少量对外服务收入，远远不能满足企业发展的需要[59]。因此为适应市场经济发展，企业医院必须进行改革。

1. 企业医院的特征决定了企业医院转制是必然的

企业办社会服务是从苏联的计划经济管理模式中学来的，“一五”大规模的经济建设，156项重点经济建设项目，不仅聘请苏联专家帮助和指导，还复用其高度集中的极化管理方式。企业负责生产的同时还办社会服务。厂址多选在离市区相对较远的地方。为保证生产需要，解除职工后顾之忧，企业还办食堂、幼儿园、医院、商店、招待所等，后勤服务样样俱全。其规模日益扩大，“大锅饭、管理难”，

企业背上了沉重的包袱，既分散了管理者的精力，也加大了产品成本的核算。随着市场经济体制的建立，其存在和发展也面临着新的问题，不但拖累和制约了企业的竞争力，也严重浪费了卫生资源[60]。特别是实行职工医疗保险制度以后，这种办医模式已到了非改不可的地步。分离企业自办医院，有利于企业降低成本提高效益，增强其生存和发展的能力。

2. 企业医院管理体制的问题促进了企业医院转制

企业医院是企业对职工的一项福利事业，企业医院的资金来源于企业母体，其服务人群固定为企业职工及其家属，医务人员的流动性不大。在这种毫无压力的情况下，企业医院的发展极为缓慢。首先，投入产出效率对企业医院几乎没有意义，故而在企业医院内的医疗资源浪费情况十分严重；其次，固定的病源使得企业医院没有市场竞争意识，一旦向市场开放，往往缺乏核心竞争力；最后，人员队伍过于稳定造成医务人员工作积极性降低，医疗技术水平提升缓慢，员工的学历水平低于同等规模的非企业医院。这样的管理体制给医院的生存带来了极大的障碍，促进了企业医院的转制。

3. 国有企业改革的不断深化要求其所属单位进行改革

改革开放以来，中国先后对国有企业实行扩权让利、承包经营责任制、股份制等方面的改革。国有企业改革朝着转换机制、政企分开、制度创新、战略调整的方向迈进，促进了国有企业的成长壮大。进入 20 世纪 90 年代，中国现代企业制度建设取得积极进展。1994 年国务院决定，选择一百家国有大中型企业进行试点，并按“产权清晰，权责明确，政企分开，管理科学”的要求推进现代企业制度试点工作。到 2000 年，大多数国有大中型骨干企业初步建立现代企业制度。通过改组、改制、改造、兼并联合，中国培育出了一批跨地区、跨行业、跨所有制的大企业和大集团。例如，1998 年经国务院批准，重组的中国石油化工集团公司和中国石油天然气集团公司，其资产总计都在四千亿元人民币以上，大大提高了中国石油石化工业的集约化程度和国际竞争能力。中国一些跨地区、跨行业、跨所有制的大企业和大集团（如中石油、中石化集团），已上世界 500 强榜，显示国有企业战略调整改组和国有经济调整成效显著。作为国有企业的附属单位，适应形势要求加快改革步伐已是不容回避的问题。

4. 企业医院改革是适应社会主义市场经济的必然趋势

改革开放以后我国引入了大批外资企业，“三资”企业、个体私营企业也发展十分迅速，这些企业按照市场经济的模式管理企业。高工资、低福利。企业不办社会福利事业，使其甩掉了沉重的包袱。截然不同的两种管理模式，不是在同一起跑线上竞争，老的国有企业成本高、亏损大，既不能吸引人才也不能留住人才。要发挥国有企业在国民经济中的主体作用，改革企业管理体制刻不容缓。而减轻企业办社会的压力，又是关键。分离企业自办医院不仅具有客观必然性，也是大势所趋。

三、国有企业医院改制应遵循的原则

企业医院社会化改革的情况直接影响着城镇医药卫生体制改革的进程和改革的成效。所以正确把握企业医院社会化改革应遵循的基本原则是企业医院改革成败的关键。

1. 从社会医疗需求出发的原则

医疗需求是医疗市场存在的基础，是医疗市场发展趋势的主导，需求的扩张和收缩直接决定着市场发展规模的扩大或缩小。所以在医药卫生体制改革中的区域卫生规划必须根据社会医疗需求来制定。由需求决定医疗资源配置，决定在一定区域内设置各类医疗机构的数量、规模、专业特色。例如，设置不同级别的综合医院、专科医院、地段医院、社区医疗服务中心、社区医疗服务站等。构建分工合理、功能明确、层次清晰的城市卫生服务体系。最大限度地满足患者需要，方便患者就医。

2. 服从政府宏观调控的原则

政府宏观调控是资源合理配置、医疗市场正常运行的必要保证。特别是对我们这样一个人口众多、经济基础比较薄弱、市场经济还没完全形成的发展中国家及医疗这样一个特殊行业更需要政府实施有力的调控。政府通过财政政策、价格政策、产业政策来调控医疗市场的运行，有目的地进行重点扶持，优先保证初级卫生保健的落实、基本医疗保险制度的实施和医疗高新技术的发展。这是中国社会主义医疗卫生事业发展的需要和保证。只有这样才能既保证医疗技术的可持续发展，又充分体现为最广大人民群众的根本利益服务的宗旨。

3. 医疗管理法制化的原则

市场经济是法制经济，医疗市场更要加强法治，只有严格法纪才能保证公平有序的竞争，保证医疗工作的社会主义方向，保证医疗卫生事业的健康发展，体现医疗卫生事业的公益性质。所以在医疗市场中政府必须加强管理职能，加大执法监督力度。医疗事业是社会公益事业，而且又是涉及人命关天的大事，所以医疗市场不同于其他市场，不能以经济利润为主要目标，而必须坚持以“患者为中心”，坚持救死扶伤的人道主义原则，追求社会效益和经济效益共同提高，而且要把社会效益放到第一位。

4. 经营方式多样化的原则

经营方式多样化是社会主义初级阶段医疗市场发展的需要，是邓小平同志“三个有利于”思想在医疗改革中的具体体现。只有放宽医疗机构的经营方式才能有效地筹集资金，动员各方面力量、调动社会各方面积极性保证医疗机构设备更新、技术创新必要的财力，推动医疗事业快速发展，解决政府对医疗机构补偿不足的问题，同时对减政放权转变政府职能起到了有力的推动作用。国务院八个部门制定的《关于城镇医药卫生体制改革的指导意见》为城镇医疗机构改革指明了方向。医疗机构可以国营，可以民营，可以合资，可以实行股份制，可以强强联合成立医疗集团，也可以化整为零转为社区医疗服务点。这种宽松的政策、良好的环境一定会解决很多政府管不了也管不好的老大难问题，带来的将是一个生机勃勃、蒸蒸日上的医疗改革和发展的新局面。广大人民群众会在这种放开搞活、公平竞争的医疗环境中得到满意的医疗服务。

5. 公平竞争优胜劣汰的原则

规范的市场经济应具备平等、自主、竞争开放的特性。社会主义市场经济更需要遵守公平的原则。要保证公平，一方面医疗机构要严格执法，另一方面政府应加强对医疗市场竞争的管理和监督力度。医疗行业的特殊性决定了政府对医疗市场竞争的适度限制性和开展专业特色医院规模的指导性。作为医疗机构尤其是多数规模较小、综合实力较弱的企业医院更应有自知之明，不可盲目地与大医院竞争对综合实力要求高的专业技术项目。中、小型的企业医院应扬长避短，拾遗补阙。在医疗市场竞争中找准自己的位置。在激烈的市场竞争中一些医院管理水平得到提高，技术得到进步，医院综合实力得到发展，服务和技术水平都上了一个新档次。也必然有些医院由于整体的差距在竞争中败下阵来，因难以为继而解体、破产。政府一方面指导管理市场，同时从竞争中应进一步了解医院，从各医疗机构的实际出发，依照区域卫生规划对各所医院进行规模定格、功能定位、管理定性，政府对那些难以为继的医院痛下决心实行“关、停、并、转、迁”，对竞争失败的医院的另谋出路进行宏观指导。在医疗市场竞争中逐步达到“区域卫生规划”的落实。

四、我国公立医院改制的动因分析

在我国，公立医院一直处于主导地位，自然成为医药卫生体制改革的重中之重，也就是说，公立医院改革的好坏直接关系着我国医疗服务水平的高低。那么，公立医院改制的动因是什么？为什么现在会比较推崇 PPP 模式？接下来将从现实出发做具体分析。

新一轮的医药卫生体制改革有两种方式：一是改革需方，即改革医保；二是改革供方，即改革医疗机构。改革供方有两种途径：一方面是引入竞争机制；另一方面则是提高效率，尤其是提高公立医院的服务效率。多元化办医格局既可以引入竞争，又可以盘活医疗服务市场，提高服务效率。

1. 行政化管理体制导致公立医院治理低效

事业单位（public institutions），是指由政府利用国有资产设立的，从事教育、科技、文化、卫生等活动的社会服务组织。事业单位接受政府领导，是表现形式为组织或机构的法人实体。公立医院的事业单位属性，导致其管理体制的行政化色彩浓烈。直接影响就是医院治理行为的行政化，既包括外部治理的行政化，又包括医院内部治理的行政化（图 7-1）。在我国，政府作为公立医院的举办主体，其各个职能部门之间的职责划分不清，导致所有权与经营权不分离，既作运动员又作裁判员，造成“管办不分”。此外，政府对公立医院的行政监管职能与医院的日常运作和管理职能不分，造成“政事不分”。此外，随着公立医院改革的推动，“放权让利”的思潮不断涌现，但在实际中呈现出一种“行政型市场化”。长期以来，这种市场化使得公立医院的所有权与经营权在一定程度上分离了，但是公立医院的产权仍然界定不清。目前，国内大多数公立医院都形成了院长、党委与医院职工代表大会三权制衡的内部治理结构[61]。

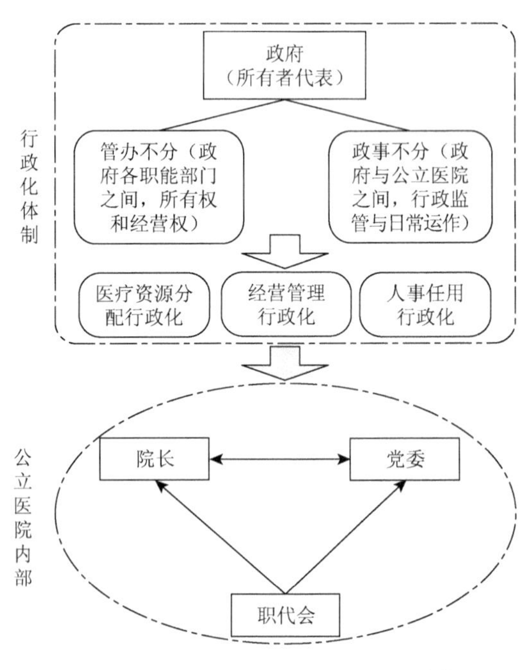

图 7-1　行政化体制下的医院治理结构

实际上，这种行政化色彩极浓的治理结构并不能从根本上解决公立医院法人地位缺失的问题。公立医院在资源配置、战略决策、人事管理等方面都摆脱不了卫生行政部门的直接干预。这种行政体制下，公立医院医疗服务效率必然低下，医务人员积极性必然不高。

引入社会资本，构建医院PPP模式能够有效推动医院去行政化，使得医院与卫生行政部门的行政隶属关系“解绑”，促进公立医院建立真正的法人治理。建立医院PPP模式，就是引入“鲶鱼”，倒逼公立医院改革，促进医疗服务市场的良性竞争与多元化发展，推动医疗资源配置合理化、均等化的实现。这种“增量改革”方式在国有企业改革过程中早有先例，且比较成功。

2. 医疗服务机构定位不明，医疗资源浪费严重

由大型公立医院规模扩张导致的“虹吸效应”和“马太效应”，进一步加剧了其他基层医疗机构对高质量医疗服务提供能力的需求。再加上患者盲目的就医行为，大医院门庭若市、规模不经济，小医院无人问津、资源浪费，破坏了合理的诊疗制度和秩序。只有各级各类医疗机构明确自身的专业分工，建立起功能定位与布局合理的分级诊疗制度，才能真正提高其运行、管理和服务效率。因此，需要通过社会资本对医疗服务市场的“冲击”，重新优化医疗资源布局，促进医疗服务体系整体质量与效率的提升[62]。

3. 公立医院垄断市场，民营医院发展困难

众所周知，政府一般不举办营利性医院，因此医院根据其所有制及营利目的不同，主要分为政府办非营利性医院（即公立医院）、民办非营利性医院和民办营利性医院（简称营利性医院）三类。

国际上，很多国家（或地区）的民办非营利性医院发展处于优势（表7-1）[63-65]。在美国，民办非营利医疗机构占据主导地位，其举办者是个人、社区或社会团体，与政府没有附属关系；在德国，民办非营利性医院占医院总数的1/3，主要是独立于政府的自治组织，享受一定的税收优惠；在日本，以民营医院为主，民营医院又以医疗法人医院，即非营利性医院为主，独立于政府之外；在中国台湾，民营医院约占医院总数的85%，其中大多数为民办非营利性医院。

表7-1　不同国家或地区不同性质医院床位资源所占比例　（单位：%）

国家或地区	公立医院	民办非营利性医院	营利性医院
美国	19.3	64.1	16.6
英国	95	—	—

续表

国家或地区	公立医院	民办非营利性医院	营利性医院
德国	53.9	37.7	8.3
日本	31.5	68.5	—
法国	65.4	14.5	20.1
新加坡	75	—	—
中国香港	90	—	—
中国台湾	16.3	83.7	—

—表示数据不详

从表 7-2 可以看出，我国公立医院与民营医院的医院数量已经相对均衡，但是公立医院在医院床位数和卫生技术人员数这些资源配置方面，都相对民营医院有较大优势。此外，《中国卫生和计划生育统计年鉴 2015》中还显示，2014 年公立医院诊疗 26.48 亿人次，约是民营医院诊疗人次（3.25 亿人次）的 8 倍；公立医院入院人数 13 415 万，是民营医院入院人数（1960 万人）的 6.8 倍。我国公立医院在所有医院中的绝对优势地位，从资源配置和体制上都制约了民营医院的发展。亟须社会资本进入医疗服务市场，从资金、人员、物品上对卫生资源配置格局进行“洗牌”，从而达到政府、资本、医院、社会四方共赢。

表 7-2　2014 年我国不同性质医院资源配置与服务量构成

资源情况	总数	按所有制形式分类		按经营目的分类	
		公立医院	民营医院	非营利性医院	营利性医院
医院数	25 860 个	51.48%	48.52%	68.46%	31.54%
卫生技术人员数	474 万人	86.06%	13.94%	92.07%	7.93%
床位数	496 万张	83.17%	16.83%	90.81%	9.19%
诊疗人次	297 207 万人次	89.08%	10.92%	94.42%	5.58%
入院人数	15 375 万人	87.25%	12.75%	93.22%	6.78%

数据来源：《中国卫生和计划生育统计年鉴 2015》

4. 投资医疗行业的多种资金驱动

由中国医院协会民营医院管理分会和香港艾力彼医院管理研究中心联合

策划的《中国民营医院发展报告（2014）》曾指出，目前对投资医疗比较感兴趣的有三类企业：大型国有集团公司或医院管理公司、医药企业和专业投资机构。

1）大型国有集团公司或医院管理公司实力雄厚，投资医院的目的主要是整合产业链资源，通过资源的集聚整合产生效益，因而医院本身是否营利并不是其关注的重点。同时，由于其国有背景和与政府的特殊关系，更容易拿下优质的公立医院资源。

值得一提的是，凤凰医疗集团是中国最大的民营医院集团，集团的成员医疗机构均坐落于北京，涵盖大型综合医院和社区医疗机构，其中有以控股投资拥有的北京市健宫医院，以投入-运营-移交（IOT）模式管理的北京燕化医院、北京市门头沟区医院、北京京煤集团总医院、北京市门头沟区中医医院及北京市门头沟区妇幼保健院。其目的正是通过产业链的整合而产生集团效益。

2）医药企业拥有类似的算盘投资目的。它们投资医院并不是为了依靠医院的业务收支结余，而是可以通过健康产业链、大数据等连带效应实现战略目的，就其投资的医院而言，营利不是第一目的。

3）专业投资机构则不然。这类机构可分为风险投资机构和私募股权投资机构。风险投资是指由职业金融家将募集的资金投入新兴的、迅速发展的、有巨大竞争潜力而处于创业初期的企业中，在企业不断成熟之后，通过上市、收购兼并和股权转让等方式获得超额利润。通常风险投资会投资于企业创办初期，投资资金较小，风险较大，回报率较高。私募股权投资指通过私募形式对私有企业，即非上市企业进行的权益性投资，在交易实施过程中附带考虑了将来的退出机制，即通过上市、并购或管理层回购等方式，出售持股而获利。私募股权投资投资于企业成熟期，资金相对较大，风险相对较小，回报率相对较低。无论是风险投资还是私募股权投资，这类资本均以盈利为根本目的，因而更关注回报率更高的民营专科医院及高端医疗机构，这类资本的主业集中，营利模式清晰且容易复制。

另外，随着大健康产业的兴起，医疗地产、养老地产等也吸引了投资者的关注，这类投资者以房地产投资者和保险机构为代表。国际医疗巨头，甚至国际投行也对在我国发展非公立医院“虎视眈眈”，期待加大与国内医院的多元化合作[66, 67]。

5. 医疗卫生事业的供给侧结构性改革

近日，“加强供给侧结构性改革”在中央高层讲话中频繁出现。“供给侧结构性改革”，就是以去产能、去库存、去杠杆、降成本、补短板为重点，从提高供给质量出发，用改革的办法推进结构调整，矫正要素配置扭曲，扩大有效供给，提高供给结构对需求变化的适应性和灵活性，提高全要素生产率，更好满足广大人民群众的需要，促进经济社会持续健康发展。

在医疗卫生领域，长久以来都是从解决“看病难、看病贵”的需求侧改革做设计。而供给与需求不协调、不匹配和不均衡现象也日渐突出，单从“需求侧改革”已经无法很好地解决矛盾，因此同样存在“供给侧结构性改革”的问题。在国家经济领域，“供给侧改革”的重点是国企，类似地，公立医院也是医疗领域“供给侧改革”的重中之重，且两者改革的目标、路径和难点均有近似之处。公立医院也存在调结构、去产能、降成本的问题。

1）公立医院改革是医改的重头戏。

如果不将公立医院真正置于市场经济的大环境中，而继续使公立医院扮演市场经济汪洋大海中计划经济体制的孤舟角色，那么公立医院必将无法提供满足人民群众需求的供给，而且依然会浪费大量宝贵资源。

2）促进医疗服务有效供给是医改的着力点。

与高质量医疗供给不足形成强烈反差的是低质量供给的严重过剩，与城市大医院一号难求相比，许多小医院或基层医疗机构则门可罗雀。这种情况，与商品领域一面是国产商品无人问津，一面是人民的升级性消费需求外溢的现象，有着不可忽略的类似之处。优质医疗服务供给不足，涉及医院人才培养机制和人事管理体制等一系列问题。解决国企中“僵尸企业”，是经济领域“供给侧改革”的重要任务，相对地，刺激供给效率低下的“僵尸医疗机构”重生则是医疗领域“供给侧改革”的当务之急。而分级诊疗制度、医保制度、医师自由执业等是促进有序就医的重要“杠杆”。

3）引入社会资本，盘活医疗市场的竞争机制是医疗领域“供给侧改革”的突破口。

公立医院主要从事基本医疗服务，创造我国医疗服务公平竞争良性生态环境。将非基本医疗服务，如健康体检、高端医疗等“市场化”，鼓励由社会资本投资。社会资本办医能够起到“四两拨千斤”的作用，促进调整医疗资源布局、改革价格机制、完善管理体制、控制成本等。通过充分竞争，必然使医疗服务产业回归正道，驱动医疗服务体系整体效率和服务质量的提升。

6. 政府改革意志明确

从新医改开始实施起，国家层面的医疗卫生政策频繁出台。其中，有多项肯定、引导和鼓励社会资本办医领域的规范与建议，如图 7-2 所示。

此外，本书收集整理了从 2009 年新医改启动以来，国家出台的关于鼓励社会资本办医的主要政策文件，如表 7-3 所示。

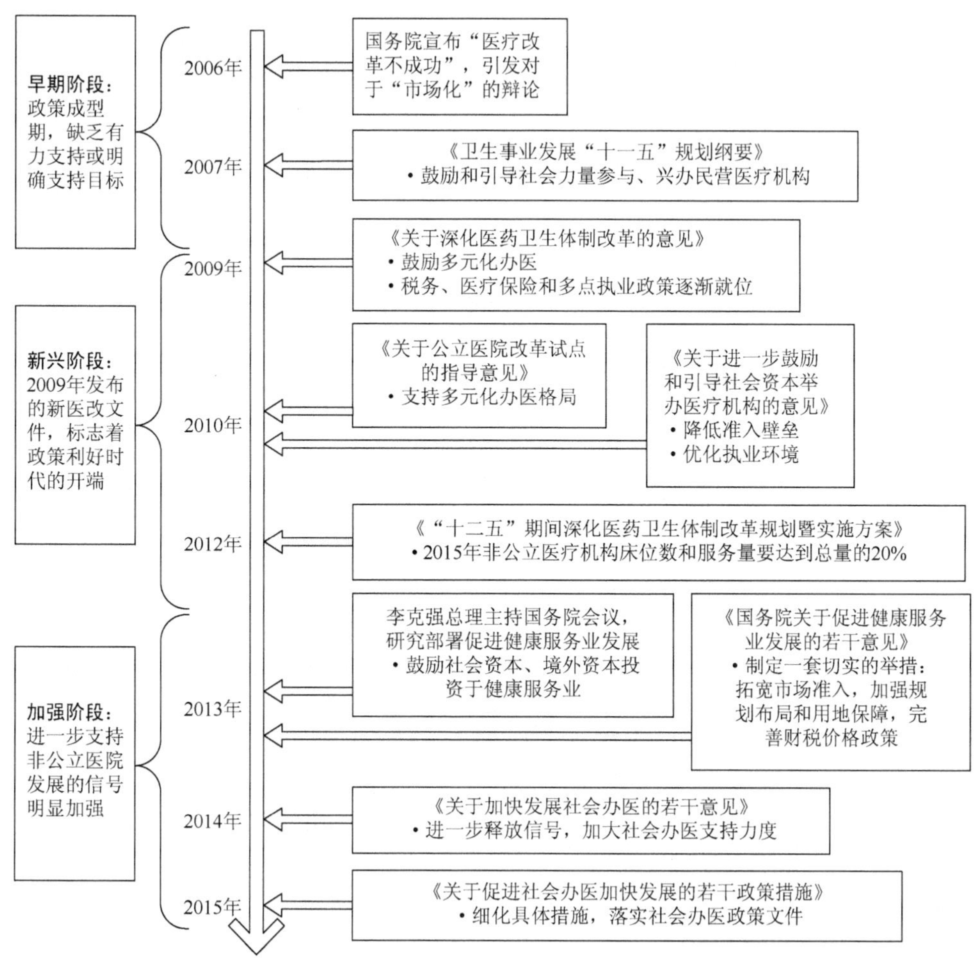

图 7-2　国家鼓励社会办医政策历程图

表 7-3　2009 年以来我国关于鼓励社会资本办医的政策文件汇总

成文时间	发布部门	文件名称	主要内容
2009 年 3 月 17 日	中共中央、国务院	《中共中央　国务院关于深化医药卫生体制改革的意见》（中发[2009]6 号）	积极促进非公立医疗卫生机构发展，形成投资主体多元化、投资方式多样化的办医体制。 积极引导社会资本以多种方式参与包括国有企业所办医院在内的部分公立医院改制重组
2010 年 2 月 11 日	卫生部、中央编办、国家发改委、财政部和人社部	《关于印发〈公立医院改革试点的指导意见〉的通知》（卫医管发[2010]20 号）	鼓励、支持和引导社会资本发展医疗卫生事业，加快形成投资主体多元化、投资方式多样化的办医体制。 积极稳妥地把部分公立医院转制为非公立医院，确保国有资产保值和职工合法权益

续表

成文时间	发布部门	文件名称	主要内容
2010年11月26日	发改委、卫生部、财政部、商务部、人社部	《关于进一步鼓励和引导社会资本举办医疗机构的意见》（国办发[2010]58号）	放宽社会资本举办医疗机构的准入范围：①鼓励和支持社会资本举办各类医疗机构；②调整和新增医疗卫生资源优先考虑社会资本；③鼓励社会资本参与公立医院改制。 不但包括民营资本，也包括引入外资资本，逐步取消对境外资本的股权比例限制，赋予省级卫生行政部门和商务部门对中外合资、合作医疗机构设立审批权限
2012年3月14日	国务院	《“十二五”期间深化医药卫生体制改革规划暨实施方案》（国发[2012]11号）	公立医院资源丰富的城市，引导社会资本以多种方式参与包括国有企业医院在内的部分公立医院改制重组，提出2015年非公立医疗机构床位数和服务量达到总量的20%
2012年4月13日	卫生部	《关于社会资本举办医疗机构经营性质的通知》（卫医政发[2012]26号）	社会资本可以按照经营目的自主申办营利性或非营利性医疗机构
2013年9月28日	国务院	《关于促进健康服务业发展的若干意见》（国发[2013]40号）	加快形成多元办医格局：鼓励企业、慈善机构、基金会、商业保险机构等以出资新建、参与改制、托管、公办民营等多种形式投资医疗服务业
2014年12月30日	国家卫生计生委、国家中医药管理局	《关于加快发展社会办医的若干意见》（国卫体改发[2013]54号）	公立医院资源丰富的地区，在满足群众基本医疗需求的情况下，支持并优先选择社会信誉好、具有较强管理服务能力的社会资本，通过多种形式参与部分公立医院（包括国有企业所办医院）的改制重组
2014年5月28日	国务院	《深化医药卫生体制改革2014年重点工作任务》（国办发[2014]24号）	加快推动公立医院改革。 积极推动社会办医：放宽准入条件、推动社会办医联系点和公立医院改制试点工作
2014年11月16日	国务院	《关于创新重点领域投融资机制鼓励社会投资的指导意见》（国发[2014]60号）	积极推进公立医院资源丰富地区符合条件的医疗事业单位改制，为社会资本进入创造条件，鼓励社会资本参与公立机构改革。 采取特许经营、公建民营、民办公助等方式，鼓励社会资本参与教育、医疗、养老、体育健身、文化设施建设，各级政府逐步扩大教育、医疗、养老等政府购买服务范围，各类经营主体平等参与。 将符合条件的各类医疗机构纳入医疗保险定点范围
2015年5月19日	国务院	《关于在公共服务领域推广政府和社会资本合作模式的指导意见》（国办发[2015]42号）	鼓励在医疗、卫生、养老等公共服务领域广泛采用政府和社会资本合作（PPP模式）。 构建保障政府和社会资本合作模式持续健康发展的制度体系。 规范推进政府和社会资本合作项目实施
2015年6月11日	国务院	《关于促进社会办医加快发展若干政策措施的通知》（国办发[2015]45号）	加快推进社会办医疗机构成规模、上水平发展。一方面，着力消除阻碍社会办医疗机构发展的政策障碍，努力实现准入、运营和监管等方面政策平等；另一方面，加强社会办医疗机构医疗质量监管，强化医疗安全，创新和完善监管机制。 鼓励各地制定具体工作方案，细化政策措施

由表 7-3 可以看出，政府出台了一系列政策文件，从国家层面不断鼓励公立医院通过自主筹措社会资本用于经营发展，来减轻政府财政负担。由于医改措施的不断推进，医疗机构招标采购药品的利润空间不断被压低，“以药养医”的补偿机制在逐渐破除，医院的生存与发展资金压力不断加大，资金短缺造成的问题不断增多，这就迫使公立医院必须寻求新的筹资渠道。李克强总理在经济政策指导中曾指出，要逐步有序不停顿地推进改革、优化资源配置，“用好增量、盘活存量”。因此，引入社会资本被视为深化医改的“活水”，建立医院 PPP 模式成为一条“光明大道”，是政策趋势的产物，也是历史前进的必然。

第三节 国际改制的经验与借鉴

一、东欧部分国家企业社会职能改革概况

在 1990 年以前，东欧国家的工业发展主要是依据苏联的模式。苏联的模式主要是强调工厂的大规模化和工厂职能的垂直一体化。苏联的工厂不仅包括工厂的生产部门，而且包括医院、学校、住宅等一系列附属设施。从苏联解体的经验可以看出，这部分附属设施在历史的特定时期很好地发挥了作用，但随着市场的发展，这些附属设施反倒成为工厂的累赘。在苏联解体后，东欧国家吸取了苏联的经验教训，意识到这些附属设施已不适合在工厂内部继续发展，因此开始了轰轰烈烈的非生产化运动，即将工厂的非生产化部门，如医院、学校、住宅区进行企业社会职能的改革。所以，1990 年以后，几乎所有的东欧国家都开始了大规模的企业改革。每一个国家根据自身的实际情况，制定了一套适合本国改革的方法，并用于实践。在这些改革中，有非常成功的案例，也有改革没有取得成效的案例。

我国国有企业医院实行“主辅分离”，通过改革转制将企业自办医院从传统的企业隶属关系中彻底剥离出来，按照社会化服务原则和医院分类管理原则，组建成为独立的事业法人组织，并在市场机制作用下实现优胜劣汰[66]。这一做法类似于东欧国家非生产化部门的社会职能改革。本书选取民主德国、波兰、捷克、俄罗斯四个国家，介绍东欧国家在转型期国有企业改制的方法和概况。

1. 民主德国——中央化的改革方法

民主德国对于企业社会职能的改革采用了中央化的办法。在民主德国和联邦德国统一以前，政府成立了“托管委员会”，即全权负责企业社会职能改革的机构。“托管委员会”的责任是，统一把企业社会职能部门的政府的股份部分接管，然后把它们售卖给投资者[67]。在德国统一以后，为适应当时的社会经济状况，“托管

委员会”调整改革方案，实施先把民主德国企业的内部管理进行改革，再像联邦德国企业一样，将政府在企业社会职能部门中所占的股份卖出。一般来说，企业的社会职能部门“托管”到“托管委员会”包括六种情况：一是企业已经准备好了可立即转为私有化，在这种情况下，“托管委员会”需做的工作很少，仅是管理统筹，但这对企业自身要求很高。往往是实力比较雄厚，运行比较顺畅的企业可以立即转为私有化。二是企业需要较小的改革，这是企业普遍出现的情况。因为一般来说，企业在社会职能改革的过程中都会出现这样或那样的问题，在企业社会职能改革之前就需要对企业内部进行较小的改革。三是企业私有化以前必须改革，部分条件基础比较差，在这种情况下，“托管委员会”的工作量就比较大了。四是企业一定要进行较大的改革以后才能被私有化，这种情况往往是企业的状况更差，如果直接私有化也不能适应市场经济，这样就必须进行较大的改革。五是企业私有化只有很小的可能性，应该考虑财务清算，这种情况下企业私有化后也没有太大的意义。六是没法进行企业私有化，这种情况下，别无选择，只有实行清算。按照以上六种情况，每个需要对社会职能进行改革的企业根据自身情况选择相对应的情况，然后着手行动，是否马上进行私有化或者先需要经历什么改革。在 1990～1993 年，“托管委员会”把 13 000 家大中型国营企业中近 10 000 家私有化了，其余 3000 家企业中有 90%被关闭[68]。托管的改革政策，一般鼓励企业原有的管理者接管他们的企业，因为他们最了解这个企业发展的情况，同时也解决了企业管理者就业的困难。但是在这些管理者重新接管企业以前，必须拟订商业计划及发展计划。这样企业经过私有化以后，“托管委员会”对私有化的企业不具备管理权力，政府也没有什么管理权力。企业减少了对政府的依赖，更积极主动参与市场化竞争[69]。虽然企业的管理者没有发生变化，但企业性质却发生了改变。

2. 波兰——非中央化的改革方法

波兰使用了三种非中央化的私有化方法——资本私有化、企业清算、国家投资专款的私有化[70]：①资本私有化就是指商业化的私有化，方法是将国有企业变成有限公司或股份公司形式的“国家财政公司”。在最初阶段，政府保护100%的股份将企业管理结构变化，使企业适应市场的发展，该方法对波兰企业社会职能的改革非常适合。②企业清算，一般只用于中小公司，如果公司内部赞成，就不需要改革和其他的活动。因此，政府就能迅速地卖出公司的股份。③国家投资专款的私有化，是指国家大、中型企业首先内部商业化，随着资金的扩大，再逐渐实行国家投资专款的私有化。但这种私有化与先前讲述的私有化不同，因为不可能将大量的资金集中于一家公司身上，而是采用分散企业股份或者让企业被更有实力的公司吞并或合并。在这种方法下，每个企业的股份不仅能售卖给本国私人投资者，还能售卖给外国投资者和所有的其他企业。售卖以后，企业成为合资企业的一部分。在施行改革一段时间后，对还需要进行内部财政改革的国有企业在改革成功后才能售卖出企业的股份；如果企业内部情况特别坏，则要经过稳定化改造和私有化的项目。经过此项目以后，才能把股份卖给私人投资者。

3. 捷克——两阶段私有化的改革方法

捷克采用了将企业经过两个阶段大量私有化的方法。在第一阶段，将企业的股份出售给企业内部的工人与管理集团，但规定企业内部人员不能购买企业 100%的股份[71]。第二阶段就是让企业以外的人买股份。每个企业根据自身情况拟订私有化方案并提交给政府有关部门，如果部门同意，就把私有化方案提交给私有化的部门。在最初阶段，捷克共私有化了 988 家企业，这个阶段一般是企业内部员工购买得较多；在第二阶段私有化了 861 家企业，在这个阶段，企业被管理集团购买的比例较大[72]。

4. 俄罗斯——第三种改革的方法

俄罗斯的改革方法多被称为第三种改革方法，但它并未能取得非常成功的效果，其原因多样。在俄罗斯，国有企业的股份转移给了特别委员会“国有资产委员会”，“国有资产委员会”有权力实现所有国有企业的私有化。在这点上，俄罗斯的“国有资产委员会”的职能和德国的“托管委员会”的职能非常相似。俄罗斯国内所有国有企业都接到企业社会职能改革的通知。1992～1993 年，俄罗斯的国有企业将它们的私有化计划报给相应地区的“国有资产委员会”，由“国有资产委员会”审批，“国有资产委员会”有权力不同意企业的私有化计划。然而事实上，计划太多，人手有限，“国有资产委员会”没办法研究每个计划，因此计划全部通过。这使得“国有资产委员会”在某方面来讲形同虚设，没有起到应起的作用。另外，政府没有给人民说明认购股份的方法和途径，使得人民无所适从，大部分放弃了购买股份的权利，而将这种权利卖给他人以获得现金。这样少数人就获得了能购买整个企业的权利。这样形成的局面就是，俄罗斯人民对私有化的态度不满。大部分的俄罗斯企业基本没经过改革，大部分企业都被其内部的管理集团购买了[73]。

二、西欧部分国家公立医院改制模式

1. 英国模式

英国政府在 1948 年将全国 95%的医院收归国有，对其实行计划管理，对医院按人头、床位拨款，因此，在英国只有 5%的医院为非公立医院，不需要政府拨款，政府的财政负担非常严重，公立医院自身也缺乏有效的竞争和激励约束机制[74]，医务人员所领取的是政府支付的固定工资，并与所付出的劳动量无关，干多干少一个样，导致人浮于事，效率低下。因此，英国不得不进行公立医院改革。英国政府改变过去高度垄断的单一医疗体制，采取了“调控式市场”的改革办法，即将市场机制引入卫生服务体系，适当放权，给予医院在人事管理、资金筹措、设备投入等方面相应的自主权利，并提高医院的竞争意识。在这种情况下，政府的财政支出方向不是为居民提供医疗服务，而是作为其代表，向医院购买服务，政府的财政负担大大减轻，而公立医院自身管理方式更加灵活，效率得到提高。

由于公益性是公立医院最重要的性质，英国政府在保障其公益性时采取了一系列措施，其中最典型、最具代表性的就是建立了一套 NHS 系统，该系统的宗旨是“根据患者的需求提供免费的医疗服务”。在提高效率方面，英国政府将多家公立医院整合起来，形成医院托拉斯。托拉斯最早产生于 19 世纪 70 年代的企业，通过企业间的收购、托管等形式，由一家公司兼并大量同行业企业来实现垄断，形成竞争优势，以此赚取高额的垄断利润。英国医院托拉斯的建立与之有异曲同工之处，其目的是在市场竞争中占据主导地位，但要受到政府监管。

医院托拉斯最高管理机构为董事会，其监督管理工作和非政治化的经营决策等工作受董事会负责，政府的卫生管理部门在董事会内部有一定的发言权，参与有关工作的决策和开展，其目的是保证各相关利益集团都有自己的一席之地，并保证政府的主导地位。医院托拉斯在完善医院经营管理、提高效率等方面所采取的措施是完善法人治理结构，监管和运作集团内各医疗机构，实现集团内资源共享、技术交流、成本控制等策略，从而达到提高医疗服务效率的目的[75]。政府管办职能分离开来，不再同时充当“守门员”和“运动员”的双重角色。政府的主要精力不再集中于医院的具体经营，而是相关政策的研究、制度的制定、医院的评价等工作，并同时集中精力关注居民的健康状况，而医院托拉斯则可以放心大胆地着手进行提高效率的工作，并在政府的监管下提高质量。

2. 德国模式

德国以其医疗技术水平高超、医疗保障制度完善、医疗资源丰富等特点在全世界享有盛誉。例如，德国有医院 2000 余家，术后康复医院 1000 多家，护理医院 9000 多家等，每千人口拥有床位数 7 张左右，拥有医生近 5 人，形成了一个非常健全和完善的医疗服务网络体系。但是，这种健康的医疗服务体系的形成并不是一蹴而就的，德国政府为此做了大量的努力和工作。在改革之前，德国公立医院面临着资源浪费、效率低下、经营管理水平差、财政负担重等大量问题。

德国公立医院从 1997 年开始，由于医院经营管理不善，普遍出现财政赤字问题，再加上医院上到管理层下到医务人员都缺乏责任感，对医院的运营情况漠不关心，没有人试图采取措施改变这种局面，所以到 1999 年时，全国公立医院财政负债已高达 2.27 亿美元。为了解决这种局面，德国政府采取了一系列的措施进行改革，改革重点是实行医院自治，并在公司化管理上采取相应的措施，总的来说，就是将私营企业的管理方式引进到公立医院的经营管理上来，将公立医院按照公司的组织结构重新组建，成为一个独立的法人实体，将医疗服务购买者与提供者分离开来，给予医院服务提供、人才引进、财务制度、管理体制、保留经营利润或盈余等方面充分的自主权力，并实行双重筹资机制[76]。

其中，在对公立医院改革的探索方面，德国柏林市的改革方式受到国内外学者的广泛关注。转制的成功和政府的努力是分不开的，其具体做法是把 10 家公立医院合并转制为一家有限责任公司，由政府持有 100%的股份，并在转制之前，做了大量的准备工作，其中尤其重要的是注重团队合作精神，特别是与医院的相关高层管理人员及雇员合作，具体内容包括新公司成立后的会计税收政策的制定、相关法律法规文件的规范及实施管理体制和运营机制革新等。具体的做法则是多次开展专题研究和召开研讨会。例如，柏林市政府专门成立了 5 个专题研究小组，专门负责具体的实施工作，并分管成本与行为分析、战略决策、人力资源管理与发展、医院功能和管理系统等方面的研究，使日常工作做到“专而精”，以及 1 个协调小组，专门负责指导专题研究小组工作的开展，促进工作的开展顺利有效。来自于不同领域的专家或医院的股东组成的专题研究小组和协调小组共 180 名成员为整个研究做了大量的贡献[77]。

而 2001 年 1 月初，公司表决的通过，使 10 家医院合并转制为一家有限责任公司，标志着柏林市公立医院改革的成功。新公司改革分权的管理体制为集权制，由董事会任命一名首席执行官全权负责公司的运营。在董事会的所有成员当中，50%以上的成员由政府提名产生，且均来自卫生部和财政部，因此，改革后政府在权力、决策、运营管理等方面仍然占绝对的主导地位。也就是说，改制后，政府并未失去管理公司运营的权力，只是在具体事务管理等方面的负担减轻，进行宏观指导与监管，就公立医院自身来说，由于拥有充分经营管理自主权，医院可以把全部的重心放在提高自身的经营和发展水平上来，这是医院和政府共同发展的双赢选择。

三、亚洲典型国家公立医院改制模式——日本模式

日本的医疗法规定：医院是指拥有能够接纳 20 人以上患者住院设施的医疗卫生机构。按照所有权划分，可以分为国立医院、厚生劳动省、国立医院机构、国立大学法人、济生会等 25 种；而按照医院的服务类型进行划分，则可以分为精神科医院、结核疗养所和一般综合医院 3 种[78]。总的来说，可以区分为公立医院和私立医院两大类，二者的主要区别在于是否由各地方政府建立，并获得一定的财政补贴（主要来源于地方政府的财政津贴、中央政府的补贴等）和享受免税政策。尽管如此，在日本私立医院还是占据绝对的主导地位，占医院总数的 80%左右，再加上公立医院经营管理体制不合理，运营不善，导致一半以上的公立医院财政赤字，周转困难。此外，日本是世界上人口老龄化问题最严重的国家之一，有学者研究指出，2012 年日本老龄人口已达 3000 多万，老龄人口的医疗费用的比例不断上升等问题导致日本医疗费用上涨迅速。

日本于 2007 年 12 月提出公立医院改革，从 2008 年年初开始实行，并向全国各地市县全面推进，以维护公益性、提高服务效率。改革主要从以下 3 个方面进行：提高医院经营管理效率；对医院进行重组，并在各医院之间进行网络化联营；借鉴民营等其他医院经营模式，促进医院多元化经营。

1）提高医院经营管理效率：公立医院的公益性质决定了其必须为居民提供质优价廉的医疗服务，所以需要从财务状况指标、经费消减指标等具体指标上面开源节流，使医院的经营管理效率化。

2）对医院进行重组，并在各医院之间进行网络化联营：由于日本有一半以上的公立医院资金周转困难，日本不得不将这些医院通过合并重组的方式帮助其生存和发展。而重组的方式要么是成为核心、骨干医院，为居民提供基本医疗服务；要么是形成接受骨干医院各种形式的帮助的医院或诊疗所。这两类医院实行人、财、物、信息、技术、管理方式等方面的信息共享，实行网络化联营[79]。

3）借鉴民营等其他医院经营模式，促进医院多元化经营：如赋予医院独立的法人地位；将民营医院的管理体制引入公立医院，实行管办分开，提高医院管理层人事权、财政权等相应的权力。

纵观日本公立医院改革与发展的进程，笔者认为其对于日后我国进行公立医院改革，尤其在解决公立医院经营效率低下问题上，重组公立医院、建立分级医疗体系、实施临床路径各方面具有参考借鉴意义。通过重组，全日的病床总数显著下降，经营效率提高，明确了公立医院职责，提高了服务质量；通过建立合理

转诊和分级诊疗机制，医疗服务价格显著降低，这与我国目前提倡的双向转诊和分级诊疗模式遥相呼应；通过临床路径管理，规范了医务人员的诊疗行为，极大地体现了医务人员的劳动价值，医务人员的积极性得到较大提高，有利于提高医疗服务质量和管理者的成本意识。

综上，国外不同国家公立医院的改革尚处于“摸着石头过河”的阶段，其最终效果到底如何还有待于接受实践的检验，但各个国家进行改革的初衷都是一致的，那就是提高医院的经营管理效率，明确公立医院的职责，体现其公益性，为人民提供质优价廉的服务。现在，在我国深化医药卫生体制改革处于“深水区”和攻坚克难的关键阶段的时候，我们需要借鉴相关国家公立医院改制的经验，对我国今后的医改方案实施提供一定的参考借鉴作用，但是也要注意不能照搬其他国家经验，我国的公立医院改革最根本的还是立足于中国国情。

第四节 我国公立医院改制路径探索

一、PPP 模式的基本概念

PPP 模式是指政府与社会资本（或社会机构）合作建设、运营公共服务设施，提供公共服务的一种模式。其优势在于政府可以借助社会力量建设公共服务设施、提供公共服务，解决政府由于财政性资金不足、难以新建或重建公共服务设施的问题。合作各方共同参与，并不是政府把责任全权转移给私营部门，而是由参与合作的各方共同承担责任和融资风险[80]。简言之，PPP 模式是以提供公共产品或服务为目标，以利益共享与风险共担为基本特征。

PPP 模式作为一种私人部门参与提供公共产品的融资和管理模式，自 20 世纪 90 年代起，被广泛应用于英国、加拿大、澳大利亚等国的医疗、教育、水务等社会公用事业领域，经多年实践检验，被认为是富有成效的投资方式。

从资金流向上讲，PPP 模式大致分为两种。

第一种，将社会资本引入公共服务中，借助社会资本的资金、技术、管理等力量盘活公共服务的运行效率，由此产生了“政府的实力（品牌）+社会组织的钱（技术）”的模式。这是一种典型的 PPP 模式，我国公立医院改制、建立混合所有制医院大多采用这种方式。

第二种，政府通过购买服务的方式，将公共财政资金向社会公益组织流动，由此产生了“政府的钱+社会组织的效率”这样一种优势互补的模式。这种 PPP 模式与典型的 PPP 模式的不同点在于，在典型的 PPP 模式中是社会资金向政府的公共项目流动，并希望资金流动的同时也将社会的管理特长、技术特长、效率优势等应用到公共服务的提供中；而在政府购买公益组织服务的模式中，则是政府的资金向社会流动，遵循的是一种完全相反的方向，是希望社会组织的技术特长与政府的资源优势结合起来。

这两种情形都涉及了“公”与“私”两种资本的融合，都是公私合营的模式。PPP 是融资的一种手段，但是融资并非 PPP 唯一的目的。更重要的是通过政府与民营机构（的资本）的合作，带来新的体制和机制，从而降低成本、提高效率。政府与社会资本的典型合作模式如图 7-3 所示。

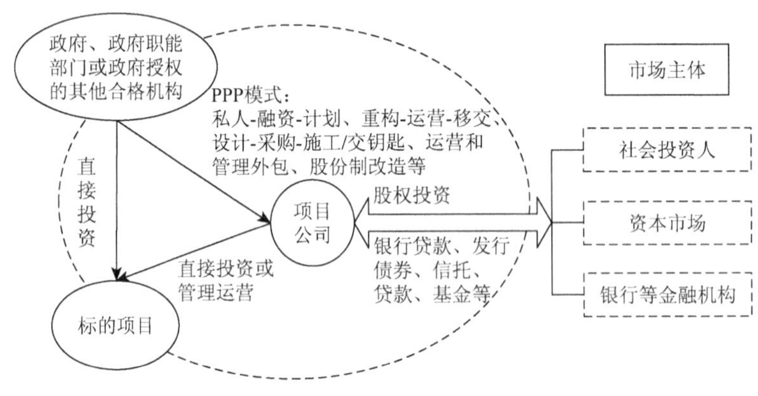

图 7-3　政府与社会资本的典型合作模式

二、医院 PPP 模式的几种类型

目前，PPP 模式在我国医疗领域内的应用主要有以下几种模式。

1. 私人-融资-计划模式

私人-融资-计划（private-finance-initiative，PFI）模式是指政府部门或公立医院提出新建医院的项目，通过招投标，获得特许权的民营机构进行医院的建设和运营，从政府或公立医院收取费用以回收成本。这种模式可以将民营机构资金和管理优势与公立医院的品牌和人才技术优势相结合，并且通过引入民营机构，市场中的竞争机制也顺势引入，能极大地提高建设效率与服务质量。PFI 是对建设-经营-转让（build-operate-transfer，BOT）项目融资的优化，这一点主要体现在 PFI 模式的风险分担及利益驱动。在项目进行过程中各环节所产生的一系列风险，有相当大一部分，如经济风险、建设及运营风险等转移给了民营机构。而政府部门则承担政策风险、法律风险等系统风险，发挥彼此优势，将风险降到最低。在合同期满后，如果民营机构通过正常经营未达到协议规定的收益，可以继续拥有或通过续租的方式获得运营权。

2.重构-运营-移交模式

重构-运营-移交（renovate-operate-transfer，ROT）模式（也称投资-运营-移交模式，investment-operate-transfer，IOT）是指政府部门或公立医院将既有的医院改造项目移交给民营机构，由后者负责既有设施的运营管理及扩建/改建项目的资金筹措、建设和其运营管理，当约定期限届满后，将全部设施无偿移交给政府部门。对于民营机构而言，ROT 也是一种很好的商业模式。通过对医院进行固定投资承诺，改善医院的医疗设施和诊疗设备，以交换在若干年期限内对相关医院的管理及营运权，并收取医院的管理费，甚至某些医院需要在 ROT 协议期内分期偿还公司的投资。在“三不变”（医院国有事业单位性质不变、公益属性不变、人员隶属关系不变）的条件下，民营机构通过对医院的全权管理，享有对医院的经营收益权及管理所带来的供应链等收益。通过 ROT 模式实现管办分开，改变决策机制，实现所有权、决策权、执行权和监督权“四权分立”，改变了以往政府既是裁判员又是运动员的局面，是减少寻租的有效途径。

3. 设计-采购-施工/交钥匙模式

设计-采购-施工/交钥匙（engineer-procurement-construction/turnkey，EPC）模式，是指民营机构受公立医院委托，按照协议对医院建设项目的设计、采购、施工、试运行等实行全过程或若干阶段的承包。民营机构只参与运行前环节，医院的管理和人员全部来自托管方公立医院，资方不参与医院的运营和管理，是典型的交钥匙工程。该模式将传统的设计-招标-施工模式中不同合同关系的单位转化为一个责任主体，解决了设计、采购、施工之间相互脱节问题，给技术创新准备了优良的环境和土壤。三个环节结合紧密、彼此协调，使工程设计、施工顺利进行，交叉作业更加便利，工程进度得以保障；设计与工程采购结合，安装要求明确，无反复，系统设计与现场情况符合程度高，保证了工程质量；工程设计的详细优化，使设计对工程发挥了最大指导作用，减少反复、错漏，节省工程投入，成功实现了投资控制目标。

4. 运营和管理外包模式

运营和管理外包（operation and management contracts，O&M）模式是，医院由政府出资兴建，具体的运营工作则由私营机构的管理团队负责。政府和私营机构成立董事会。医院归政府所有，运行初期，政府会进行一定的财政补贴，后期往往由医院的管理团队自负盈亏。

5. 股份制改造模式

与前面几种 PPP 模式对比，股份制改造（即狭义上的改制）模式主要是指发生了产权变更的一种模式。改制的概念起源于国有企业改革，是我国在 20 世纪 80 年代初期为了解决国企低效、亏损运营的局面，进行借股份制和私有化改造实现国企和职工进入市场机制的一种改革方式。随着市场经济的进一步深入，我国社会也发生了深刻的变化，在事业单位的改革中也逐渐引入了改制的概念，但是由于事业单位和企业的性质及承担的社会功能不同，事业单位与国有企业改制的方式方法应有较大不同。

常见的几种医院 PPP 模式的优劣势比较分析见表 7-4。

表 7-4 几种 PPP 模式在医疗领域的优劣势对比

PPP 模式	优势	劣势
私人-融资-计划	激活社会闲散资金，服务于民。在项目管理方式上有较大的灵活性	资金回报期望高
重构-运营-移交	解决了政府缺乏扩建医院资金的问题，同时又将原有设施的运营管理结合起来	经营风险、人员流失风险
设计-采购-施工/交钥匙	擅长建筑工程的社会资金进入医疗市场的较好方式。交钥匙给公立的医疗团队进行经营和管理	投资者和经营者之间容易出现利益界定不清导致的矛盾和冲突
运营和管理外包	政府或医院通过外包给专业公司，专业的人做专业的事	外包不容易产生主人翁精神，管理难
股份制改造（改制）	产权变更使得融资更加彻底，带来更多发展机遇	所有制变化带来的机构功能定位、人员流失和经营风险

无论如何，PPP 模式在公立医院方面的应用有很好的前景，上述公私两种资本的合作方式都是在对新资本需求、转移运营风险的要求及寻求提高效率的推动下产生的。通过对公立医院不同环节采用不同的 PPP 管理模式，可以有效解决政府投入不足问题，提高公立医院经营管理效率，让公共资源得到更加合理的配置，推动创新。但在 PPP 模式的实际应用方面，也存在着事业单位性质、公益性质、所有制性质、医务人员身份等诸多问题。这些都需要我们不断地去调整、创新模式，不拘泥于条框的限制，并以社会大众的利益为第一考量要素，政府和社会大众在医院 PPP 项目上，就能有更多的选择与空间。

而上述的几种医院 PPP 模式中，都一定涉及“公”与“私”两种形式资本，但前四种均是对医院管理体制和运行机制上的改革，并未涉及产权制度的变更。而这里所说的混合所有制事实上是医院 PPP 模式中所有制改造模式的一种，涉及产权制度变更，且必须是“公”和“私”两种形式资本发生融合。本书认为，建立混合所有制是一种较为成熟的所有制改造形式。

与大多数发达国家一样，我国的公立医院改制也是政府主导下的改革行为，但不同的是，目前我国公立医院改制形式大多还是在不同程度地下放医院自主权和实现公立医院的独立法人地位之间徘徊，尚未形成全局性的总体设计方案。在新一轮医药卫生体制改革的大背景下，公立医院“改制”有其存在的意义和必要性，其改革实属大势所趋，尽管目前各类公立医院改制的形式在其现实过程中存在一些弊端，但是予以规范，可以使其成为现行医药卫生体制改革中与民营医院相得益彰的新途径。

第八章　现代医院管理制度与三医联动

医药卫生体制改革关乎人民群众的切身利益，是全球关注的重要议题。自2009年新医改以来，我国在全民基本医保制度、基层医疗卫生服务体系、基本药物制度等方面不断健全，取得阶段性成果。但是随着改革的深入，利益调整和体制约束的矛盾日趋凸显，新一轮医药卫生体制改革进入深水区。医疗、医保和医药是医疗卫生系统中尤为重要的三个子系统，它们之间联系紧密、相互影响，共同为患者服务。只有加强医疗、医保、医药三者之间的联动改革，才能真正发挥医药卫生的作用，最终实现“人人享有基本医疗卫生服务”的目标。

医院是医疗卫生机构的主体，在基本医疗服务提供、急危重症和疑难病症诊疗、培养医疗卫生人才等方面发挥着重要的作用。医院是连接医疗保险和药品供应保障的中间环节，也是直接面向社会公众的行业窗口，成为三医联动改革的关键环节。医院通过控制医疗费用，能够减少医保基金承担的经济风险。医疗、医保、医药三者互动之间所产生的问题都集中地通过医院与社会公众的矛盾形式而反映出来。因此，无论医保改革还是医药改革，最终都要通过医院来实现。三医联动与现代医院管理制度建设目标一致，相互影响。

本章梳理了三医联动的政策沿革与发展脉络，对三医联动的实质进行剖析，结合当前与三医联动相关的热点政策进行阐释，建立起三医联动的立体概念。通过追溯三医联动的理论基础，以福建三明医改为例剖析三医联动举措，总结三医联动改革的关键问题和相应对策，助推改革发展，同时为现代医院管理制度的建设提供思路。

第一节　三医联动相关概念

一、基本概念与内涵

1. 三医联动

联动，原意是若干个相关联的事物，一个运动或变化时，其他的也跟着运动或变化，即联合行动。联动的内涵是形成不同利益相关群体的互相制约、平衡的机制，促进有序竞争机制的形成，从而提高运行效率和质量。

“三医联动”在国家政策文件中的完整表述一般为“协调推进医疗、医保、医药联动改革”。实质是指医疗保险体制改革、医疗卫生体制改革、药品流通体制改革三个领域的联动与互动改革。通过总体设计，促使医疗卫生系统各部门打破界限、协同配套推进，共同为提高我国医疗卫生服务效率和国民健康水平而进行综合性改革。

医疗、医保、医药三个子系统是国家卫生健康服务体系的三个重要组成部分，相互之间有着千丝万缕的紧密互动关系。相互关联又彼此牵制，在其利益博弈的过程中寻求均衡。医疗卫生子系统一方面通过药品的使用和采购机制制约着医药子系统，另一方面通过医疗产品和诊疗服务的提供影响着医疗保险子系统的基金收支平衡和城乡居民享有的健康保障效果。反过来，医疗保险子系统通过医保基金报销范围、支付方式等手段影响着医疗卫生子系统和医疗药品子系统的运行机制及收益，进而影响医保系统自身的基金平衡和保障效果。医疗、医保、医药三个子系统相互制约、影响，共同为参保患者和城乡居民的健康服务。

实质上，三医联动可以称作医疗卫生改革的一种新的模式，它是在改变过去医疗、医药和医保部门孤立改革的背景下产生的，它以系统理论为指导，进行整体性、综合性改革。其提出与发展适应了社会主义市场经济体制的大环境。在当前市场经济体制下，医疗卫生行业的外部环境市场化。人力资源配置、各种资源流动都以市场为基础。公立医院不是孤立地存在，需要与外界发生各种资源交换。

三医联动的提出，要求医疗、医药、医保各系统采取联合行动，协同发力。三个领域的改革要同步进行、协调推进，不能各自为政、各行其是，以免互相设置障碍，相互掣肘，削减甚至抵消医改的整体效应。

2. 两保合一

两保合一，是指整合城镇居民医保和新农合制度，是近年来医保领域的改革热点，2016 年 1 月由国务院发布的《关于整合城乡居民基本医疗保险制度的意见》正式提出。同时要求实施过程中要统筹规划，协调发展。突出医保、医疗、医药三医联动，加强基本医保、大病保险、医疗救助、疾病应急救助、商业健康保险等衔接。要以经济社会发展水平、城乡居民负担和基金承受能力为立足点，充分考虑并逐步缩小城乡差距、地区差异，保障城乡居民公平享有基本医保待遇。确保群众基本医保待遇不受影响，确保医保基金安全和制度运行平稳。要创新机制、提升效能。坚持管办分开，落实政府责任，完善管理运行机制，深入推进支付方式改革，提升医保资金使用效率和经办管理服务效能。

针对农村人口、城镇非就业人口，我国于 2003 年、2007 年分别建立了新型农村合作医疗制度和城镇居民基本医疗保险制度。制度建立以来，覆盖范围不断扩大，保障水平稳步提高，制度运行持续平稳，对于健全全民基本医保体系、满足群众基本医疗保障需求、提高人民群众健康水平发挥了重要作用。

然而近年来，随着经济社会快速发展，两项制度城乡分割的负面作用开始显现，存在着重复参保、重复投入、待遇不够等问题。在总结城镇居民医保和新农合运行情况及地方探索实践经验的基础上，党中央、国务院明确提出整合城镇居民医保和新农合两项制度，建立统一的城乡居民基本医疗保险制度。城乡医保制度的整合已经被提升到国家战略高度。建立城乡统一的基本医疗保险制度对于推进卫生体系改革、保障城乡居民公平享有健康权利、促进城乡经济社会协调发展都具有重要意义。

3. 两票制

两票制，是指生产企业到流通企业开一次发票，流通企业到医疗机构开一次发票，是近年来药品流通领域的改革热点。2016 年，国家多次发文推行两票制。2017 年 1 月，国务院医改办与卫生计生委等 8 部委联合发布了《关于在公立医疗机构药品采购中推行“两票制”的实施意见（试行）》，要求综合医改试点省和医改试点城市率先推行，鼓励其他地区执行“两票制”。《关于进一步改革完善药品生产流通使用政策的若干意见》中也有推行药品购销“两票制”，减少流通环节的相关内容。《国务院深化医药卫生体制改革领导小组关于进一步推广深化医药卫生体制改革经验的若干意见》指出，公立医院药品采购逐步实行“两票制”。鼓励其他医疗机构推行“两票制”，减少药品流通领域中间环节，提高流通企业集中度，打击“过票洗钱”，降低药品虚高价格，净化流通环境。通过整合药品经营企业仓储资源和运输资源，加快发展药品现代物流，鼓励区域药品配送城乡一体化，为推进“两票制”提供基础条件。建立商业贿赂企业黑名单制度，对出现回扣等商业贿赂行为的药品生产和流通企业，取消其供货资格。

4. 腾笼换鸟

腾笼换鸟，是指按照腾空间、调结构、保衔接的基本路径逐步理顺医疗服务价格，是近年来医疗领域的改革热点。要求积极稳妥推进医疗服务价格改革，在确保公立医院良性运行、医保基金可承受、群众负担总体不增加的前提下，按照总量控制、结构调整、有升有降、逐步到位的要求，分类指导理顺不同级别医疗机构间和医疗服务项目的比价关系。所有公立医院取消药品加成，统筹考虑当地政府确定的补偿政策，精准测算调价水平，同步调整医疗服务价格。价格调整要重点提高体现医务人员技术劳务价值的诊疗、手术、护理、康复和中医等医疗项目价格，降低大型医用设备检查治疗和检验等价格，并做好与医保支付、分级诊疗、费用控制等政策的相互衔接。逐步增加医疗服务收入（不含药品、耗材、检查、化验收入）在医院总收入中的比例，建立公立医院运行新机制。

实质包含三个重要内容，一是通过药品流通领域的“两票制”、带量采购等集中招标采购的办法，压缩药品价格水分。二是管控流通领域的高值耗材，防止价格虚高。三是监控大处方、大检查等不合理的诊疗行为。通过对流通领域和医疗行为的规范监管，为调整医疗服务价格腾出空间，也为节省医保经费留出空间。

二、相关利益主体

1. 医疗机构

医疗机构作为医疗卫生服务的提供者，在三医联动系统中承担着桥梁作用。它从医药生产和流通企业处购买药品，决定着药品的使用和销售，是医药生产流通企业实现利润的主要场所。同时通过提供诊疗检验的方式影响患者和医保基金支出。医疗、医保和医药的问题主要通过医疗机构与社会公众的互动而体现。

2. 医疗保险机构

社会医疗保险不断扩大覆盖面，探索医疗费用支付方式的改革，努力实现医保基金的收支平衡。一方面与患者建立风险共担的费用分摊机制，另一方面要对医疗费用的合理性进行审查，拒付不合理的医疗费用，从而控制患者的就诊费用及医疗机构、医务人员的医疗行为。

3. 药品生产和流通企业

药品生产和流通企业是营利性法人，追求的是药品的市场份额和利润。医药行业利润的飞速增长，一方面，促进了国内宏观经济的发展，为国家税收做出贡献，另一方面，药品费用是医疗费用的主要组成部分，也成为影响医疗费用急剧增长的主要因素之一。长期以来，医药市场药品的不同品规、不同价格和不同厂家等为政府药品招标、医院进药、医生用药提供了一定的寻租空间。传统药品流通模式下各级医药代表代理分包格局，医院医务人员不正当收益、回扣等现象导致了药品流通秩序混乱和药价虚高的现象。而在这种药品流通环节的不良环境下，药品生产和流通企业成为强化医疗机构及医生追求自身利益最大化的推手。

4. 政府

政府是医疗卫生体制改革的主要推动力量，在三医联动系统中承担着重要职能。一是保障公众享有公平、低价、高效的医疗服务。要求政府主动承担领导责任并构建激励和约束相结合的机制，使系统内各行为主体朝着公众根本健康利益共同努力。同时保证财政投入。二是对医疗和医药市场进行有效监管。要求政府承担管理责任，优化资源的合理配置，使得既定方针策略得到贯彻落实。

5. 患者

在医疗卫生服务市场中，由于患者医疗信息不完备、医患双方信息高度不对称及医疗服务技术的垄断性，患者在医疗服务中处于被动和弱势地位。在这种情况下，医疗机构存在引导患者过度医疗以扩充利益的可能。同时，患者作为参保人员从个体利益角度出发，存在道德风险，在约束不力的情况下可能形成“医患合谋”，违规侵占医疗保险基金。

第二节　三医联动改革背景、政策沿革及意义

一、三医联动改革背景

1. 国民健康改善面临压力

我国社会的迅速转型，带来了许多影响人民健康的新外部因素，面对社会转型，有利于维护人民健康的整体的、协调的改革方案尚未形成。当前中国的经济社会转型是一种整体性发展，包括经济增长在内的人民生活、科技教育、社会保障、环境卫生、人口发展、社会秩序等方面的社会全面发展。人们生活方式、生产方式、心理结构和价值观念都产生了巨大变化。食品药品安全、饮水安全、环境问题等成为重大健康危险因素。人们同时面临重大新发传染病和慢性非传染病等多重威胁。这些新形势都给我国卫生事业发展和国民健康改善带来全新挑战。

2. 医疗、医保、医药领域各自发展

医疗、医保、医药领域经过各自的变革发展，都有一定成就。

1）医疗领域，公立医院改革在全国范围内持续开展，城市公立医院改革不断涌现出有益经验。城市公立改革也拓展覆盖到县级公立医院综合改革。公立医院改革在多层次、多任务并行发展，逐渐实现由点到线到面的扩展。基层医疗服务体系发展完备，服务网络和基础设施大幅改善。分级诊疗备受重视，医疗联合体模式是可持续发展的有力保障逐渐成为共识。

2）医保领域，我国已经基本实现从制度到人员城乡全覆盖的全民医保制

度。无论覆盖群体的类型、实际参保人数或是参保率，基本医疗保险在目前的各项社会保险中都处于领先水平，并正朝着全民健康覆盖目标下的医疗保障目标迈进。

3）医药领域，我国初步建成了国家基本药物制度体系，基层医疗卫生机构基本药物价格明显降低，大大提高了基本药物的可及性，也在一定程度上改善了基层医疗机构合理用药情况。

3. 医药卫生体制改革迈入纵深发展新阶段

总体来说，我国的医药卫生体制改革由点到面、逐步推进，取得了阶段性成效。今后一个时期将是医改在新的起点上全面深化、纵深推进的关键阶段。

三医各自领域的成就不可忽视，但其存在的问题也令人担忧。卫生行政主管部门主导着医疗机构改革，医保部门主导着医疗保障体制改革，发展部门主导着药品价格改革，食品药品监督管理部门主导着药品审批监管改革。尽管各个部门一直在努力探索和完善改革政策，但却各自为战，独立改革。卫生各相关部门在缺乏更高层机构统一协调的情况下，各部门以自我为中心，制定改革政策时忽视了其他部门的影响。

卫生行政主管部门面临卫生投入持续增长而效果却不达预期，医疗资源不足与浪费并存等问题。医保部门面临医保费用总额增大而保障能力却未同步增长、医疗费用持续上涨等问题。医药管理部门面临药商利润压缩而药品价格却居高不下等问题。然而，医疗机构改革不仅要关注自身硬件建设，还要关注支付方式变化和药品流通体制变化，通过更精细化的改革设计与系统监测，实现软实力的提升、机制的调整和管理的增强。医保改革不仅需要考虑我国目前医疗保障体系内部城乡一体化、多层次的保障需求，实现资源整合统筹、系统管理，还需要关注影响医保体系健康发展的重要因素：社会保障水平、医疗服务机构和患者利益等。通过完善对医疗机构的支付方式，合理制定诊疗及药品报销范围，实现对医疗机构医疗费用的合理控制，引导药品消费结构。医药改革不仅涉及国家基本药物制度建设，还包括药品生产流通体制和药品价格管理改革等诸多方面，除了在准入、生产、流通、销售、监管等环节上进行系统设计和管理，还需要协调处理公众基本用药和激励新药研发，药品价格管控和市场调控，医疗用药与医保支付水平，药厂、医院、患者之间的利益等多种关系。

总体来说，单项改革效果十分有限。改革分离在各个领域进行，缺乏宏观综合治理及对不同体系之间改革的统筹协调，是造成医药卫生体制改革成效损失的重要因素。事实证明，各个子系统医改政策的孤立使我国医疗卫生改革面临着一系列两难境地。因此必须认识到医疗卫生改革是一个系统工程，医疗、医保、医药改革相互制约，协调发展，组成一个彼此关联的整体系统。三医联动成为国家发展进入新常态后稳增长、促改革、调结构、惠民生的必然要求，是纵深推进医药卫生体制改革的必然要求。

二、三医联动政策沿革

三医联动理念的最早提出可以追溯至全面实施城镇职工基本医疗保险制度、全面推进医疗卫生制度改革的大背景。

2000 年 2 月，国务院办公厅印发《关于城镇医药卫生体制改革的指导意见》，提出在建立城镇职工基本医疗保险制度的同时，进行城镇医药卫生体制改革。文件同时提到要推进药品流通体制改革，整顿药品流通秩序。加强药品执法监督管理。至此，国家政策文件初步涉及医疗、医保、医药三方面。

2015 年 10 月 29 日，《中国共产党第十八届中央委员会第五次全体会议公报》进一步明确了健康中国的内容，提出推进健康中国建设，深化医药卫生体制改革，理顺药品价格，实行医疗、医保、医药联动，建立覆盖城乡的基本医疗卫生制度和现代医院管理制度。

2016 年 3 月 5 日，政府工作报告首次开篇明确提出“三医联动”的理念，协调推进医疗、医保、医药联动改革。并部署了几项重点工作：整合城乡居民基本医保制度；改革医保支付方式，加快推进基本医保全国联网和异地就医结算；扩大公立医院综合改革试点城市范围，协同推进医疗服务价格、药品流通等改革；深化药品医疗器械审评审批制度改革；建立健全符合医疗行业特点的人事薪酬制度，保护和调动医务人员积极性；等等。

2016 年 6 月，人社部印发《关于积极推动医疗、医保、医药联动改革的指导意见》，这是人社部首次发文要求推动“三医联动”。

2016 年，《国务院深化医药卫生体制改革领导小组关于进一步推广深化医药卫生体制改革经验的若干意见》提出，建立强有力的领导体制和医疗、医保、医药“三医”联动工作机制，为深化医改提供组织保障。11 月，中共中央办公厅、国务院办公厅转发了该意见并发出通知，要求各地区各部门结合实际认真贯彻落实。

2016 年 12 月，《“十三五”深化医药卫生体制改革规划》发布，明确提出坚持医疗、医保、医药联动改革的基本原则。按照腾空间、调结构、保衔接的要求，统筹推进管理、价格、支付、薪酬等制度建设，提高政策衔接和系统集成能力。落实部门责任，解放思想、主动作为，以自我革命的精神推进改革，形成强大合力。

梳理以上政策可见，三医联动改革由最初仅仅是“时间同步”逐步发展为强调“联动改革”，三医联动的思想在不断深化。当前的医药卫生体制改革的有效推进需要多个相关部门的配合，需要多项配套政策。在党的十八届三中全会精神的指导下，三医联动的顶层设计已经初步显现。下一步需要在顶层设计指导下，推进制度整合，在组织体制和运行机制上形成指导改革的总体方案，相信我国医改难题会逐步攻克，医改步伐将越迈越稳。

三、三医联动的意义

1. 实现三医联动的必要性

三医联动是深化医药卫生体制改革的关键。政府加大了卫生投入、扩大了医疗保险覆盖面，但同时医疗费用过快上涨，看病贵问题并没有明显缓解。究其原因，医疗服务供给方面的改革没有齐头并进。

三医联动是提高政策协调与管理效能的需要。医改关系复杂，利益方众多。涉及医疗、医药、医保各领域，涉及作为服务提供方的医院医生和药品供应商，作为服务接受方的患者和家庭，作为医保服务购买方的参保单位、参保人、政府。如果各行其是，必然政策不协调，管理效能低，改革的效果互相抵消。要实现改革目标，寻求公共利益最大化，政策措施就要相互呼应，互相配合，形成方向一致的合力。

三医联动是深化各领域改革的需要。医改所触及的问题大多是根深蒂固的体制机制性问题，深层次改革的一大特点是部门联合作战。一方面，体制机制问题是牵一发而动全身的综合性复杂问题。另一方面，问题的表象和原因彼此交叉，盘根错节，本部门改革遭遇的瓶颈和难点，往往会从其他部门突破。

2. 实现三医联动的价值

（1）有利于提高卫生服务的公平性和效率

公平效率统一符合建设和谐社会的公平正义目标，符合我国现阶段的主要矛盾和任务，符合党的执政理念和人民的愿望。当前，我国卫生服务非均等化问题比较突出，并由此使地区之间、城乡之间、不同群体之间在医疗服务、社会保障和药品保障等公共服务方面差距逐渐拉大，并已成为社会公平、公正的焦点问题之一。通过横向、纵向联动和制度整合，有助于公平分配与实现公平和效率的统一，是缩小城乡差异、人群差异和贫富差距的重要途径，满足人民群众多层次、多样化的健康需求。实现基本医疗服务均等化和健康平等需要三医联动。

（2）有利于减轻人民看病负担

医疗卫生体制顶层设计的理想状态是实现各利益主体的协调发展，通过实行医疗、医药、医保三者联动、综合、协调发展的改革达到良性循环。若三医联动取得实效，医疗费用将得到有效控制，反过来又会提高医疗保险的保障能力，使医疗、医药、医保之间实现相互促进和良性循环，共同来维护人们的生命健康。

（3）有利于增强医改的整体性和协调性

医药卫生体制改革是实现卫生事业与国民健康发展的制度安排，科学制定医改顶层设计的战略目标是确保医改成功的重要基础。三医联动突出了医改的战略重点和优先领域，把解决当前影响群众健康的突出问题与制度衔接结合起来。这种注重全局意识、上下联动的顶层设计理念增强了我国医改的整体性和协调性。

第三节　三医联动的理论基础

一、系统论

系统论是用于研究系统的交叉学科理论，由生物学家贝塔朗菲创立。系统论的核心思想是系统的整体观念。贝塔朗菲强调，任何系统都是一个有机的整体，它不是各个部分的机械组合或简单相加，系统的整体功能是各要素在孤立状态下所没有的性质[81]。反对那种认为要素性能好，整体性能一定好，以局部说明整体的机械论的观点。同时认为，系统中各要素不是孤立地存在着，每个要素在系统中都处于一定的位置上，起着特定的作用。要素之间相互关联，构成了一个不可分割的整体。要素是整体中的要素，如果将要素从系统整体中割离出来，它将失去要素的作用。

系统论主要包括一般系统理论与社会系统理论等。一般系统理论认为，系统是指由若干要素以一定结构形式联结构成的具有某种功能的有机整体，强调系统、要素、结构、功能之间的关系。且一般系统论认为，整体性、关联性、等级结构性、动态平衡性、时序性等是所有系统的共同的基本特征。从社会系统理论出发，系统是一群具有生理或环境特质的个体，以获得个体需求作为在团体中活动的动力；在特定环境下个体间彼此互相影响并合理分配角色，所构成的一个整体。主要具有适应、达到目标、模式维持和整合四个功能。社会系统论认为组织或行政行为是由制度和个人两部分交互作用而成，其关注的是一群具有相似特征的个体，在试图完成组织目标过程中，彼此交互产生的行为与活动。

医疗服务体系是一个完整的系统。各级医疗机构、医保机构、医药流通保障机构均是体系中的个体，均具有实现健康的共同目标，分别具有不同的角色分配，且各要素间保有众多的联系。应用系统论旨在协调各要素间的关系以提高系统的整体功能，特别是提高系统的运作效率。目前，新医改总体目标虽然较为明确，但各个子系统间的联动机制在不断探索中亟待建立和完善，必须充分把握系统中各个子系统之间的相互联系和作用，只有各子系统协调统一，才能使大系统正常运转。因此，医疗卫生体制改革的推进必须运用系统论方法理顺母系统与子系统、子系统与子系统、系统与外部环境的关系，不断提高行政管理的效率。用系统论方法来设计政府在医疗、医药、医保各领域的决策体系，不仅能保证各体系内部通畅，还能兼顾各体系间的协调。

三医联动顶层设计需要通过系统论为指导，构建科学合理的医疗服务体系，在系统内各要素发挥其应有功能的基础上，相互合作，优势互补，使这一系统的总体效果达到最优。

二、协同理论

协同学，是一门新的综合性学科，由德国理论物理学家哈肯在20世纪70年代创立，以复杂的开放系统内各个子系统协同工作的方式为研究对象；通过序参量表达一个系统的宏观有序程度，协同是指受序参量支配的子系统之间的协同运动。序参量之间的协同合作与竞争决定着系统从无序到有序的深化进程[82]。协同学的基本思想是：当开放系统内的各个子系统处于一定条件下时，它们会通过非线性的相互作用而产生协同作用和相干效应，在一定范围内，通过涨落达到一定的临界点，进而以自组织的方式使系统形成新的有序，新结构系统在时间、空间、性质、功能等各方面发生根本变化；新的有序产生的关键在于大量子系统的非线性相互作用。

协同学理论实质上揭示了复杂、开放系统内部各子系统之间如何通过相互作用产生协同效应，从而使系统由无序向有序、由低级有序向高级有序转化的一般规律。协同理论实质包含两种形成新的有序结构的方式，一是通过自组织的方式形成。（自组织是复杂适应系统的标志，自组织的动力不是来源于外部，而是来源于系统内部竞争和协同两种作用。系统内部各个子系统通过竞争和协同，使一种或几种趋势优势化，使整个系统从无序向有序转变。）二是采用他组织方式，从外部对影响系统自组织的序参量施加压力，通过改变控制参量对序参量的协同竞争产生影响，进而自组织状态发生改变，促使系统达成有序或高级有序。

揭示出在三医联动过程中，既需要医药卫生体系各个系统及内部进行改革优化，也需要结合当前全球发展趋势、全国经济形势、人民医疗卫生需求的更高层次做出统一部署。

第四节　三医联动的实践探索

福建三明医改中三医联动的重要特点，就是把握现代医院管理制度构建过程中政府治理、法人治理、内部管理这三个关键环节，开拓了一条行之有效的路径[83]。

一、政府治理有保障

政府治理，即通过明确权责边界，实施宏观调控和规划，实现资源优化配置。三明医改在政事分开、管办分开、医药分开、营利与非营利分开方面都进行了政策设计，保障政府治理全面有效。

1. 政事分开

三明将医改前医院长期债务纳入政府公共债务平台，全面落实基本建设、设备购置、重点学科建设、人才培养、离退休人员经费方面的财政投入政策。体现出转变政府职能，完善财政投入政策，由卫生行政部门主要承担卫生发展规划、资格准入、资源配置、规范标准等行业管理职能。建议尝试结合各医院具体情况，在对医院的财政投入上体现不同的方向。对于有区域优势和发展特色的医院，重点扶持临床重点专科。

2. 管办分开

一是成立"深化医药卫生体制改革领导小组""医改工作协调小组""医药卫生体制机制改革专项工作小组"，集中职能，充分授权，保障政府治理统一、高效、权责一致。二是将政府承担医院基本建设、大型设备购置责任，规定医疗机构的基本建设、大型设备采购等必须经过市卫生局批准，未经市卫生局审批同意的项目，财政不予安排资金。体现政府落实办医责任，加强卫生行政部门的全行业管理职责。

3. 医药分开

政府完善补偿机制，改革药品供应保障机制，同时强化监管职能，促进信息公开透明。三明医改政策体现在，一是通过药品限价采购、推行两票制、取消药品加成等措施，变革药品招商代理模式，挤压药价水分，充分调动配送企业议价积极性。二是有升有降，调整医疗服务价格。医疗服务价格调整是改革核心内容之一，是促进医疗卫生事业可持续发展的长效机制。三明改革至今进行了 5 次医疗服务价格调整。其中公立医院调整 4 次共计调整 4794 项，其中调高 3696 项，占 77%，调低 1098 项，占 23%。以最新调整为例，医技诊疗类共 262 个项目价格均下调，价格平均下降 9.95%。手术治疗共 2465 个项目均上调，调整后三级医院价格平均增长 50%，二级及以下医院价格平均增长 44.3%。体现出控制检查费用，提高医疗服务性收入的特点，一定程度上补偿取消药品加成减少的收入。三是设定指标，防控医疗资源浪费。总体目标方面，药品、耗材的直接费用比例降低到 30%以下，医务性收入比例提高到 70%以上，其中检查化验收入比例低于 25%，床位诊察护理收入比例提高至 20%以上，手术治疗收入比例提高至 25%以上。改革后，手术治疗收入稳步增长，由 2013 年 21.28%增至2016年25.68%，达到改革目标。药占比持续下降，由2012年改革当年35.92%降至 2016 年 23.84%。2016 年，药品、耗材共占比 32.16%，接近改革目标。检查、化验收入占比下降明显，由 2013 年 29.46%降至 2016 年 26.91%，接近改革目标。用药方面，对 129 个辅助性、营养性药品进行重点监控。严格控制抗菌药物使用，督促医疗机构每月公开抗菌药物用药量前 10 名的品规及开具处方的医生信息。治疗方面，加强医疗机构静脉输液管理，要求严格掌握静脉输液使用指征，对多个病种限制输液。

4. 营利与非营利分开

三明医改政策对床位使用率低于 80%的公立医院不再进行扩建，严禁公立医院举债建设和购置大型医用设备，严格控制医院外延式的盲目扩张。通过此举措，为社会资本办医预留空间。但是优胜劣汰的市场竞争压力尚未形成，社会资本办医依然处于劣势境况。医疗市场放开、医生自由执业等多种配套改革有待发展。

二、法人治理有突破

法人治理，即以权力分工、相互制衡、效率与责任并重为理念，使医院的决策权、监督权、经营权得到有效行使。

三明医改政策主要体现在争取支持，改革院长管理体制，在管理层聘任、薪酬、考核等方面采取有力措施，将公立医院的内部运行管理权归还给医院，政府则专注于宏观管理和行业监督，对院长的定位趋向职业化、专业化的管理者，对管理层的控制力达到较高的程度，从而促进经营权的有效行使。

在聘任制度上，明确干部管理权限和责任内容。二级以上公立医院院长由医改领导小组聘任，副院长由院长提名，经医改领导小组同意后，由各级卫生行政部门聘任，医院中层干部由院长聘任。淡化二级以上公立医院院长行政级别。在薪酬制度上，实行院长目标年薪制。统一由同级财政部门核拨给同级卫生计生委，再由卫生计生委直接支付给医院院长，体现院长代表政府履行医院管理责任。院长年薪由基本年薪和年度绩效构成。绩效年薪年终统一由市医改工作协调小组成员单位根据履职情况和综合考核结果确定。改革后，院长年薪超过 20 万，年均增速为 31.21%。2016 年最高为 42.42 万元，最低为 26.11 万元，平均为 29.32 万元。在考核制度上，去除经营性指标，引导精细化管理，实行任期目标责任考核。建立院长考评体系，包括服务评价、办院方向、平安建设、医院管理、医院发展、一票否决 6 大类，依据考核结果确定院长年薪。考核结果作为医院院长选拔任用、培养教育、管理监督、激励约束的依据，并与总会计师年薪、医院工资总额核定挂钩，影响全院员工的绩效年薪分配。通过绩效目标的分解，促进医院内部目标一致。建立治理医药购销领域商业贿赂院长负责制。通过这些措施，促使院长切实履行管理职责，将精力投入到精细化管理之中，有利于院长职业化进程的推进，实现医院健康可持续发展。

但是在决策权、监督权方面还有充足的发展空间。建议建立利益相关者参与治理的制度，组建监事会，推进民主管理，同时充分发挥行业互律监督，逐步实现公立医院法人治理科学管理模式。

三、内部管理有亮点

内部管理，即医院通过激励约束、信息化等手段，对医院的人力、物力、财力进行充分调动，实现医院运行效率和医疗安全质量的提升。

通过全面创新激励约束机制，抓住医务人员和患者这两大主体，提升管理能效，提高运营水平，改善患者体验，成为本次改革在医疗服务领域的亮点。

多管齐下，规范医生医疗行为。一是实行编制备案制。合理核定各级公立医院人员规模，由公立医院自主考录聘用人员。二是重新核定工资总额。三明自 2013 年起进行了两次工资总额核定方法的完善。通过在确定工资总额基数结构中，剔除药品耗材成本、检查化验收入，切断医务人员工资与药品耗材、检查化验等收入的直接联系。改革后，工资总额持续增长，年均增幅为 24.14%[84]。三是实行医务人员目标年薪制。按照高于当地事业单位平均工资 3～5 倍、略高于教师平均工资和相当于事业单位平均工资的标准，分别核定在职临床类、技师类和临床药师类医务人员的收入水平。医技人员年薪所需资金由医院负担，由院长在核定的工资总额范围内自主分配。绩效年薪考核与岗位工作量、医德医风和社会评议等挂钩。改革后，医务人员平均年薪为 7.34 万元，高于 2015 年三明市城镇事业单位在岗职工平均工资（6.26 万元），年均增速为 18.21%。四是首创工分制。年薪计算工分由基础工分、工作量工分和奖惩工分三个部分组成。以科室为单位，医院根据各科室工分数进行一次分配，再以诊疗小组为单位实行二次分配，最后根据本组医生个人工分数实行三次分配。通过调整利益分配机制来规范医疗服务行为，切合国家建立科学的医疗绩效评价机制和适应行业特点的人事薪酬制度这一要求。五是建立信息平台监控。在健康三明网站上专设“开药排行”栏目，督促医疗机构公开医生开药情况，可以查询到每家医院每位医生每月开出的门诊次均药品费用、出院人均药品费用及药品总金额情况。有助于促进信息公开，遏制大处方。六是建立医务人员安全预防制度。医务人员若收受回扣，所在医疗机构也会受到严厉处罚。

积极创新，开展便民惠民措施。一是开设便民门诊，便民门诊的诊察费每人每次 18 元，医保基金全额报销。不将特殊病种用药纳入次均费用考核，并将执行情况纳入院长年薪绩效单项考核指标。通过这个措施，防止医院重复收费行为，满足特殊病种的用药需求。改革后 21 家公立医院门急诊次均费用持续上涨，平均为 143.56 元，年均增长率为 7.52%。其中药品费、化验费、检查费占比下降，挂号费、诊察费和手术、治疗等费用占比上升。出院者次均费用波动上涨，平均为 4975.24 元，其中药品费占比显著下降，化验费、检查费占比略微下降，卫生材料费和挂号、诊察、护理费占比有所提升，年均增长率为 1.93%。次均费用年均增长率均低于同期城镇居民人均可支配收入增长率（2013～2015 年分别为 9.8%、10.1%、8.7%）。二是开发“健康三明服务系统”，重视信息的公开透明，并整合信息资源，使群众可以通过手机客户端、网站、自助终端等多种渠道查询个人健康档案、医药医保医疗信息，获取健康知识推送，进行预约挂号等健康服务。当前“互联网+健康”的浪潮是重要契机，要加快建设高效统一、互联互通的信息化平台，使群众获得更加公开透明全面的信息，政府能够实时对医院运营状况、医生医疗活动、财务流程、患者个体信息及群体疾病特征各个子系统进行监测，为公立医院运行和监管、学术研究提供有力手段。同时依托信息化手段，进一步创建以患者为核心创新诊疗服务新模式。

第五节　三医联动的关键问题与对策

当前三医联动工作的推动可能面临着几项障碍。

一、政府存在财政投入困境

随着医改全面推开，取消药品加成后，医院的补偿渠道包括政府财政补助和医疗服务价格调整。政府在背负较高的债务压力情况下，难以大幅增加财政投入，医疗服务价格调整仍存在增长速度缓慢、调整周期长和缺乏时效性等问题，对于医院补偿效果尚不明显，医院经营发展面临沉重压力。

国家卫生费用支出在逐年上涨，我国已逐渐重视政府在卫生事业建设中的财政投入责任。但国家医疗卫生支出占国内生产总值百分比的增长处于平稳缓慢增长中，虽由 2006 年的 4.52%上涨到 2015 年的 6%，但远低于 9.74%的世界平均水平。政府卫生投入的增速呈现出稍有反复的下降趋势，且其增长速度远低于国内生产总值和财政支出的增长速度，无法弥补公立医院的政策性亏损和支撑医保基金的有效运转。仅从医疗服务供方来讲，医疗机构为满足其业务能力保障和自身发展的需要而通过药品、耗材和检查费用等医药服务进行自我补偿。

二、整体规划和改革协同性不足

从顶层设计来看，医疗服务资源的横向、纵向资源配置缺乏整体合理规划，尚未明确各级医疗服务机构各自的职能及利益分配要求，对于医疗卫生事业发展中如何进行功能整合和分工协作没有形成针对性强、可操作性强的制度设计。地区各部门在改革过程中存在概念模糊、分工不明确及执行力度不够等问题，弱化了改革效果。从横向来看，机构之间缺乏资源共享的理念。

三、联动效果不理想，联动机制有待加强

医疗、医保、医药系统改革相互支持、相互依赖。药品质量管理会影响医疗服务质量，药品价格会影响医疗服务及医保成本；医生的诊疗行为、医院的药品采购机制和医保管理部门的参与会影响药品的生产、流通、定价等药品供应保障环节；医保管理方式会影响医生的医疗行为和医院对医疗行为的管理，达到控费、规范医疗行为的作用。当前医药市场中药品质量认证、价格竞争等不规范等现象影响着医院收入结构的分布和医生的灰色收入，诱导医生诊疗行为偏好大处方、高耗值耗材和大检查等，医保支付方式改革与医疗服务提供方联动不足，医保对医疗的控费作用和规范作用发挥不足。医疗服务成本不合理持续增长造成医保基金浪费[85]。

以下改革对策可能对于进一步发挥三医联动作用有所助益。

1）理顺领导管理体制。管理体制改革是确保综合医改顺利推进的重要前提和保障。在领导机制建立的同时，明确了政府责任和隶属关系，统筹医疗保障制度改革、人事制度与薪酬体制改革、公立医院改革等，统一和充分发挥“领导、管理、保障和监督”职责。

2）整合部门职能。管理体制的创立往往伴随管理手段的革新。通过组织建设和职能调整，统筹、协调领域资源的优化配置，在医药采购机制、医保管理体制、医疗机构治理机制等多方面进行创新并发挥能效。

3）发挥医保杠杆作用。医疗保障不仅是筹集卫生费用、分配和使用医保统筹基金来解决居民防病治病的一种保障制度和补偿服务，也是平衡医疗卫生供方与需方关系的一种有效管理手段。医保不能囿于把控基金风险的定位和报销医药费用的职能，医疗、医药体制中的不合理利益链还需医保发力来破解。

4）均衡三方利益。医药、医疗、医保共同参与、协调发展，三明医保的强势为三明医改攻坚战发挥了举足轻重的作用，但是也必须注重改革的可持续性，要充分协调三医联动系统中所有利益相关者的利益，使各利益相关者都以促进居民健康为己任，互相配合，互相促进，共同发展。把一项卫生改革政策纳入整个健康系统中考虑，从供方、需方分层分阶段进行整体设计，合理规划，为居民提供整合的、连续性的服务，真正改善居民健康水平[86]。

第九章 “健康中国”与基本医疗卫生制度

“十三五”时期是我国全面建成小康社会的决胜阶段，也是建立健全基本医疗卫生制度、推进健康中国建设的关键时期。深化医药卫生体制改革是推进健康中国建设的核心环节之一，推进健康中国建设是深化医改的必然要求，两者紧密相连。

第一节 “健康中国”相关概念

健康（health）是一种在身体上、心理上和社会上的完满状态，而不仅仅是没有疾病和虚弱的状态[87]。健康作为基本人权，是人类全面发展的基础。同时健康是社会发展的标志，健康作为一种价值或资本[88]，对健康的投资具有乘数效应，是经济发展、社会进步的原动力。

“全民健康覆盖”（universal health coverage）这一理念由来已久，世界卫生组织（WHO）对全民健康覆盖的阐述是：每一位公民都能获得其所需要的卫生服务，而不会因此经历财务困难，因病致贫或因病返贫。平等获取和经济风险保护是全民健康覆盖的重要特征。“全民健康覆盖”的实现需要一个有力、高效、运转良好的卫生系统；一个为卫生服务供资的制度；获得基本药物和技术；受到良好培训并积极工作的卫生工作者等四个维度的共同支持[89]。

“健康融入所有政策”（health in all policies，HiAP）是一种旨在改善人群健康和健康公平的公共政策制定方法，它系统地考虑了公共政策可能带来的健康影响，寻求部门之间的合作，避免政策对公众健康造成不良影响[90, 91]。该理念认为健康不仅仅受卫生政策影响，其他部门和组织的政策同样影响健康，健康作为社会发展的核心目标之一，需要跨部门的通力合作[92]。

健康产业是指与维持健康、修复健康、促进健康相关，直接或间接为人的健康提供相关产品和服务的产业统称，主要包括健康服务业与健康制造业两大板块，具体包括：医疗服务、健康养老、健康管理、疗养康复、养生健身、健康保险、生物医药、医疗器械、健康食品、体育健身用品等十大重点产业。

“健康国家”发展战略不仅提供居民完整的医疗卫生保健服务，而且应该前瞻性地营造一个健康的社会环境，甚至是一个健康的经济发展机制与政府管理体制。因此，“全方位的健康”也就成为国际社会的主流价值[89, 91]。

综上，推进健康中国建设是整合健康国家理念、全民健康覆盖思想、医药卫生体制改革目标与健康服务产业的系统工程。同时，健康中国建设也体现了健康融入所有政策的国际化视野，通过打造健康产业，保护健康环境，培育健康人群，提升健康保障的具体实施路径，以求实现全民健康覆盖的要求，最终实现全民健康。

第二节　“健康中国”起源及发展回顾

一、“健康国家”战略的起源及发展

将健康提升到战略层面，融入所有政策的理念最早可以追溯到1978年举行的国际初级卫生保健会议。大会发布的《阿拉木图宣言》指出，“健康是人类的基本权利，政府有责任提供适宜的技术与方法促进居民的健康，获得最高质量的健康状况是全世界共同追求的目标”。并由此延伸出了“健康社区”的概念，通过实施“初级卫生保健”，动员居民参与，促进居民健康，共同创造一个可持续发展的健康环境，并最终实现“人人健康”的目标（health for all）[93]。

1986年，WHO通过《渥太华宣言》，首次完整地阐述了“健康促进”的定义、行动原则，以及未来的发展方向。并系统地提出了“健康的公共政策”、“建立支持健康的环境”、“强化社区参与”、“发展个人健康技能”及“改革卫生服务模式”等五大行动纲领[88, 91]。指出健康不仅是卫生计生部门的责任，政府、社会、个人都应该为全民的健康而努力，强调政治、经济、社会、文化、生态等因素对健康的影响。“健康促进”不仅是居民健康素养的提高，更应该是“国家层面”系统化的健康促进公共政策，对传统医疗卫生服务体系进行改革，重新定位医疗卫生服务的功能与模式，有计划且有效率地推动社会的健康促进工作[88-94]。

1998年，WHO提出“21世纪健康发展战略”[91, 92]。注重自我保健，讲求科学卫生文明的生活行为方式成为全球健康发展战略的主要目标[87, 95]。同年，联合国基于WHO的全球健康发展战略，进一步强调世界各国都应该致力于建立“健康家园”“健康学校”“健康社区”“健康城市”，以至“健康国家”的发展战略[87, 88]。由此，联合国正式将健康的概念从“个人健康”“健康社区”“健康城市”，扩展到“健康国家”，建立了由“个人健康”发展到“健康国家”的战略思想。

国际社会以新的思维方式重新定义了健康，“全方位的健康”成为国际社会的主流价值观，一些国家也根据国情制定和颁布了相应的“健康国家”发展

战略[96, 97]。2006 年芬兰在欧盟主席国会议期间向欧盟成员国介绍了健康融入所有政策（HiAP）的理念及在芬兰的实际应用，自此 HiAP 开始成为欧盟制定政策的重要原则[98]，2013 年第八届国际健康促进大会颁布的《赫尔辛基宣言》正式定义了 HiAP，并且认为 HiAP 是实现联合国千年发展目标组成部分，各个国家在起草 2015 年之后发展计划时应该重点考虑 HiAP[92]。

二、“健康中国”战略的起源及发展

改革开放三十余年，居民健康水平总体上处于中高收入国家水平，并且用较少的卫生资源实现了较高的健康产出，同时人口红利给中国带来了前所未有的发展机遇。但是随着发展的不断深入，社会发展所依赖的健康的可及性和公平性的问题越来越突出；处于社会转型期的发展需求要求我们重新定位健康发展战略和目标，制定一个科学的、中国特色的、健康发展的战略和目标。2007 年中国科学技术协会年会公布了“健康护小康，小康看健康”的三步走战略，随后卫生部提出了制定“健康中国 2020”战略发展的国家规划[99]。“健康中国 2020”一经提出便被定义为以全面提高民众健康素质为目的的国家中长期的卫生发展规划。随着医改步入深水区，深层次矛盾和问题集中暴露，改革难度明显加大，推进健康中国建设是推动深化医改的必然要求。2012 年 8 月，卫生部组织数百名专家讨论，最终形成《“健康中国 2020”战略研究报告》[100]。报告指出，“健康中国 2020”总目标是：改善城乡居民健康状况，提高国民健康生活质量，减少不同地区健康状况差异，主要健康指标基本达到中等发达国家水平。到 2015 年，基本医疗卫生制度初步建立，使全体国民人人拥有基本医疗保障、人人享有基本公共卫生服务，医疗卫生服务可及性明显增强，地区间人群健康状况和资源配置差异明显缩小，国民健康水平居于发展中国家前列。到 2020 年，完善覆盖城乡居民的基本医疗卫生制度，实现人人享有基本医疗卫生服务，医疗保障水平不断提高，卫生服务利用明显改善，地区间人群健康差异进一步缩小，国民健康水平达到中等发达国家水平。针对优先领域，研究提出了 4 类 21 项行动计划。并将总体目标分解为可操作、可测量的 10 个具体目标，其中，定量指标包括到 2020 年，人均预期寿命达到 77 岁，5 岁以下儿童死亡率下降到 13‰，孕产妇死亡率降低到 20/10 万，卫生总费用占国内生产总值的比例达到 6.5%～7%[101]。

“健康中国 2020”的提出作为我国健康中国战略规划发展的基石和初步探索，在当时被认为是当前和今后一个时期卫生工作的行动纲领，不论从提出时间、战略规划目标还是具体实施路径来看都存在明显的缺陷和不足。“健康中国 2020”战略规划对中国改革和经济发展的趋势存在明显的判断不足，未能考虑我国发展的新常态，更无法适应"创新、协调、绿色、开放、共享"的发展理念。"健康中国 2020"的发展目标局限于卫生发展，忽视了人口的发展，对健康产业的发展未做出充分判断。同时，也未形成具体可操作的测量标准和实施路径。

2014 年 12 月 13 日，习近平总书记在江苏考察时指出，没有全民健康，就没有全面小康。强调了国民的健康是拥有强大综合国力和可持续发展能力的前提和基础。2015 年 3 月 5 日，"健康中国"进入政府工作报告。李克强总理在政府工作报告中提出，健康是群众的基本需求，我们要不断提高医疗卫生水平，打造健康中国。2015 年 10 月 29 日公布的《中国共产党第十八届中央委员会第五次全体会议公报》，进一步明确了健康中国的内容，全会提出，推进健康中国建设，深化医药卫生体制改革，理顺药品价格，实行医疗、医保、医药联动，建立覆盖城乡的基本医疗卫生制度和现代医院管理制度，实施食品安全战略。

三、"健康中国"的挑战和应对

"十三五"时期是我国全面建成小康社会的决胜阶段，也是建立健全基本医疗卫生制度、推进健康中国建设的关键时期。深化医药卫生体制改革是推进健康中国建设的核心环节之一，推进健康中国建设是深化医改的必然要求，两者紧密相连。

健康中国政策制定进入了顶层设计阶段，此前医药卫生体制改革等取得的成果为其打下了良好的基础，但目前还存在如下挑战和困难。

1）体制机制创新有待进一步强化。我国医疗卫生服务体制改革尚处在进程中，一些体制性、机制性和结构性的深层次矛盾依然存在，"看病难、看病贵"的问题仍未得到根本解决。过度治疗（包括过度诊断、过度检查、过度用药）现象仍然存在。改革协调联动不足；各项医疗保障制度尚未形成无缝衔接，重特大疾病保障机制有待进一步建立健全；药价虚高现象仍不同程度地存在，综合施策控制医药费用不合理过快增长的机制尚待建立。

2）深化医药卫生体制改革不到位。"看病难"问题仍然突出。优质医疗资源被虹吸到大医院，医疗服务提供"倒三角"格局改观有限。据国家卫生计生委统计，2016 年 10 月，全国医疗卫生机构诊疗人次共 6.4 亿，其中，社区卫生服务中心（站）0.6 亿人次，乡镇卫生院 0.8 亿人次，两者门诊量之和约占全部诊疗人次的 1/6。2016 年 1～10 月，三级公立医院次均门诊费用为 291.3 元，二级公立医院为 189.5 元，三级公立医院人均住院费用为 12 872.7 元，二级公立医院为 5569.3 元。患者医疗费用、个人卫生支出占卫生总费用比例降至 30%以内，公平性有所改善，但与世界卫生组织提出的10%～15%的公平筹资体系还有一定差距。

3）医保基金运行存在风险。由于我国已进入全民医保时代，医保的扩面已无空间，由扩面牵动的基金收入增长效应也将微乎其微。按2000～2015年全国城镇职工基本医疗保险基金收入年平均增幅19.75%、支出年平均增幅21.43%的增长率推算，2029年城镇职工基本医疗保险基金将可能出现当期收不抵支的现象。与此同时，过度医疗、药价虚高现象均会加重医保基金运行的风险。

4）外部因素对推进健康中国带来深刻影响。随着工业化、城镇化、人口老龄化进程加快，经济发展进入新常态，平均期望寿命延长，健康危险因素增多，慢性病成为主要疾病负担。据《中国心血管病报告2015》，心血管病死亡居城乡居民总死亡原因首位，农村为44.6%，城市为42.51%。2014年以来，心血管疾病的住院费用年均增长速度分别为32.02%、18.90%和24.96%。医疗资源总量不足、卫生服务需求不断增加的结构性矛盾将给健康中国建设带来严峻挑战。

5）政府财政投入需加大。“健康中国2020”战略提出，到2020年，主要健康指标基本达到中等发达国家水平，要加大健康投入，卫生总费用占国内生产总值的比例达到6.5%～7%。2014年，我国卫生总费用占国内生产总值的比例为5.56%，医疗卫生财政支出占国家财政支出的比例为6.65%，与“健康中国2020”战略目标仍有一定距离，与发达国家相比仍存在较大差距。

另外，在政策推行过程中，因执行主体的素质缺陷和利益倾向、责任与监督机制缺乏、政策解读偏差等，政令不通、执行不力的现象时有发生。

总之，医改取得的成绩还是初步的、阶段性的，与人民群众的期盼相比，还有一定的差距。当前医改已经进入深水区，触及的深层次矛盾和问题越来越多，难度越来越大。人民群众对医改的期盼越来越高，医改对经济社会的影响也越来越广泛。深化医药卫生体制改革作为推进健康中国建设的核心环节之一，是一项长期艰巨复杂的系统工程，吸取前期新医改的经验和教训，是我国健康中国建设研究领域的基本问题与战略思考。推进健康中国建设，要吸取前期新医改的经验和教训，主动迎接与应对新的挑战。

1）坚持“创新、协调、绿色、开放、共享”的发展理念。通过理念创新、制度体制创新、发展方式创新、文化创新和科技创新，持续推进医疗卫生服务体制改革，建立健康友好型社会。统筹城乡区域协调发展，完善分级诊疗制度建设，维护健康服务的公平性。打造健康社会、生态社会，打造绿色医疗卫生服务体系。以开放、融合的态度推进健康服务业发展，积极跟进全球健康战略动态，支持促进健康服务业多元发展。完善基本医疗卫生制度，提高医疗服务可及性、可负担性、公平性，实现全民健康服务覆盖。

2）重点建设五项基本医疗卫生制度。一要建立科学合理的分级诊疗制度，抓紧制定本地区资源配置规划，科学界定公立医院和基层医疗卫生机构功能定位，健全完善分级诊疗服务体系。二要建立科学有效的现代医院管理制度，切实发挥公立医院管理委员会作用，推进管办分开，有效履行政府办医职能。三要建立高效运行的全民医疗保障制度，加快推进医保支付方式改革，建立医保部门与医疗机构谈判协商机制。四要建立规范有序的药品供应保障制度，完善药品采购新机制以减少药品流通环节，降低成本，提高效率。五要建立严格规范的综合监管制度，建立健全医疗费用监测公示和考核问责机制，严格控制公立医院医疗费用不合理增长。

3）实现“三医联动”改革。同步进行、协调推进医疗、医保、医药三个领域的改革，防止各自为政、各行其是。要把握保基本、强基层、建机制的基本原则，相互合作，优势互补，构建科学合理的医疗服务体系。要破除公立医院以药补医机制，改革医疗服务价格形成机制，建立现代管理制度，规范药品生产流通秩序，健全医保支付机制，健全利益调控机制，引导群众有序就诊，激发医疗机构规范行为、控制成本的内生动力，进一步提升医疗保障的公平性和专业化水平。

4）建立有利于健康的社会治理模式。随着我国经济发展进入新常态，医疗卫生发展要更加注重从体系和结构调整中提高效率。整合相关部门，使之能够通盘考虑卫生系统的供需双方、筹资水平与费用控制、投资与成本等各方面情况，形成整体方案，更好地节约医疗资源，提高使用效率。政府应更多地将医疗卫生与生命、人民健康等相关领域统筹协调，合理监管，重点加强慢性病危险因素的综合控制。

5）持续加大卫生领域财政投入。尤其注重对重大疾病防治、基本医疗保险财政补助、公共卫生服务补助、基层医疗服务体系建设、国家基本药物制度的支持力度。

6）要抓好政策的贯彻落实。各级卫生行政部门与医疗卫生机构要提高政策执行过程中的信息透明度，建立严格的政策执行责任追究制度，明确独立的政策执行监督机构。同时，政府要提高政策的精细化水平，抓紧落实和完善已出台的政策措施，制定相关实施细则和具体方法，并根据形势变化，及时预调微调。

第三节　“健康中国”的内涵、理念与现状

“健康中国”作为一个问题导向型和需求牵引型的发展战略，从大健康、大卫生和大医学的视角出发，根据居民的疾病负担和健康的主要影响因素来确定主要的发展问题，并以此作为确定战略目标和行动准则的基本依据。

国民的健康是拥有强大综合国力和可持续发展能力的前提和基础。“健康中国”是全面建成小康社会的奋斗任务和基础，是社会转型期的发展新常态。明确健康中国的内涵及其发展目标，有利于对健康中国发展方向及战略导向的正确把握和充分判断，同时是切实推进健康中国战略的必然要求。

一、“健康中国”的内涵

“健康中国”是以维护和增进全民健康，提高健康公平性为目标，秉持“创新、协调、绿色、开放、共享”的发展理念，以公共健康政策为落脚点，以深化医药卫生体制改革为切入点的国家战略。同时也是我国在全面建设小康社会下提出的全民健康蓝图和目标。“健康中国”发展战略，不仅仅是提供居民完整的医疗卫生服务体系，更应该是建立一个有利于全民健康的社会环境、经济发展机制和社会管理体制，实现人与社会、人与自然的健康协调可持续发展。

“健康中国”以实现全民健康为目标，全民健康是实现全民小康的基础，实现全民健康具体可以分解为“健康环境”“健康保障”“健康人群”“健康产业”等四个维度。

1. 打造健康环境

“健康中国”要求协调发展，绿色发展，一方面，实现自然环境健康，必须有效控制影响健康的危险因素，完善环境卫生和文化体育等基础设施，改善生态环境，完善健康支持性环境，建立有利于健康的自然环境，实现人人享有健康的生产生活环境。另一方面，实现社会环境健康，必须建立健康友好型经济社会发展模式，构建和谐的社会关系。

2. 提供健康保障

以人的健康为根本出发点和落脚点，加强顶层设计，突出健康的优先发展地位，完善健康相关法律体系、基本医疗卫生制度，提高政府在健康领域的投入规模与绩效，有效控制重大疾病及突发疾病，全面优化健康服务业，构建完善的公共安全保障体系和社会支持系统，为实现人人享有健康提供保障和支持。

3. 培育健康人群

建立完善基本医疗卫生制度，全面优化健康服务，改善老人、妇幼、贫困人口、流动人口等重点人群健康状况，关注职业健康，以居民健康需求为导向，推进全民健康的生活方式，推广健康观念，提升健康素养，改善健康行为，达到身心健康、社会适应相协调的全面健康。

4. 发展健康产业

随着健康需求的快速释放，且呈现出多层次、多样化的特点，已经对发展健康服务业提出了客观需要；同时，新一轮医改取得阶段性成效，人民群众基本医疗卫生需求得到一定保障，也为健康服务业全面发展创造了良好条件和现实可能。转变经济发展模式，将健康需求作为拉动内需的重要抓手，在经济结构转型升级过程中大力发展健康服务，大力发展覆盖医疗护理、康复保健、健康管理和咨询服务、人才培训、科技创新等领域的健康服务产业。

二、"健康中国"的发展理念

当前，我国经济发展进入新常态，医疗卫生发展不能再遵循简单追求规模扩张的发展模式，而要更加注重从体系和结构调整中提高效率。推进健康中国建设是稳增长、促改革、调结构、惠民生的必然要求。"健康中国"作为国家发展战略的重要组成部分，其核心是实现健康促进，改善健康状况，需要兼容和协调不同行业、领域促进健康与社会发展。充分实现社会转型期的发展目标，必须牢固树立并切实贯彻"创新、协调、绿色、开放、共享"的发展理念，以新常态破解发展难题，厚植发展优势。

"健康中国"的实现，第一，坚持创新发展，通过理念创新、制度体制创新、发展方式创新、文化创新和科技创新，持续推进医疗卫生服务体制改革，建立健康友好型社会。第二，坚持协调发展，将健康融入所有政策，统筹城乡区域协调发展，完善分级诊疗制度建设，维护健康的公平性。第三，坚持绿色发展，打造健康社会、生态社会，打造绿色医疗卫生服务体系。第四，坚持开放发展，以开放、融合的态度推进健康服务业发展，积极跟进全球健康战略的动态，支持促进健康服务业多元发展，满足不同健康需求。第五，坚持共享发展，完善基本医疗卫生制度，提高医疗服务可及性、可负担性、公平性，共享发展成果，实现全民健康覆盖。

三、"健康中国"人口健康现状

1. 人口老龄化

国家统计局数据显示，2014 年，我国 65 岁及以上人口数为 13 755 万人，占比 10.1%，较 2000 年的 7.0%提高了 3 个百分点。据世界卫生组织预测，我国将在 2027 年进入深度老龄化社会，也就是 65 岁以上老人比例高于 15%。联合国资料显示，到 2050 年中国老龄化水平将达 30%以上。老年人的慢性病发病率是平均值的 2～3 倍，老年人口的增加必然带来慢性病患者的增加。慢性病发病率不断增加，以糖尿病为例，我国糖尿病发病率呈指数增加，糖尿病发病率大于老年人口所占比例，说明越来越多年轻人患病，加大我国慢性病疾病经济负担。

2. *疾病谱改变*

2012 年全国 18 岁及以上成人高血压患病率为 25.2%。糖尿病患病率为 9.7%，与 2002 年相比，患病率呈上升趋势。40 岁以上人群慢性阻塞性肺病患病率为 9.9%。根据 2013 年全国肿瘤登记及死因监测结果分析，我国癌症发病率为 235/10 万，肺癌和乳腺癌分别位居男性、女性发病首位，十年来我国癌症发病率呈上升趋势。慢性病的患病率上升与经济、社会、人口、行为、环境等因素密切相关。一方面，随着人们生活质量和保健水平不断提高，人均预期寿命不断增长，老年人口数量不断增加，我国慢性病患者的基数也在不断扩大；另一方面，随着深化医药卫生体制改革的不断推进，城乡居民对医疗卫生服务需求不断增长，公共卫生和医疗服务水平不断提升，慢性病患者的生存期也在不断延长。慢性病患病率的上升，反映了国家社会经济条件和医疗卫生水平的发展，是国民生活水平提高和寿命延长的必然结果。

3. *死亡模式转变*

2002 年《世界卫生报告》指出，慢性病已造成全球超过 60%的死亡，估计到 2030 年将上升为 75%。我国人群慢性病死亡占总死亡构成从 1990～1992 年的 76.5%，到 2004～2005 年的 82.5%，再到 2010 年的 85.3%，20 年上升了近 10 个百分点。2012 年我国确诊慢性病患者人数已经超过了 2.6 亿，全国居民慢性病死亡率为 533/10 万，占总死亡人数的 86.6%（1991 年为 73.8%，2000 年为 80.9%），其中心脑血管病为首要死因，占慢性病死亡人数的 51%，占总死亡人数的 44.2%（2000 年分别为 41.4%、34.0%）。2014 年我国城乡居民主要疾病死亡率及构成显示，恶性肿瘤是造成城乡居民疾病死亡的首要原因，城乡死亡率分别为 152.59/10 万和 161.28/10 万；其次是脑血管疾病、心脏病和呼吸系统疾病。

慢性病死亡占总死亡的比例在上升，主要是由于我国经济社会发展和医疗卫生服务水平的不断提高，特别是疾病防控和妇幼保健工作的加强，使得传染病、婴幼儿和孕产妇死亡率持续下降，幅度较大，使得慢性病的死亡构成比呈上升趋势。

4. 健康期望寿命

2000年世界卫生组织在《世界卫生报告》中推荐将健康期望寿命（healthy life expectancy，HALE）作为评价人群健康的综合测量指标。健康期望寿命是指在考虑了疾病和/或残疾等因素造成的非健康状态影响后，测算出一个人在完全健康状态下生存的平均期望年数。HALE在关注生命数量的同时，更关注生命的质量。以HALE为评价指标，WHO利用自报健康资料对191个成员国的卫生系统绩效在人群健康水平方面的成绩进行了排序：日本的HALE最高，为74.5年；非洲国家塞拉利昂最低，只有25.9年；有24个国家的HALE超过70年，一半以上超过60年，低于40年的有32个国家。中国的HALE为62.3年，位于第81位。也就是说，中国居民在出生时的期望寿命为71.4岁（2000年），由于失能，仅相当于在完全健康状态下度过了62.3年。

2012年北京市户籍居民18岁组期望寿命均在60岁以上，但健康期望寿命为40.17剩余年，其中男性为43.40剩余年，女性为38.06剩余年，男性高于女性。这一结果意味着，一名18岁的北京人，预期可在健康状态下平均活到58岁以上，之后其生命可能会陷入疾病、残疾等非健康状态。北京市成年居民健康期望寿命的结果表明，虽然北京市居民的期望寿命已经达到了国际发达国家的水平，但居民生命质量并不是非常理想，各种因素将导致10～20年处于非健康状态。

第四节 “健康中国”与基本医疗卫生制度

2015年10月，中国共产党第十八届中央委员会第五次全体会议提出，推进健康中国建设，深化医药卫生体制改革，建立覆盖城乡的基本医疗卫生制度和现代医院管理制度。

2016年全国卫生与健康大会上，国家主席习近平明确要求通过推进分级诊疗制度、现代医院管理制度、全民医保制度、药品供应保障制度、综合监管制度等五项基本制度建设，实现健康中国目标。

一、国民健康是拥有强大综合国力和可持续发展能力的前提和基础

全面小康社会对卫生事业发展水平提出更高要求。2014年12月13日，习近平总书记在江苏考察时指出，没有全民健康，就没有全面小康[99]，强调了国民的健康是拥有强大综合国力和可持续发展能力的前提和基础。随着经济发展和消费结构加快升级，健康在国民经济和社会发展中的地位将进一步提高，群

众健康意识将明显增强，对医疗卫生服务水平和多元化、多层次健康服务的需求将进一步增长。

而从目前的形势来看，医疗卫生服务体系与群众健康需求间仍存在较大差距。一是供需矛盾突出。一方面，医疗服务需求快速增长：2004～2013 年入院人数由 0.67 亿增长到 1.92 亿，增长了 187%；年诊疗人次由 39.91 亿增长到 73.14 亿，增长了 83.26%。随着医疗保障制度水平的继续提高、人口老龄化程度的不断加深，预计“十三五”时期医疗服务需求总量将继续维持较高水平。另一方面，服务供给能力因体系结构不合理和优质人力资源匮乏等原因而严重滞后：2004～2013 年，卫生技术人员数只增加了 60.74%，执业（助理）医师数仅增长了 39.82%。随着全面建成小康社会目标的实现，群众多层次、多样化健康服务需求将进一步释放，优质医疗卫生资源短缺、结构布局不合理的问题将进一步凸显。二是卫生发展方式和服务模式亟待转变。基层医疗卫生机构能力不足、高层次医疗服务机构功能定位不清、医疗卫生服务缺乏整合，是目前我国医疗卫生服务体系存在的突出问题。一方面，服务需求向大医院集中，医院规模持续扩张，基层能力有待提升；另一方面，服务供给体系单一，难以满足多元健康需求。

同时，现有医疗卫生服务体系面临多重健康问题挑战，现有公共卫生基础设施比较薄弱，特别是医疗和公共卫生服务体系缺乏衔接协同，服务体系难以有效应对日益严重的慢性病高发等复杂健康问题的挑战。一方面，重大传染病和重点寄生虫病防控形势依然严峻，新发传染病威胁不容忽视。而同时，慢性病已成为重大的公共卫生问题，发病人数快速上升，疾病负担日益沉重：现有慢性病确诊患者 2.6 亿，占总人口的 19.1%，慢性病死亡人数占总死亡人数的比例由 1991 年的 73.8%上升至 2011 年的 85%，导致的疾病负担占疾病总负担的 70%。根据世界银行的预测，今后 20 年内中国慢性病的发病人数会增长 2～3 倍。另一方面，生态环境、生产生活方式变化及食品药品安全、职业伤害、饮用水安全和环境问题等对人民群众健康的影响更加突出。不断发生的自然灾害、事故灾害及社会安全事件也对医疗卫生保障提出更高的要求。

二、推进“健康中国”建设是推动深化医改的必然要求

2015 年 3 月 5 日，“健康中国”进入政府工作报告。李克强总理在政府工作报告中提出，健康是群众的基本需求，我们要不断提高医疗卫生水平，打造健康中国。随着医改步入深水区，深层次矛盾和问题集中暴露，改革难度明显加大，推进健康中国建设是推动深化医改的必然要求。医改经验证明，随着改革向纵深推进，牵涉到的利益格局增大，体制性、结构性等深层次矛盾集中暴

露，改革的障碍明显加大。而且，中国是发展大国，健康产业极其庞大。截至2014年12月底，全国医疗卫生机构达98.5万个，其中：医院2.6万个，基层医疗卫生机构92.2万个；2014年，全国医疗卫生机构总诊疗人次达67.7亿人次，出院人数达17 881.6万人，医院病床使用率为90.1%。医药流通保障体系中，基本药物共520个品种；原料药和制剂生产企业共4900家，医疗器械生产企业15 698家；全国持有《药品经营许可证》的企业共有451 129家，共有医疗器械经营企业183 809家。全国参加职工基本医疗保险人数28 296万人；参加城镇居民基本医疗保险人数为31 451万人；全国参加新农合人数为8.1亿人，参合率达到99%。在中国如此庞大的三医体系中，若无科学合理的顶层设计规划和发展战略，则整个卫生系统的运转是低效率的。但是，新医改建设顶层设计存在缺陷，缺乏系统的三医联动机制：医疗保障的公平性和专业化水平迫切需要进一步提升；公立医院以药补医机制尚未有效破除，医疗服务价格形成机制亟待改革，现代管理制度尚未建立；药品生产流通秩序不规范的问题依然严重是导致医改举步维艰的关键问题。同时，忽视了医改相关利益方，其他社会发展体系和社会管理体制间的协调关系，是导致医改举步维艰的关键问题，也是影响医改成效的根本问题。深化医药卫生体制改革作为推进健康中国建设的核心环节之一，是一项长期艰巨复杂的系统工程，吸收前期新医改的不足和缺陷，有利于我国健康中国建设的研究。对我国医疗卫生体制改革顶层设计和制度衔接的重大理论和实践策略进行研究对于构建科学、协调的健康中国建设顶层设计具有广泛的借鉴意义。

三、“三医联动”是深化医药卫生体制改革的关键

2015年10月29日公布的《中国共产党第十八届中央委员会第五次全体会议公报》，进一步明确了健康中国的内容，全会提出，推进健康中国建设，深化医药卫生体制改革，理顺药品价格，实行医疗、医保、医药联动，建立覆盖城乡的基本医疗卫生制度和现代医院管理制度，实施食品安全战略。

随着我国经济发展进入新常态，医疗卫生发展不能再遵循简单追求规模扩张的发展模式，而要更加注重从体系和结构调整中提高效率，要集中力量提升健康促进和服务质量的水平。随着改革向纵深推进，牵涉到的利益格局增大，体制性、结构性等深层次矛盾集中暴露，改革的阻力明显增强。改革的实际情况是，医保、医疗、医药三大领域改革步调不一，使新型制度体系的建设陷入了相互脱节、错位甚至对冲的异常复杂局面。卫生行政主管部门主导着医疗机构改革，医保部门主导着医疗保障体制改革，发展部门主导着药品价格改革，食品药品监督管理部门主导着药品审批监管改革，各项改革机制上缺乏统筹衔

接，组织上缺乏统一协调，医疗、医保、医药改革其实质仅仅是三项改革，三医联而未动。在我国庞大的医疗卫生系统中，如果没有三医的良性互动，将会影响整个卫生系统的运转效率。我国医疗、医保、医药“三医”联动的动力机制不健全，医疗卫生领域的人事编制、绩效考核、收入分配、法人治理等深层次体制机制改革单兵突进，缺乏部门之间的协同合作，尤其是医保支付方式改革、医药购销领域秩序规范落后于医疗卫生服务体系改革同步推进的力度，严重制约了医药卫生改革的整体推进。

单纯改革某一方面，很难取得令人满意的结果。“三医联动”是深化医药卫生体制改革的关键，是健康中国建设的核心内容。通过医疗、医保、医药三方面的联动和互动改革，在总体协调机构的领导下，各部门打破界限，通过总体设计、协同推进，提高医疗卫生系统的效率和改革的公平性。科学制定医改顶层设计的战略目标，坚持“三医联动”，是确保医改成功的重要基础。从整个医疗体系出发考虑问题，顶层设计规划具有系统性、整体性、战略性、前瞻性的特点，并且突出了医改的战略重点和优先领域，把解决当前影响群众健康的突出问题与制度衔接结合起来，有助于解决因社会经济发展模式不科学、不协调、不可持续带来的健康问题，有助于推动卫生事业的可持续发展，保障人人享有基本医疗服务的目标。

第五节　基本医疗卫生制度

五项基本医疗卫生制度中，现代医院管理制度是关键，分级诊疗制度是基础，全民医保、药品供应保障、综合监管制度是保障。最后的落脚点都是现代医院管理制度，这也是整个医改中非常重要的核心问题。对于公立医院改革来说，建立连续性的医疗服务体系及建立现代医院管理制度是非常重要的两个目标。

一、现代医院管理制度

2015 年 10 月，中国共产党第十八届中央委员会第五次全体会议提出，推进健康中国建设，深化医药卫生体制改革，建立覆盖城乡的基本医疗卫生制度和现代医院管理制度。2016 年全国卫生与健康大会上，国家主席习近平明确要求通过推进分级诊疗制度、现代医院管理制度、全民医保制度、药品供应保障制度、综合监管制度等五项基本制度建设，实现健康中国目标。

医院是为公民提供健康服务的主体，是守护人民群众基本健康的最后堡垒。随着现代社会卫生服务的供求关系变化及管理精细化、信息化的要求，医院管理受到了严峻的挑战，现代管理理论逐步向医院管理渗透，推动了现代医院管理理论和制度设计不断发展。建立现代医院管理制度是公立医院改革的必经之路，也是新医改的重要组成部分，对于健康中国的实现进程的推进具有重要意义[102]。

1. 中国医院发展的现状

（1）公立医院是医疗服务的主体

根据所有制的不同，我国医院分为公立医院与民营医院两大类。根据《2016年我国卫生和计划生育事业发展统计公报》，2016 年末，我国公立医院数量为12 708 个，占所有医院总数的 43.6%，拥有卫生技术人员数 449.1 万人，占比 82.9%，拥有床位数 445.4 万张，占比 78.3%。从机构数量上看，公立医院与民营医院的数量基本相当，但在资源拥有上占绝对优势。

公立医院的诊疗人次数为 28.5 亿人次，占比 87.2%，住院量为 14 750 万人，占比 84.2%。因此，从服务提供量上看，公立医院占有主导地位。

（2）大型公立医院的诊疗人次不断增加

《中国卫生和计划生育统计年鉴 2016》数据显示：2015 年，三级医院数量仅占全国医疗机构总数的 0.2%，但承担了 19.5%的门诊工作，增长幅度为 7.1%。2010～2015 年，三级医院入院人数年平均增长率为 17.14%，均大于二级医院的 6.8%和一级医院的 15.8%。我国大型公立医院在卫生服务提供中承担着重要作用。

（3）公立医院规模快速扩张

根据《中国卫生和计划生育统计年鉴 2016》，2010～2015 年，公立医院资产扩张与规模扩张迅速，大型公立医院的门诊和住院人次不断增加，不利于有序就医。

（4）医疗费用上涨明显

2016 年，我国公立医院出院患者平均医药费用为 9229.7 元，平均每人次比上年增加 396.7 元，增长率为 4.5%；次均门急诊费用为 246.5 元，平均每人次比上年增加 11.3 元，增长率为 4.8%。按现有次均住院费用水平估算，从一级医院到三级医院的住院患者每增加一个百分点，医药费用增加 100 亿～120 亿元。因此，大型公立医院的诊疗人次不断增加的现象，是我国居民医疗费用快速增长的重要原因之一。

（5）卫生经费投入

根据《中国卫生和计划生育统计年鉴 2016》，2015 年我国公立医疗机构总收入为 26 787.5 亿，其中财政补助 4299.1 亿，占 16.0%；卫生总支出为 25 872.6 亿，其中人员经费支出为 8370.1 亿，占 32.4%。从以上数据可以看出，我国医疗机构卫生经费投入相对较低，医院发展基本依靠医院的业务收入。

2. 中国特色现代医院管理制度存在的问题

（1）外部管理制度

1）建立现代医院管理制度的法律缺失：目前，虽然在一些卫生相关的法律法规中能找到医院管理过程中一些法律依据，如《执业医师法》《医疗机构管理条例》等，但是以上法律只针对医疗机构的某一方面的行为，我国没有一部专门的医院管理相关的法律。由于法律不健全，公立医院性质模糊，定位不明确，从根本上导致建立现代医院管理制度的“上位法”缺失，导致在实际操作中“无法可依、无章可循”。

2）管办不分，医院运行监管不到位：按照监管内容的不同，可将对医院的监管分为行业监管和运行监管。行业监管主要包括：医疗机构和从业人员准入、医疗服务价格的确定、医疗服务质量控制等，是根据市场机制，对整个医疗行业进行的干预与控制。运行监管主要包括：医院资产管理、院长选拔任用、经济运行与财务监管、医院绩效考核等，是通过对公立医院内部运行情况的监管，进而干预医疗服务提供者的行为[103, 104]。

新医改实施以来，公立医院改革一直强调管办分开，但实际上，政府作为公立医院所有者，对行业监管和运行监管的所有职能采取“一手抓”，政府权力集中，没有真正做到管办分开。从监管效果来看，政府主要对医院进行日常的行业监管，但缺乏以财务与经济运行为重点的运行监管。

3）公立医院地位垄断，民营资本进入缓慢：近年来，我国有多项政策，鼓励民营资本进入医疗市场，但是目前民营医疗机构仍然以小型专科医院为主，市场占有率较低。我国公立医院与民营医疗虽然机构数量基本相当，但公立医院拥有80%以上的医疗资源，提供 85%以上的卫生服务量，在整个医疗市场中，公立医院都占有主导地位。目前，我国公立功能定位不明确，大型医院规模过大；同时，由于政策不明晰及对社会资本的偏见，多元化办医和社会资本进入医疗市场进展十分缓慢。

4）医院相关利益方制度不完善：医保制度方面，医保付费改革进展缓慢，医保机构缺乏专业人才。医保机构与医疗机构之间的谈判机制尚未普遍形成，医保付费支付设计不当导致医疗机构行为扭曲[105]。药品供应保障体方面，目前我国公立医院推行以省为单位的药品集中招标采购制度，以期降低药品招标价格，从而控制人民医疗费用。但由于招标设计不合理，流程不规范，公立医院药品供应体系寻租问题普遍，导致招标价格高，供给可靠性低，药品质量得不到保障等问题[106]。

（2）内部管理制度

1）法人治理尚未真正开展，医院缺乏部分经营自主权：医院法人治理结构是国家治理体系现代化的重要组成部分，医院法人治理机制是国家治理能力现代化的具体体现[107]。我国公立医院政事不分、管办不分现象依然存在，医院体制改革和产权变更也仅处于部分地区试点阶段，仍争议不断。另外，目前我国部分已实施法人治理的医院，内部权力制衡体系大多形同虚设，没有真正发挥决策和监督作用。

政府对公立医院实行大包揽和直接干预，导致医院没有成为真正独立的法人主体，没有自主经营权。医院对于自身运营中所涉及的人、财、物没有实际的管理权，如岗位设置、院长选拔、内部受益分配等多方面均受到卫生行政部门、人事部门的监管，法人自主权均未落实，导致医院在日常运行和管理中，存在效率低下等问题[108]。

2）取消编制尚未落实，相关法律建设迟缓：医院作为事业单位，现有人事编制制度制约了医院发展[109]。一方面，事业单位编制被编制内的员工当作“铁饭碗”，非编制的员工与其工资待遇悬殊，不利于调动工作积极性；另一方面，编制制度束缚了人才的流动，不能适应市场化需求。近年来，我国事业单位也开始改革，推行取消编制，但进展缓慢，大部分地区和公立医院还未落实到位。另外，医院内部的岗位设置、人员晋升等制度相对落后，医院招人与用人机制不灵活。《执业医师法》和《医疗机构管理条例》等相关法律法规相对滞后，部分不适应时代需求的条款修订迟缓，影响了医院人力资源改革，继而影响了医疗行业人才队伍的建设。

3）薪酬制度不合理，无法调动医务人员积极性：我国公立医院薪酬制度设计不合理，医疗服务价格的制定不能体现医务人员的劳动水平。医疗服务定价过低，医务人员的收入大部分来源于药品加成[110]。医院内实行的行政化管理，大多实行按职称、按级别管理的工资制度，绩效工资占比较小，不利于调动医务人员积极性。另外，目前公立医院绩效考核与绩效评价指标体系不完善，绩效考核中绩效工资的发放与医务人员工作量和业务收入挂钩，导致医务人员过分追求患者就诊量，患者满意度较低，开大处方行为普遍等问题出现。

4）医疗质量与安全管理存在诸多问题：医疗质量与安全一直以来都是医疗服务的核心。医疗质量的指标可以分为两方面：医疗技术质量和医疗服务质量。近年来，我国医疗卫生事业发展迅速，医学研究与医疗器械的开发逐渐达到世界先进水平，医疗技术质量与安全水平有了很大的提高；在医疗服务质量方面，我国公立医院远远落后于欧美发达国家水平，医务人员和医院把过多的精力集中于疾病的诊治，而忽略了医疗服务和患者的主观感受。

3. 中国特色现代医院管理制度实施对策

（1）构建具有中国特色现代医院管理制度的基本框架

在研究建设中国特色现代医院管理制度的过程中，应充分借鉴目前我国高校和企业等相关领域的管理制度，参考国际现代医院管理制度的先进经验，紧密结合我国卫生事业发展现状和深化医药卫生体制改革的有关要求。

中国特色现代医院管理制度的基本框架应包括外部管理制度、内部管理制度和相关机制三部分。外部管理制度的核心是管理体制创新，主要指通过政事分开、管办分开来明确政府、社会、医院三者之间的责权边界，具体制度主要包括政府对医院的监管、医院的产权制度和医保的支付制度等；内部管理制度的核心是建立法人治理结构和法人治理机制，主要指医院内部利益主体之间的权责边界，具体制度包括法人治理制度、人事分配与激励约束制度、质量安全管理制度等，目的是提高医院的运行绩效。相关机制包括治理机制、补偿机制、监管机制和保障机制。

（2）构建管理体制创新的医院外部管理制度

1）完善相关法律法规：完善我国现代医院管理制度相关“上位法”。境外政府在医院监管方面的立法方面，日本有《医疗法》，美国在联邦一级有《全国医疗规划和资源发展法案》，德国有《医疗法》和《医院筹资法》，英国有《基础医院法案》，中国台湾有《医疗法》。因此，建议我国大陆借鉴境外先进经验，应尽快出台《基本医疗卫生制度法》及《医院章程制定暂行办法》等具有法律效力的文件，将各方面政策文件上升到法律层面，使现代医院管理制度建设有法可依、有章可循。

2）通过政府治理推动医院管理体制的完善：领导、管理和保障是政府治理的三大核心。医院管理体制的终极目标是实现权责统一。政府治理的具体措施如下：首先是国家层面，国家卫生计生委是委属（管）医院的出资人，应当履行出资人职能，参与各委属（管）医院的管理决策；其次是地方层面，各级地方政府应当分别成立公立医院管理委员会，政府对其进行部分授权，代表地方政府作为地方医院出资人履行职责；最后是地方卫生计生行政部门层面，建议设立医院管理中心，职能与医院管理委员会对应，作为其日常办事机构。

3）管办分开，明确各方监管职能：管办分开在理论上讲，就是要推进公立医院行业监管和运行监管分开；在组织机构上讲，就是要设立专门机构（如管理局、管委会、医院管理中心等）代表政府履行部分职责。因此，建议卫生行政部门主要负责对医院的行业监管，医院管理中心等专门机构主要负责对医院的运行监管。加强以公立医院财务安全与经济运行为重点的运行监管，建议实施全成本核算、派驻总会计师、第三方会计审计监督等制度，强化审计监督，促进国有资产的保值增效。

4）探索公立医院产权制度改革，建立多元化办医格局：随着公私合营（PPP）模式在医疗市场的应用，公立医院产权制度改革也逐步推进，随之而来的是医院内部治理结构的进一步完善。未来，公立医院可以探索产权制度变更，做到“归属清晰、权责明确、保护严格、流转顺畅”[111]。通过引入社会资本，对医院进行融资，建立公私合营的股份制公立医院。促进医院产权制度改革，鼓励多种产权形式共存的多元化办医格局的形成。卫生计生行政部门制定行业管理政策，为公立医院和其他产权形式的医疗机构创造公平竞争的市场环境。

5）强化国家医保、医保相关制度的保障作用，促进三医联动：从加强三医联动的角度做好医改顶层设计，加强“医疗、医保、医药”有效衔接，相互制约。医保作为患者医疗费用支付方，要发挥好主动权，加强医保对医疗服务行为的引导与监管，推进多种支付方式改革。鼓励医院、医保与医药企业三者间进行谈判与合作，引导合理用药和适宜治疗，控制医疗费用过快上涨，提高医保基金使用效率，进而逐步提高保障绩效。

（3）完善以法人治理为核心的医院内部管理制度

1）落实医院法人治理制度。落实医院法人治理应建立治理结构和完善治理机制。建立股东会、理事会、监事会和医院管理层四层法人治理结构，分别代表医院权力机构、决策机构、监督机构和执行机构，四者相互独立、相互制衡。公立医院理事会为法人治理核心，由政府部门、医院、服务对象、律师、专家学者等各方面代表组成。理事会负责院长提名与选拔、公立医院的功能定位、重大投资、发展规划、管理层薪酬制定等决策[112]。公立医院监事会，由医院纪律检查部门负责人、工会负责人、医院职工代表、专家学者、社会监督员等组成。监事会负责院长对理事会决策的执行情况进行监督。

2）完善医院领导体制，赋予医院自主权。我国公立医院应实行理事会监督下的院长负责制。明确院长的医院法定代表人和主要行政负责人地位。同时发挥中国共产党医院基层委员会的政治核心和监督保障作用，保障党的政策方针在医院实行。赋予医院和医院领导班子自主权，包括：岗位设置、科室调配、人员聘用、职称晋升、工资待遇、薪酬制度、内部资源调配等方面。医院实行契约管理，以公益性为核心目标的绩效考核制度，完善职代会民主监督和社会公众监督机制。

3）改革医院人事制度。认识制度改革应该从公立医院编制改革、完善岗位设置、完善相关法律等方面入手。一方面，推进公立医院编制改革，创新公立医院编制管理方式，探索编制备案制，弱化编制集中管理，强化编制分级和动态管理，最终逐步取消编制。另一方面是完善岗位设置，变编制身份管理为岗位管理，推行医院全员聘用合同制，通过公开自主招聘、考核上岗，形成能上能下、能出能进的灵活用人机制。对人员准入与管理相关法律法规进行及时修订，从而规范医院人事管理，加强医疗行业人才队伍的建设。

4）建立科学合理的医院薪酬制度。以调动医务工作人员积极性为宗旨，以完成社会公益目标任务为前提，以工作岗位、风险度、工作量和强度等因素科学合理地确定薪酬等级，建立适应行业特点的科学合理的薪酬制度。一是建立稳定的薪酬投入保障制度，逐渐提高医院薪酬水平，充分体现医务人员劳动价值；二是改进医务人员工资结构，打破按职称、按级别管理的工资制度，改为岗位工资制度；三是以公益性为导向，完善公立医院绩效考核制度和绩效评价指标体系。

5）强化医院医疗质量与安全管理制度。一是加强基础质量管理，落实医疗质量与安全的核心制度，规范诊疗行为，实施临床路径和单病种质量管理，保证医疗质量。二是重点加强医疗服务质量，以患者为中心加强医院内部管理，切实改善患者就医体验，提升患者满意度。三是完善医院内部医疗质量与安全的考核制度，健全质量监控考评体系，建立多部门协调管理机制，保证医疗质量持续提高。现代医院医疗质量管理方法主要包括：病例医疗指标评价管理、病种医疗质量管理、PDCA 循环、全面质量管理、目标质量管理、三级质量管理等。四是政府应鼓励公立医院通过提高医疗质量与安全水平达到 JCI、KTQ 国际医院认证标准，成为现代化与国际化医院。

二、分级诊疗制度

随着我国的疾病谱、生态环境、生活方式不断变化，以及工业化、城镇化、人口老龄化速度加快，人民群众面临着多重疾病威胁并存、多种健康影响因素交织的复杂局面。同时，居民不断膨胀的健康需求给低效率的医疗服务体系带来了极大的挑战。没有全面健康就没有全民小康，实现全民健康的前提是要人人享有基本医疗服务。分级诊疗制度是合理配置医疗卫生资源，促进基本医疗服务均等化的重要措施。2015 年，《关于推进分级诊疗制度建设的指导意见》指出：要逐步形成“基层首诊、双向转诊、急慢分治、上下联动”的分级诊疗模式，推进合理就医格局。2016 年，全国卫生和健康大会强调着力推进基本医疗卫生制度建设，努力在分级诊疗制度建设上取得突破。随着分级诊疗制度的全面推行，我国 26 个省已经出台相关方案，但其长期性和复杂性特点决定在推行过程中必然会受到政治、经济、社会环境和利益冲突的影响。笔者基于系统化视角，从利益群体、制度建设和保障机制等方面，分析分级诊疗制度实施过程中存在的关键问题，并提出相应的对策建议，以期为政策优化和保障分级诊疗制度可持续发展提供理论依据。

1. 分级诊疗内涵与体系构架

分级诊疗是指为了提高医疗卫生服务体系的效率、公平性、可及性和可负担性，根据区域卫生规划和各医疗卫生机构的功能定位，按照疾病的急、重及治疗的难易程度进行分级，不同类型的医疗卫生机构承担不同类型疾病或疾病不同阶段的治疗，在三医联动的基础上，以基层首诊、双向转诊、急慢分治、上下联动为核心，以完善服务网络、运行机制和激励机制为保障，形成科学合理就医秩序。其体系构架核心是在卫生机构、财政部门、医疗保险机构及药品监督管理机构等多部门协同作用下，保证医疗服务的科学性和连续性，以不同层级医疗机构的“分工”促进医疗机构之间更好地“合作”，形成预防、治疗、康复等环节的有机联系的整体（图 9-1），让患者在最合适的医疗机构进行就诊[113]。

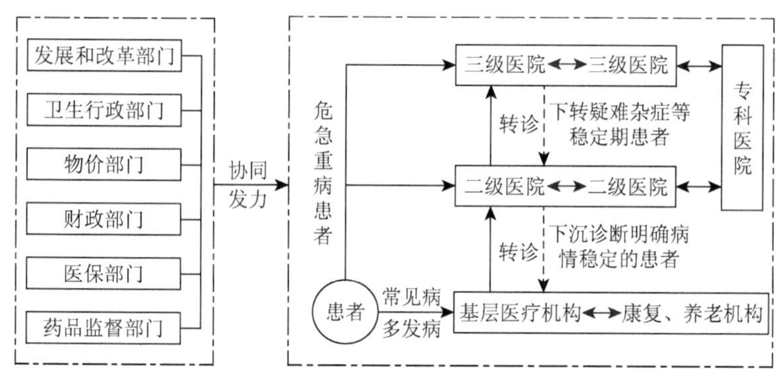

图 9-1 分级诊疗制度体系构架

2. 我国分级诊疗制度实施现状

我国分级诊疗制度建设仍处于扩大试点的探索阶段，各地社会经济与医疗卫生事业发展状况不同，因此分级诊疗的模式有所不同：上海市以家庭医生签约为突破口，居民可选择 1 家社区卫生服务中心、1 家区级医疗机构和 1 家市级医疗机构进行签约，形成“1+1+1”签约组合[114]。厦门市采取“慢病先行，三师共管，两病两网”模式，在“院办院管”的分工协作机制上以慢性病为突破口，三师（专科医师、全科医师和健康管理师）签约为核心，信息共享为保障，逐步推行分级诊疗制度[115]。宜昌市以“互联网+”技术搭建分级诊疗转诊协作平台为突破口，实现医疗资源、信息、服务互联互通[116]。不同地区的分级诊疗模式具有一定的适宜性和创新性，也初步取得一定实施效果，主要体现在优质资源逐步下沉，居民就医可及性加强；患者对分级诊疗制度的就医体验较好，满意度增加等。

总之，分级诊疗是一个涉及卫生计生、医疗保险、物价、发展改革和药品保障等多个部门和多方利益的系统工程，其推进过程中逐渐暴露出制度设计不完善、利益分配机制不健全等多种弊端，严重制约了实施效果。客观全面地发现分级诊疗制度实施过程中存在的主要问题，和深入分析制度实施效果的影响因素，对于促进分级诊疗制度的全面推行和可持续发展有着重要的理论和现实意义。

3. 我国分级诊疗制度实施过程中的关键问题

（1）分级诊疗制度设计不完善

我国分级诊疗政策体系建设不完善，需逐步科学实施急慢分治与双向转诊，主要体现在：一是医疗机构的功能定位不明确。缺乏明确的功能定位，造成不同医疗机构无法各司其职，急慢分治标准不明确，医疗服务行为错乱，如三级医院诊治常见病等普通门诊患者。反之，患者也无法选择合适的就诊机构。二是医疗联合体的分工协作机制不健全。不同级别、不同类别医疗机构尚未建立目标明确、权责清晰的分工协作机制，导致医疗联合体成为大医院瓜分医疗资源的工具，通过扩张规模，提高自身业务服务量，名义上“分工协作”而实际上“各自为营”，无法形成有效的转诊机制。三是“三医联动”配套政策不完善。我国医疗服务体系建设不完善，基层服务能力弱。未形成稳定连续的药品供应保障体系，导致基层医疗机构缺少基本药物，加之差异化的医疗报销比例不明显，发挥不出引导患者去基层就医的效力。

（2）“被动式”分级诊疗缺乏激励机制

分级诊疗制度的双向转诊与上下联动难以实现，究其根本就是缺乏利益激励机制。一是政府补偿机制不完善。基层医疗卫生机构的“收支两条线”，形成基层“大锅饭”思想，不利于调动医务人员积极性[117]。缺乏必要的机构内部激励机制，造成卫生机构整体运行低效。二是医疗服务价格机制不健全。我国医疗服务价格是由政府指导价和市场调节价共同作用的结果，医疗服务价格调整滞后，且缺乏灵活性，医疗技术服务项目价格水平低，无法充分体现出医务人员的劳动价值[118]。三是缺乏完善的绩效考核和薪酬机制。我国未形成有效的医疗绩效考核制度，基层医疗机构的全科医生承担着公共卫生服务和基本医疗服务，而其薪酬待遇远低于城市医院的医生。签约的全科医生团队服务费补偿得不到保障，医务人员的服务能动性就会弱化。因此，缺乏有效的激励机制，会降低实施分级诊疗制度的动力，使其“被动式”推进。

（3）患者基层首诊实现程度低

基层首诊是实现分级诊疗的关键阶段，是保证患者更好地利用医疗资源和满足医疗需求的根本保障。根据《中国卫生和计划生育统计年鉴》数据：2014 年，每家二、三级医院承担的诊疗人次为 28.91 万人次，为基层医疗卫生机构（0.48 万人次）的 60.23 倍，表明基层医疗卫生机构首诊程度不足。主要在于：一是固有的医疗观念。市场经济导向下，级别高的医院拥有更多的优质卫生资源，患者逐渐对基层医疗卫生机构服务能力缺少信任感，出现“大小病都跑大医院”。

二是非强制性的基层首诊制。患者在选择医疗机构时拥有绝对的自主权，去什么样的医疗机构就诊由患者自己决定。居民到基层全科医生首诊主要出于就医习惯、信任及避免大医院排队等原因。在经济可负担情况下，没有任何强制措施，基层首诊制就形同虚设了。三是基层卫生服务能力较弱。由于社会经济状况，基层医疗机构基础设施不完善，很难“引得进，留得住”基层全科医生。加之信息化程度低，药品供应不足，导致基层医疗机构的整体服务能力上不去。

（4）信息化建设不完善

信息化平台建设不完善，就会阻碍医疗卫生信息资源共享和利用。目前，医疗领域由政府与市场共同参与，不同服务机构之间存在利益竞争，不愿意信息共享，人为造成信息互联互通障碍。我国的医院信息系统、新型农村合作医疗管理信息系统、基本公共卫生服务管理系统、居民健康档案和慢病管理系统均独立运行，不同服务机构之间各自为营，造成健康与卫生信息“碎片化”现象，无法实现互联互通，降低了卫生服务效率。例如，患者无法实现医保的异地报销等。卫生服务信息化建设，缺乏国家标准和顶层设计，各服务机构的信息系统不兼容不共享，无法进行数据交换与处理，出现彼此独立的信息孤岛、信息烟囱和信息壁垒。另外，信息安全性也是人们关心的焦点，信息资源整合又会加大安全风险，一旦因信息监管不到位而出现瘫痪或数据泄漏，将会给服务机构和患者带来巨大损害。因此，强化信息化建设，是当前分级诊疗实施过程中重要的助力工具，亟须逐步完善。

4. *实施分级诊疗制度的策略*

（1）强化顶层设计，完善分级诊疗制度

一是明确各级各类医疗机构诊疗服务功能定位。卫生主管部门应制定一套指导性规范文件，详细的病种及疾病程度目录；明确各级医疗机构的诊疗疾病范围及在整个医疗服务体系中应发挥的作用。基层医疗机构主要开展居民健康管理，常见病的首诊及住院患者的康复医疗，二、三级医院主要接诊专科患者及病情复杂危重的患者并接收上转患者。二是加强顶层设计，出台医疗联合体建设规范与标准，形成长效稳定的政策基础，避免出现“跑马圈地”式运动。不同医疗机构之间形成完善的转诊机制和利益共享机制，实现真正意义上的“分工协作”。鼓励医疗机构间采取帮扶、托管、分院等方式实现上下联动，逐步推进分工合作的日间手术模式[119]，建立急慢分治的服务体系。三是坚持政府主导和“三医联动”，助推分级诊疗配套政策有效落实。强化医疗卫生服务体系建设，实行分级诊疗全程管理服务模式；完善基本药物制度和药品供应体系，保证基本药物零差率销售，建立科学合理补偿机制和监管机制；加强医保制度精细化管理，实现电子转诊和分级诊疗医保差别化支付政策，做好基本医保、大病医保和医疗救助制度的有效衔接[120]。

（2）完善激励机制，转变“被动式”分级诊疗

完善利益激励机制，利于将“被动式”转为“主动式”分级诊疗。通过有效的补偿机制和医疗服务价格形成机制，实现“基层愿意接”和“医院愿意转”，盘活分级诊疗制度。一是完善绩效考核与补偿机制。设立财政专项补助，实行基层医疗机构“按量考核”方式，考核门诊首诊患者数量和慢性病患者管理数量及质量等，激励基层多收治患者[121]；考核二级医院对“常慢多”病急性期救治和疑难杂症患者稳定期康复医疗服务能力；考核三级医院疑难杂症救治能力和比例、高精尖技术和前沿科研掌握能力等，引导大医院舍得放下基层能够诊治的患者。二是完善医疗服务价格形成机制。根据总量控制、结构调整、有升有降、逐步到位的原则，合理调整药品、医疗耗材费用、大型设备检查治疗价格，医保与医院可根据住院疾病诊治路径和门诊处方集，科学估算包含医院运行成本在内的病种诊治费用。据此协商议价，实行按病种收费，并建立动态调整机制[121]。三是完善绩效工资分配机制。激励政策向签约服务的医务人员倾斜，允许基层医疗机构将签约服务费结余用来激励医务人员，探索超支不补、结余留用激励原则。淡化基层收支两条线，拉大绩效工资差，实行医疗收入结余激励机制，破除低效率、养懒人的做法，激发基层接收下转患者意愿[121]。

（3）多措并举，实现基层首诊制

提高基层医疗机构自身的软硬件条件，强化基层医疗诊治能力，让“基层接得住”，以更好地服务于患者。主要体现在：一是形成与时俱进的就医诊疗观念。积极开展分级诊疗制度及相关政策的宣传教育，让群众了解不同医疗机构的服务功能，逐步养成小病到基层的意识和习惯。二是利用政策引导，强制基层首诊。设计专科医生坐诊基层，建立家庭医生签约服务制度[122]，并加快推进家庭医生签约服务法规制定；通过医保差异化支付政策，拉开起付线和报销比例差距[123]，对符合规定的转诊患者取消二次起付，探索转诊和未转诊到上级机构就诊患者的差别支付办法。建立家庭病床管理和康复护理服务等惠民服务政策，吸引慢性病患者和老年人回归基层接受治疗和管理。三是加大政府和市场对基层医疗卫生投入力度，构建长效投入机制；加强基层人才队伍建设，“内培外引”式多渠道培养全科医生；强化对口支援、医师多点执业和医疗联合体建设等，利用存量加增量补充优质资源到基层医疗机构，协助提升基层医疗卫生技术水平和服务能力，提高医疗服务效率。

（4）加强信息化建设，助力分级诊疗

信息化是分级诊疗制度建设中重要的支撑力量，推动着优质医疗资源纵向

流动，提升服务效率与服务水平，实现医疗服务与健康管理一体化[124]。建立分级诊疗协作平台，将分级诊疗转诊协作平台与市县乡三级医疗卫生机构信息系统进行对接，打破信息壁垒，实现医疗资源、信息、服务的互联互通，健全检查检验结果互认共享机制，提升医疗服务效率。通过将分级诊疗转诊协作平台与新农合管理平台的无缝对接，保证患者提出的转诊申请信息可实时推送给新农合管理平台，经审核通过后第一时间反馈到分级诊疗转诊协作平台，促进转诊过程智能化、高效化、便民化。将慢性病管理系统与基本公共卫生服务系统对接，促进慢性病患者有效利用基本公共卫生服务，实现医保、慢病管理、公共卫生服务等碎片化系统与分级诊疗的资源整合。逐步推进以电子病历为主导的信息化建设，建设区域内与区域间不同层级、不同类别医疗机构之间的患者诊治信息传递路径与共享平台。发挥电子健康档案功能，推进医院与公共卫生、医保、药品购销等应用系统的联通[125]。加强顶层设计，实现自上而下的统一信息系统管理标准，实现全国医疗信息系统无障碍对接，真正达到信息共享。同时，强化卫生信息保护和网络监管体系建设，保证患者隐私与医院信息资源的安全。

三、全民医保制度

2016 年 8 月，习近平主席在全国卫生和健康大会上指出：要把人民健康放在优先发展的战略地位，并努力在分级诊疗制度、现代医院管理制度、全民医保制度、药品供应保障制度、综合监管制度五项基本医疗卫生制度方面取得突破。作为健康中国建设中联系各利益相关者的重要纽带，医疗保险是减轻患者及社会疾病经济负担、满足居民基本卫生服务需求、控制医疗费用、引导患者合理分流的重要撬手。多年来，无论是政府还是社会各界，都在探索构建全民医保制度的思路与对策，尽管在覆盖面、满足居民就医需求、降低患者自付医疗费用比例等方面取得了突破性进展，但要真正构建以健康中国为目标的全面医保制度，还有很长的路要走。本书以健康中国建设为终极目标，落脚现行三大社会基本医疗保险（城镇职工基本医疗保险、城镇居民基本医疗保险、新型农村合作医疗，以下分别简称为“职工医保”“居民医保”“新农合”），结合既往研究、国家卫生统计年鉴及卫生服务调查等相关数据，全面剖析当前医保制度的现状与困境，分析其原因，并提出构建全民医保制度的策略。

1. 健康中国下全民医保制度的特征

传统医保制度关注居民疾病发生后的就医经济负担，医保系统通过一般基金的支付、补偿、监管，分摊患者疾病经济风险、减轻居民就医的疾病经济负担、控制医疗费用的不合理增长。随着居民就医需求的全面释放、人口老龄化的加剧及疾病谱的改变，传统的医保功能已经不能适应当前社会的发展需求，而在健康中国建设中，医保又是极为关键的支点，构建一个更加全面、更加科学的全民医保制度迫在眉睫。

健康中国背景下，国民健康是一切战略的根本出发点，全民医保制度也是立足于国民健康，无论是医保的筹资、支付还是监管，都着重体现“健康”二字，保险性质由医疗保险转型为健康保险。它与现行医保制度的区别主要在于：①现行医保制度主要关注医保覆盖人群的广度，全民医保制度更关注医保覆盖的深度，体现公平、突出效率。②现行医保制度主要关注居民享受到的服务项目，全民医保制度更关注服务质量，服务质量的评价以居民健康产出为基准。③现行医保制度主要参与疾病发生后的支付，全民医保制度全程参与疾病的预防、治疗与康复，以最高的效能化解疾病经济风险，保护居民健康。

2. 现行医保制度迈向全民医保制度的障碍

当前医保制度已经在覆盖的广度上取得了卓越成效，社会基本医疗保险覆盖面持续扩大，基本医疗保险参保人数增长速度首次超过基本养老保险参保人数增长速度[126]，卫生统计年鉴数据显示，截至 2014 年年底，基本医保人群覆盖率超过 98%，已接近人群全覆盖。在覆盖的深度方面，医保对于就医需求的释放尤其是住院需求的释放发挥了重要作用，住院率及住院人次数占需住院人次数的比例都在逐年提高（表 9-1）。但不可忽略的是，尽管大多数人已经享有了医疗保障，但保障的力度不能完全满足居民的医疗服务需求，在公平性和效率方面都存在不足，医保对居民健康的保护作用也没有发挥到最大。当前医保制度与健康中国所需的全民医保制度之间还存在较大差距，障碍主要来自于体系的分散、与社会发展需求的不适应及外部环境对全民医保制度的阻力。

表 9-1　居民住院服务利用情况

年份	住院率			住院人次数占需住院人次数比例		
	职工医保	居民医保	新农合	职工医保	居民医保	新农合
2003	5.9	—	3.4	79.3	—	65.3
2008	9.2	5.1	6.5	76.1	74.1	72.1
2013	11.2	7.1	9.0	84.2	81.6	81.9

数据来源：第五次国家卫生服务调查

(1) 医保体系分裂带来公平与效率低下

当前职工医保、居民医保、新农合三种医保制度各自为政，缺乏科学的统筹管理机制。三种医保从制度设计到保障水平上都存在较大区别[127]。从制度设计层面，三种医保筹资来源各不相同，政府投入、社会分担及个人缴费的比例等方面，三种体系各自不同。从保障水平层面，职工医保的保障能力远高于居民医保和新农合，国家第五次卫生服务调查显示，2013 年职工医保住院患者的次均自付费用占家庭人均收入的比例仅占新农合患者该比例的 1/2（图 9-2），居民卫生服务利用的水平也存在差异（表 9-1）。即使是同一种医保类型，在不同省份之间或同一省份不同地区之间，保障水平、保障能力都存在差距。

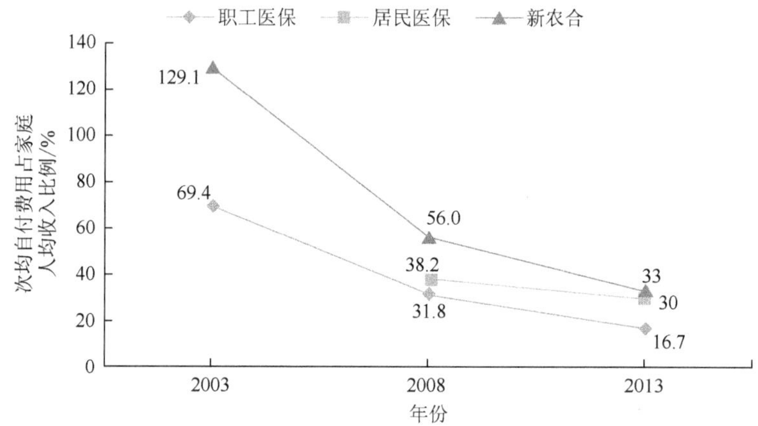

图 9-2 住院患者次均自付费用占家庭人均收入比例情况

数据来源于第五次国家卫生服务调查

居民在选择医保类型时，受到户口类型、身份属性等方方面面的限制，并不能自由选择适合自身需求的医疗保险类型，一般只能选择自己支付能力范围内的医保，从权利来讲，居民享受社会医疗保障疾病经济风险分担的权利是不等的。即使是在同一医保体系中，居民在获得服务时，大多不是基于其需求，而是基于其支付能力。加上三种医保基金存在不同的支付方式、报销范围和监管难度，不可避免会产生内耗问题，医疗保障的公平性和效率都受到较大影响，居民健康没有得到有效保护。

对于我国来说，医保基金是否该整合还存在极大争议，从国际经验来看，社会医疗保险有分离的，如德国的法定疾病保险和私人疾病保险、日本的职域保险和地域保险[128]，也有统一的，如英国的全民医疗保险[129]。这些模式各有优劣，在我国医保整合尚未定局的情况下，最大的问题，不是合或者分的抉择问题，而是缺乏统领的问题。从顶层设计上，还没有规定由一个专门的组织或者管理团队，来针对各地的实际情况，对三种医疗保险模式进行综合协调，并制定适合当地的医疗保障模式及该模式下的医疗保障发展规划。没有系统科学的统筹规划，“六统一”没有落脚点[130]，医保体系分离的局面难以改变，公平性和效率难以提高，居民健康水平也很难有较大的改善。

（2）医保功能的不完善导致其与社会发展需求的不适应

当前我国人口正迈向人口老龄化，疾病谱改变，慢性病越来越普遍，居民对医疗服务的要求也越来越高，对我国医保制度带来了新的挑战。若医保制度仍然仅以维持医保基金收支平衡为主要目标，以疾病发生后医疗费用支付为重点，明显不能适应社会发展需求。

首先，医保对居民健康的保护功能体现不充分，医保基金使用范畴不适应社会发展需求带来基金使用的低效。随着人口老龄化、疾病谱改变、慢性病和大病高发、人口的流动等社会发展和变迁，疾病的防与治、长期护理的服务需求急剧增加，而控制疾病的发生、满足居民长期护理服务的需求，可以有效降低居民对于疾病治疗及高成本医疗资源的利用，从而提高医保基金的使用效率。但是，目前我国的基本医疗保险制度基本没有参与疾病的预防，没有与基本公共卫生服务制度形成合力来控制疾病的发生；另外，面对人口的老龄化，医保缺乏足够的针对老年人的保障措施，尤其是门诊统筹制度不完善在很大程度上加重了老年人的疾病经济风险[131]，不利于老年人健康；在长期护理需求满足方面，还没有建立起长期护理保险，患者依然依赖大量使用高成本医疗资源来维持健康。

其次，医保的费用控制机制不完善。居民尤其是农民疾病经济负担减轻程度有限，卫生统计年鉴数据显示，农村居民家庭人均医疗保健支出占年消费性支出的比例逐年上升，2013 年达到 9.3%，高于城镇居民的 6.2%，且较 2010 年增长了 1.8 个百分点。因病致贫和因病返贫依然高发，2015 年国务院扶贫办数据显示，7000 多万贫困农民中，因病致贫占 42%[132]。虽然我国支付方式改革持续推进，但还处于摸索阶段，精准性、科学性存在较大提升空间，如何建立可全面推广的支付方式还需继续探索。

（3）外部环境制约全民医保制度构建进程

当前医保制度的相关改革尽管在着力推进，但外部环境的发展变化，尤其是医保体系、医疗体系、药品市场的联而不动制约和阻碍了构建全民医保制度的进程，也影响到健康中国建设。

医疗资源配置的不合理、医疗机构补偿机制的不完善，直接影响全民医保的进度。一方面，医疗资源配置不合理，医疗资源过度集中于大型的医疗机构，基层医疗机构卫生资源尤其是人力资源短缺，导致基层卫生服务能力不能满足居民不断增长的卫生服务需求，患者不合理的流动带来医保基金的低效使用，影响其对疾病经济风险的保障能力。另一方面，医疗机构的补偿机制的不完善，尤其是高级别公立医疗机构的逐利行为，导致医疗服务的过度、不合理提供，带来医疗费用的不合理快速增长；而新的基层卫生机构补偿机制没能有效激励其提供有效服务而导致患者不合理的上流，同样带来医疗费用的不合理增长，影响医保体系的发展。

从药品市场的角度，药价虚高、医药勾结问题突出，影响居民就医质量。医保机构没有承担药品采购和费用结算的责任，而支付谈判功能也没能有效地发挥，导致医保机构很难对药品生产流通进行有效监管。

从患者角度，医保报销政策在减轻居民疾病经济负担的同时，也反过来诱发医疗服务的过度需求，不应住院而住院的患者越来越多[133]，可以在基层诊治的患者选择上级医疗机构[134]。除了来自医生的诱导，也来自居民的自我认知。医疗服务的过度需求带来的是医疗资源的浪费、患者疾病负担的加重及医保基金的不稳定，与全民医保制度保健康的初衷相违背。

事实上，不管是医疗机构的消极应对、药品难以监管，还是居民的医疗服务过度需求，都不仅仅是医保一方能够解决的，这是整个医疗卫生体制的责任，如果医疗、医药、医保之间没有形成合力，无论医保机构付出多大的努力，都很难从根源上解决问题。

3. 构建全民医保制度的策略

鉴于以上对构建全民医保制度存在的主要障碍进行的分析，在健康中国建设过程中，要构建全民医保制度，须将医疗保险向健康保险转型作为基本导向，以统筹管理为根本，完善功能为关键，三医联动为助动力，与其他医疗卫生制度改革齐头并进，共同促进健康中国的实现（图 9-3）。

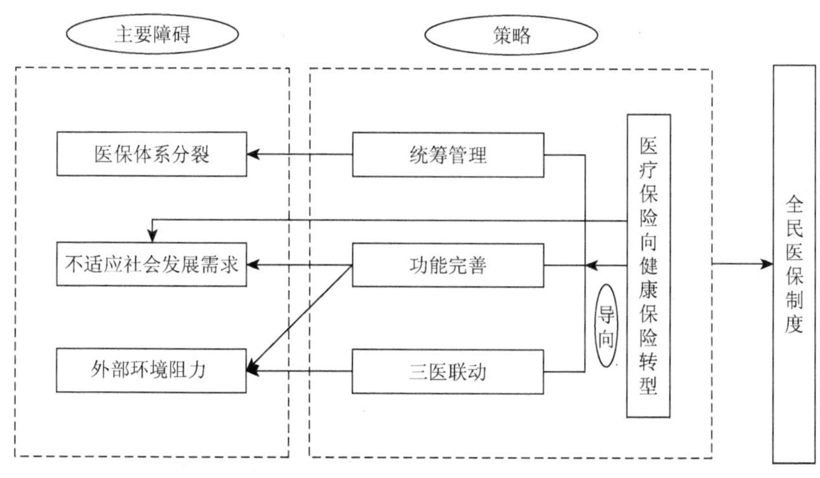

图 9-3　构建全民医保制度主要障碍及策略

（1）医疗保险向健康保险转型

在健康中国的建设中，逐步实现医疗保险向健康保险的转型。医疗保险要可持续发展，居民健康水平必须提升，防止人口老龄化、疾病谱慢病化带来的基金风险；而在促进居民健康过程中，医保又是关键的作用点，医疗保险向健康保险的转型是未来的必然方向。“健康保险”是将医保基金的重点由降低疾病发生后的医疗负担转移至维护居民健康。

具体来说，“健康保险”关注以下几个重点问题：①着眼人群健康的保护。医保在预防疾病发生、疾病发生后的治疗、康复与护理等多环节发挥作用，如对家庭医生签约式服务的费用支付、长期护理保险的建立，既能从源头上控制疾病发生带来的经济风险，又能分担疾病发生后带来的经济风险，提高医保基金使用的公平与效率，更重要的是通过医保费用的支付，更好地满足居民的卫生服务需求、保障居民的健康。②控制医疗费用的不合理增长。医保部门可以利用所拥有的强大的医疗费用支付控制权，形成与医疗服务提供者之间更平等的竞争态势，通过建立平等竞争的谈判机制、科学的服务购买支付机制、有效的监管措施和手段，如医保参与药品的采购和支付、医疗机构的后付制向预付制的转变等，激励和约束服务提供者的行为，以控制医疗费用的不合理增长。同时，医保系统通过对需方补偿范围、补偿水平和模式的有效补偿机制调整（如不同级别机构差异化的补偿政策），引导居民合理、理性地利用卫生服务，满足其基本卫生服务需求，提高其卫生资源利用的效率。③关注参保者所获得医疗服务的质量。健康的保护离不开服务质量的提升，健康保险体系在运作中必须将居民所获得的医疗服务质量纳入其关注的范围内，在服务购买中建立相应医疗服务质量的考核体系，居民能以更低廉的价格获得更优质的服务。④公平与效率兼顾。医保制度的基本功能就是通过对患者疾病经济风险的分担，促进其卫生服务需求的满足、防止其“因病致（返）贫”的发生，因此制度设计上要能使全体居民享有筹资的公平、受益的公平，也要更关注贫困人口、老年人口等脆弱人群的健康需求的满足，提高医疗保障精准性；在保障公平的同时，需要通过科学合理的设计筹资补偿与支付机制、监管制度，才能提高有限的医保基金的使用效率，更好地减轻全体居民的疾病经济负担，保护居民健康。

（2）统筹管理

全民医保构建的过程中，建立统筹管理的体系是关键。应建立医保统筹规划的机构或组织。在构建全面医保制度方面，医保统筹规划的机构或组织应以最大化地保护居民健康为目标进行总体设计，统筹规划中国医保体系的发展方向、统筹协调以促进各类医疗保障体系的有机结合。

统筹管理还应体现在促进社会公平和效率上面。统一不同人群的受益水平，参保人员在医保选择的权利上要放开，进一步扩大医保的覆盖范围；在适宜水平下，逐步缩小城乡之间保障范围、支付标准的差距，并提高门诊统筹水平；医保基金使用范畴适度调整，更加满足居民疾病所需；完善支付方式改革，通过多种付费方式协调互助，促使医疗行为更加合理、居民就医选择更为科学。

微观层面，统筹管理体现在经办机构的管理能力和效率。经办机构管理者需要集合经济学、医学、社会学、信息学等各类人才，通过发挥多类型人才的综合力量，将医保的功能最大化；管理过程中完善信息系统，需要既利于方便居民就医和获得补偿，也要利于有效监管服务的提供者和利用者，大数据的应用将是一个重要的手段。要维持统筹管理的动态性，不断总结经验教训，不断调整方案，促进现行医保制度向全民医保制度更高效地迈进。

（3）完善功能

在全民医保制度中，医疗保险作为健康中国建设的关键撬点，其功能应该在现行医保功能的基础上予以完善。

1）风险共担功能。化解居民疾病经济风险仍是医保最基础最核心的功能，在已实现全民覆盖的背景下，医保需要在更大程度上去实现公平：一是城乡之间逐步缩小报销差距，最终实现保障水平的统一；二是根据需求而不是支付能力来获得服务；三是关注老年人、贫困人口等弱势人群的需求；四是减缓“因病致贫、因病返贫”，尤其是重特大疾病患者。

2）监管功能。医保机构仍然要采用一定的经济手段抑制医疗费用的过度增长，预防道德风险。在传统监管机制基础上，医保机构应该承担药品采购和费用结算、支付标准谈判等职能，切断医、药不良合作的通路，充分发挥医保对药品流通、医院和医生的监督制约作用。同时医保机构也需要采用一定的激励措施保证医疗机构积极性，支付与医疗机构服务质量、服务效率、公益性的实现挂钩[135]，促使医疗机构更有动力去提供更优质的服务。

3）配置资源功能。随着医疗保险机构在卫生领域影响力的提升，医疗保险机构应完善对医疗机构的服务价格谈判机制，且医疗保险是医疗服务的主要购买者，意味着医疗保险机构可以通过选择性的购买服务来促进社会资源合理有效地配置[136]。

4）促进卫生产业良性发展功能。一方面，医保作为医疗服务谈判者和购买方，可以在引入更优质更实惠的医疗资源上发挥决定性作用，促进优质卫生产业的良性发展，另一方面，医保可在我国特色产业如中医药方面予以更多政策倾斜，促进其以更低的价格为患者提供更好的服务，而基层医疗机构也可以在此基础上加速发展。

（4）促进三医联动

医保系统作用的发挥需要与医疗、医药的改革相结合。医疗卫生体制改革是一项系统的工程，只有建立医疗、医保、医药的协同发展模式，并切身保障居民利益，才能让各自的作用发挥到最大。具体来说，对于医疗机构，医保维持预付费方式，控制医疗机构医疗费用的不合理增长，控制过程中充分考虑医疗机构的服务能力、当地居民的就医需求，保证控制“不过分”；另外，公立医院在绩效考核方面需以提高医疗服务质量为前提，并纳入医疗服务合理性评判，在全民提高医务人员积极性的前提下遏制道德风险的发生。如此寻找公立医院体制与医疗保险的适配模式[137]。对于药品生产流通体系，应加强药品采购、流通和使用的管理，保证居民以低廉的价格买到高质量药品。对于居民，各地需要根据当地疾病谱、经济水平、机构服务能力等进行付费方式的动态调整和有机组合，付费方式需要更精细化、精准化，并引导患者基层首诊，方便居民就医，降低居民就医负担。通过三医联动，实现三方共赢，构建老百姓、医疗机构、政府都满意的医疗服务体系[138]，提高医药卫生体制改革效率。

总的来看，构建全民医保制度非一朝一夕能完成，离不开政府掌控全局，离不开医保机构与医疗机构乃至社会各界协同配合，也离不开医生、患者行为意识的全面转变，需在统一领导下，针对各地实际情况，逐步攻破障碍，最终构建公平、高效、可持续的全民医保制度，助力健康中国实现。

四、药品供应保障制度

药品供应保障制度是习近平主席针对健康中国重点强调的五大制度之一，关系到全面小康社会的实现[139]。健全药品供应保障体系是推动医改的关键一环，是实现人人享有基本医疗卫生服务目标的迫切任务。药品供应保障体系于 2007 年 10 月在党的十七大报告中首次被提出，10 年来，其发展迅速但问题依然严峻。本书对近 10 年来的药品供应保障体系建设成就进行总结、分析制度存在的主要问题和挑战，侧重探讨药品制造业的发展、药品创新潜力、中药和民族药发展，为我国药品供应保障制度的不断完善提供参考。

1. 我国医药制造业发展成就与问题

10 年来我国药品供应保障体系建设成绩斐然。医药工业规模不断壮大，医药制造企业数量、医药工业主营业务收入和利润都呈逐年增加趋势，但是增速放缓；药品创新潜力提升，研发投入逐年增加，但我国的药品研发投入强度跟其他国家相比还有很大差距；中药和民族药持续发展；药品供应保障政策不断完善，但如基本药物政策等相关政策的贯彻落实还有待完善。

（1）医药制造业规模不断壮大

2007～2014 年，医药制造企业的数量、医药工业主营业务收入和利润都成逐年增加趋势。到 2015 年，我国药品生产企业 8464 家；药品终端市场总体规模达到 13 775 亿元；医药工业实现主营业务收入 26 885.19 亿元；医药工业实现利润总额 2768.23 亿元（表 9-2）。

表 9-2　2007～2014 年我国医药工业规模

年份	2014	2013	2012	2011	2010	2009	2008	2007
医药制造企业数量/个	7 108	6 525	6 387	5 926	7 039	6 807	6 524	5 748
医药工业主营业务收入/亿元	23 350.33	20 592.93	17 337.67	14 484.38	11 417.3	9 087.00	7 402.33	5 967.13
医药工业利润总额/亿元	2 460.70	2 197.00	1 988.20	1 660.40	1 407.40	993.96	792.90	581.28

数据来源：《中国统计年鉴》

（2）医药制造业的增长速度

虽然医药工业的整体规模在不断壮大，但是增速放缓。2007～2011 年，医药工业的利润增速大于主营业务收入增速，且都高于制造企业数量的增速（图 9-4）。2011～2014 年，医药工业的主营业务收入增速基本大于利润增速，且都高于制造企业数量增速。2011～2014 年制造企业的数量增速呈现上升趋势，但收入和利润增速却呈下降趋势，也说明了医药工业的市场集中度有待提高。

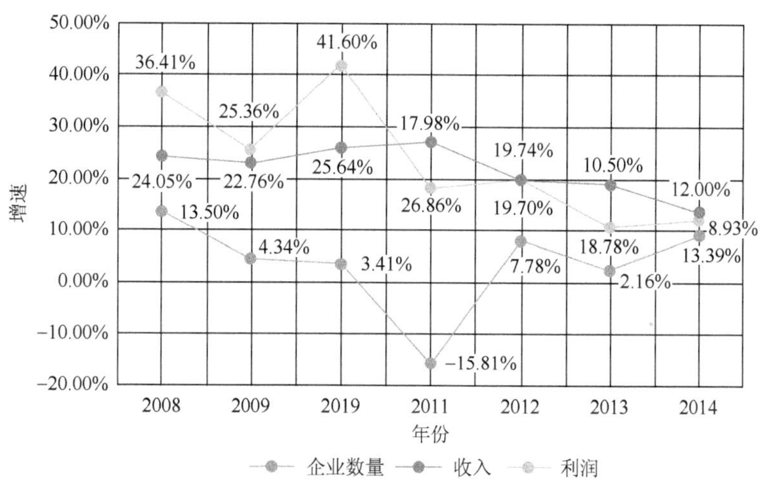

图 9-4　2007～2014 年医药工业规模增长趋势

2. 我国医药创新发展进步与问题

原研药体现着药品生产企业乃至一个国家的药品研发能力。研发投入不足是药品研发能力提高的主要阻碍因素之一。研究表明，我国医药制造业的研发投入对研发产出具有显著的正向影响关系[140]。我国的药品研发投入呈现逐年增加的趋势，但是跟发达国家之间的投入强度和技术创新还有很大差距，获批上市的药品仍然以仿制药为主。无论是药品企业的可持续发展，还是人们的用药需求，都要求加大对药品研发的投入，加强药品研发的技术创新。

（1）我国医药创新发展进步

世界新药创新一直由美国、日本、瑞典等国家主导，与这些国家相比，我国的新药研发能力还有很大的差距。自 2000 年以来，我国在新药注册审批、定价政策、专利保护等方面采取了诸多举措，鼓励药品创新和新药研发，较之前取得了一定的成绩。2010～2015 年上半年，全国申报生产在评审的 I 类新药共 57 个，其中化药 39 个，中药 6 个[141]。据不完全统计，2003 年 7 月～2015 年 11 月，我国批准上市的 I 类新药 47 种，其中化药 24 种，生物制品 18 种，中药 5 种。

（2）跟国际水平相比，医药研发投入强度不足

2007～2014 年，我国药品研发投入经费总体上逐年增加，但投入强度的平均水平为 1.66%，最高也仅为 1.82%（表 9-3）。而国际上一般认为，研发资金占销售收入的 1%或者以下的企业难以生存，占 2%可以维持，占 5%以上才有竞争力。无论是不同国家之间药品研发投入的比较，还是国内各个产业之间的比较，我国的药品研发投入都不理想，对药品的广告费用大大高于研发费用[142]。新药研发投入强度不足在很大程度上制约了新药研发能力。

表 9-3　2007～2014 年我国医药工业研发投入情况

年份	2014	2013	2012	2011	2010	2009	2008	2007
研发经费投入/亿元	390.30	347.70	283.30	211.20	207.79	134.50	110.28	112.84
研发经费投入强度/%	1.67	1.69	1.63	1.46	1.82	1.48	1.74	1.82

数据来源：《全国科技经费投入统计公报》

3. 中药和民族药受到的重视加强

中药和民族药是我国传统文化的重要组成部分，独具特色且资源丰富。国家领导人在 2016 年的全国卫生与健康大会上，强调要重视中医药发展，实施中医药传承创新工程，推动中医药生产现代化，打造中国标准和中国品牌[139]。随着国家对中医药的重视加强，科学技术的渐趋成熟，我国中药和民族药得以不断发展。到 2013 年，民族药材约占全国药材总资源的 70%，全国约有民族药企业 120 家，成药品种已有 600 多种[143]。2008～2013 年，中药新药注册申请共 604 个，其中申请临床试验品种 406 个，申请上市品种 198 个[144]。国家食品药品监督管理总局网站显示，我国目前的中药保护品种 316 种。《国家基本药物目录（2015 版）》首次收载了 21 种民族药（表 9-4）。

表 9-4 《国家基本药物目录》收载的药品品种构成

版次	2015	2012	2009
民族药	21	未收录	未收录
中成药	184	203	102
化学药品和生物制品	292	317	205
中成药、民族药在总药品中的占比/%	41.24	39.62	33.22

数据来源：国家食品药品监督管理总局网站

在整个医药工业中，总体来说，近几年中药饮片和中成药的主营业务收入及利润占比在逐渐增加（表 9-5）。在 2015 年完成的 342 个审评审批上市药品中，中药获批上市数量达到 25 个，较之前显著增加。

表 9-5 2012～2015 年中药饮片和中成药的收入及利润占比

年份	2015	2014	2013	2012
中药饮片加工收入占总收入的比例/%	6.32	6.09	5.80	5.55
中成药制造收入占总收入的比例/%	22.94	23.65	23.36	22.86
中药饮片加工利润占总利润的比例/%	7.29	7.04	7.48	3.90
中成药制造利润占总利润的比例/%	10.84	10.30	10.63	23.98

数据来源：据医药行业运行情况报告历年数据整理

4. 基本药物制度、医疗保险等政策法规保障

国家基本药物制度在整个药品保障体系中起着核心作用。《国家基本药物目录》和《国家基本医疗保险药品目录》在很大程度上抑制了药品费用过快增长、保障了居民的合理用药。但是两者的药品遴选标准过于粗放。按照有关规定，《国家基本医疗保险药品目录》原则上每两年调整一次，新药增补工作每年进行一次，但实际中并没有按计划进行。药品目录的调整缺乏时效性，不能与我国疾病谱变化、社会经济发展、医疗保障水平变化相适应[145]。

除此之外，国家针对药品的研发、生产、流通、使用各个环节出台了相关政策，鼓励药品研发创新，保证药品质量，降低药品价格，加强合理用药。其中，为提高药品流通环节的透明度，《深化医药卫生体制改革 2016 年重点工作任务》提出，在 11 个医改试点省的全省范围内推行“两票制”；为控制食品药品安全风险，2016 年 9 月 27 日发布的《关于进一步完善食品药品追溯体系的意见》终稿要求药品生产、经营和使用单位推进药品追溯体系建设；为促进中药产业可持续

发展，制定了《中药现代化发展纲要（2002—2010）》《中医药创新发展规划纲要（2006—2020）》《中药材保护和发展规划（2015—2020 年）》。

5. 建议

药品供应保障制度关系到国家医药产业的发展、健康中国目标的实现、人民健康水平的提高。在药品产业规模扩大的同时，应该加强市场集中度，注重新药研发，不仅在量上保证药品供应，更应该在质上加大功夫，遏制低水平重复。如果研发创新能力不足，专利药品和原研药市场长期被国外企业占据，将严重影响我国药品的可获得性和可支付性。我国的药品生产企业数量多，且大部分企业规模小、资金实力薄弱，专利药品开发耗时耗资又非常大，因此要完善对中小企业药品研发的指导安排和激励机制；统筹药品资源，在加大化学药品新药投入的同时，充分发挥五千年中华传统文化优势，以青蒿素为榜样，深度挖掘开发中药材及民族药材资源，加强中药研发；进一步贯彻落实《国家基本药物目录》及《国家基本医疗保险药品目录》，完善上市前药品研发政策，上市后的药品的生产、采购、流通、使用管理政策，药品的补偿报销政策等。从研发、生产、流通、使用各个环节进行有效监管，严把药品质量关。让人们有药可用、用得起药、安全用药[146]。

五、综合监管制度

全民健康是全民小康的重要基础和前提，为了落实医药卫生体制改革任务、推进健康中国建设和实现中华民族伟大复兴的中国梦，需要不断加强卫生和健康工作。习近平总书记也指出，“要着力推进基本医疗卫生制度建设，努力在分级诊疗制度、现代医院管理制度、全民医保制度、药品供应保障制度、综合监管制度 5 项基本医疗卫生制度建设上取得突破”。综合监管制度作为 5 项基本医疗卫生制度之一，是全体国民生命健康权益的重要保障。如何建立健全综合监管制度是目前需要关注和研究的重点。

1. 综合监管制度建设的重要意义

（1）是推进国家治理的重要手段

推进国家治理体系和治理能力现代化是国家全面深化改革的总目标[147]。医药卫生制度是现代国家制度的重要构成，医疗卫生领域的管理彰显国家治理的能力和水平。五项基本医疗卫生制度是对整个医疗卫生领域的战略建设，其中综合监管制度处于基础和保障的地位，能够有效地保证其他四项制度在法制的轨道上科学发展。经济社会及医疗卫生事业发展水平决定了社会对医药卫生系统管理中的需求，国家治理适应社会变迁，建立与经济社会及医疗卫生事业发展水平相适应的医疗卫生综合监督管理制度也是规范和维护其他卫生体系，推进国家治理和社会主义现代化事业发展的重要手段之一。

（2）是保障居民健康权和维护全民健康战略地位的重要途径

健康是人生存在世间追求幸福生活的必要前提和根本保障。优化健康服务、建设健康环境、全方位保障人民健康能为增进人民福祉和实现民族复兴提供坚实堡垒。在坚持中国特色卫生与健康发展的道路中，以人民健康为工作中心是卫生与健康事业发展的根本要义。健康权作为人的一项基本权利，国家有责任和义务为规范和监管医药卫生市场行为以保障国民健康权的实现。全国卫生和健康大会和《“健康中国 2030”规划纲要》中明确指出，要把人民健康放在优先发展的战略地位。医药卫生监管体系作为国家卫生体系的重要组成部分，以保障人民群众健康为导向，建立健全综合监管体制，落实国家卫生法律法规，维护医疗卫生秩序和健康服务秩序，是实现保护人民群众健康目标的重要途径之一。

（3）是维护医药卫生行业环境的重要举措

随着我国市场经济体制的推进，医疗卫生与健康服务提供市场的内外环境发生了巨大变化，国家监管目的在于纠正市场激励不当而导致的市场失灵现象[148]。虚假医药广告、变质疫苗、有毒有害食品、假劣药、非法行医等事件的发生一次次扰乱了医药卫生行业的健康发展，损害了人民的健康权益，也不利于维护国家公信力。市场经济是法制经济，不是自由经济[149]，医药卫生市场中的各行为主体不能为所欲为而必须遵循必要的行为规则。医疗服务市场不仅要依靠相关主体或经营者的自我道德约束或消费者的社会监督，更需要采取市场调节与政府监管相结合的方式对医疗服务市场内经济运行和资源配置进行干预，维护医疗市场公共秩序，保证医疗服务质量和安全。

2. 现状和存在的问题

（1）综合监管的内涵和外延不明

利用超星发现系统，以“综合监管”和“综合监管制度”分别进行跨库精确检索，得到符合研究的文献 1779 篇。通过查阅文献发现，1994 年，吴新华首次在《坚持六个结合，强化金融监管》一文中提出梳理大监管观念，而最早明确提出综合监管概念的是傅江景于 1995 年发表的《浅谈以海关为主，加强对进料加工贸易货物的综合监管》，但文章并未对综合监管的内涵和职能方向进行界定。综合监管这个概念最初是在金融、经济、环境科学和安全生产等领域提出，直到 2003 年杜钢建的文章《走向综合监管：机构改革的亮点——兼谈食品安全监管》首次提出要在医药卫生领域中逐步实现直接关系到公众健康安全的一些重要产品的综合监管。虽然医药卫生领域的综合监管相关文献已有73篇，但都仅是在食品安全监管、医疗机构监管、药品监管、医保监管等某一具体领域提出，未有提出全行业统筹综合监管的建议。同时，查阅所有文献，都仅提出要建立综合监管机制的观点，但均未对综合监管的具体内涵和外延进行明确界定。

从目前国务院、国家食品药品监管部门、质监部门、工商部门等的政策文件中均未查到对综合监管的制度建设，更无对综合监管的具体内涵和职能定位、工作方向等的明确界定，仅在卫生监督和综合监督角度下的体制建设较为明确和完善（表 9-6）。仅在《关于进一步加强卫生计生综合监督行政执法工作的意见》中提到要强化卫生计生综合监管职能，但从公布机关与行文内容来看，还是针对卫生监管与计生监管的整合而谈，故此处是针对卫生计生委范畴内的监管而言的。在深化医药卫生体制和建设健康中国的环境新形势下，综合监管局限于卫生计生部门已不符合工作发展需求，不能涵盖所有行业领域，综合监管不能等同于卫生计生系统下的卫生监督和综合监督，应该具有更宏观的立场和高层次的角色定位。

表 9-6 我国医药卫生领域监督体制建设的主要相关政策文件

时间	名称	发布机构
1996 年	《关于进一步完善公共卫生监督执法体制的通知》	卫生部
1996 年 12 月	《中共中央、国务院关于卫生改革与发展的决定》	全国卫生工作会议
2000 年 1 月	《关于卫生监督体制改革的意见》	卫生部
2000 年 2 月	《关于城镇医药卫生体制改革的指导意见》	卫生部等八部委
2001 年	《关于卫生监督体制改革实施的若干意见》	卫生部
2005 年 1 月	《关于卫生监督体系建设的若干规定》	卫生部
2005 年	《卫生监督机构建设指导意见》	卫生部
2005 年	《卫生行政执法责任制若干规定》	卫生部
2005 年	《卫生监督稽查工作规范》	卫生部
2006 年 6 月	《关于卫生监督体系建设的实施意见》	卫生部
2010 年	《关于切实落实监管职责进一步加强食品安全与卫生监督工作的意见》	卫生部
2013 年	《国家卫生计生委关于切实加强综合监督执法工作的指导意见》	卫生计生委
2015 年 11 月	《关于进一步加强卫生计生综合监督行政执法工作的意见》	卫生计生委、中央编办、财政部、人社部、国家公务员局、国家中医药管理局

（2）综合监管法制建设不健全

一是立法分散，尚未出台综合性、系统性的基本法。我国目前的医药卫生立法多是针对各具体卫生计生领域的单项法，如《中华人民共和国传染病防治法》《中华人民共和国药品管理法》《中华人民共和国食品安全法》《中华人民共和国执业医师法》《中华人民共和国职业病防治法》等。这不利于我国卫生法律关系的统一规制，也无助于对单行卫生法律原则、制度、规则的统一理解，更不利于对单行卫生法律的贯彻实施[150]。同时，各单行立法导致了立法在对相关监督管理制度进行规范时，只能局限于该法的单一范畴，不利于综合监管工作所需求的立法综合性。

二是监管主体与法律地位不统一。按照现行立法，行使监督职能的机关应为行政单位。但在现实中来看，在各监督管理执法主体中，监管人员身份不一导致法律地位不一致。如在卫生计生部门中，全国仅有约 1/3 的卫生监督机构属于行政单位管理机制，近 70%的卫生监督机构为事业单位，管理受卫生计生委委托执法。食药监管部门下设的执法大队，也因在不同地区而分为行政单位或事业单位。大多监督人员从事的是行政执法工作，但自身却不具备行政执法的公务员身份。监管者法律地位的不完整导致其执法资质弱。例如，查处违法行医行为时，由于监督机构身份各异，部分卫生监督员只有调查取证等执法权却不具备完整的处罚权，不能暂停或吊销行医资格等资质罚，不利于监督执法权和行政监管职能的发挥。

（3）多头监管，部门协调困难

监管机构是实现卫生立法目的的执法主体，承担着对医药卫生领域全行业各体系监管的职能。从表 9-7 现行主要法律法规的授权来看，目前医疗卫生领域监管是多头监管体制，医药监管职能分散于质监和检验检疫部门、食品药品监管部门、卫生行政部门、人力社保部门、工商行政部门和劳动部门等。这些行使监管职能的部门主体在组织关系上属于地位平等、互不隶属的政府部门，导致权力分散，同时监管职能界定尚不独立和明晰，致使重复监管和监管漏洞现象时常发生，部门之间协调配合及信息共享较差，影响了监管效能的发挥。

表 9-7　我国现行医疗卫生领域监管的主要执法依据和职能部门设置情况

立法名称	法定监管机构	目前实际行使监管职能的机关
《中华人民共和国国境卫生检疫法》	国境卫生检疫机关	质量监督和检验检疫局
《中华人民共和国母婴保健法》	卫生行政部门	各级卫生计生委（局）及其卫生监督所
《中华人民共和国药品管理法》	药品监督管理部门	食品药品监督管理局及其执法大队
《中华人民共和国人口与计划生育法》	人口和计划生育委员会	各级卫生计生委（局）
《中华人民共和国传染病防治法》	卫生行政部门	各级卫生计生委（局）

续表

立法名称	法定监管机构	目前实际行使监管职能的机关
《中华人民共和国食品安全法》	质量监督和检验检疫、卫生行政、食品药品监督、工商行政部门	质量监督和检验检疫局、各级卫生计生委（局）、食品药品监督管理局、工商局
《中华人民共和国职业病防治法》	安全生产监督管理、卫生行政、劳动保障部门	安全生产监督管理局、各级卫生计生委（局）、人社局
《中华人民共和国公共场所卫生管理条例》	卫生防疫机构	各级卫生计生委（局）
《中华人民共和国尘肺病防治条例》	卫生行政、劳动部门	各级卫生计生委（局）、人社局
《中华人民共和国学校卫生工作条例》	卫生行政、教育行政部门	各级卫生计生委（局）、教育局
《中华人民共和国化妆品卫生监督条例》	卫生行政部门	食品药品监督管理局及其执法大队
《中华人民共和国医疗事故管理条例》	卫生行政部门	各级卫生计生委（局）
《中华人民共和国中医药管理条例》	中医药管理部门	中医药管理局或卫生计生委（局）的医政科或中医管理科
《中华人民共和国计划生育技术服务管理条例》	计生行政部门	各级卫生计生委（局）
《中华人民共和国放射性同位素与射线装置安全和防护条例》	公安、卫生行政、环境保护部门	公安局、各级卫生计生委（局）、环保局

（4）综合监管力量单薄

从现行的监管职能体系来看，监管力量还较为薄弱。以卫生监督为例，一是人力不足，主要体现在监管人员数量严重不足、人员学历总体不高和专业背景不强等方面。《中国卫生和计划生育统计年鉴 2015》数据显示，卫生监督人员的配置水平为 0.54 人/万人口，与《关于进一步落实监督职责，进一步加强食品安全与卫生监督工作的意见》中人口每万人应配备卫生监督员 1～1.5 人的标准相差甚远。二是监督人员素质不高。统计数据指出：卫生监督人员大学本科以上学历仅占 37.4%。卫生监管需要运用到医学理论和技术等自然科学知识与卫生计生政策法规等社会科学知识，既涉及卫生执法，又涉及医学专业知识，监督人员具备专业知识背景才能胜任监管工作。目前在岗的监督人员中，医学类专业占 52.57%，管理学专业占 8.40%，法律类专业占 8.47%，有近 1/3 的人员都不具备专业的学历背景。在这种情况下，卫生监督人员特别是基层的监督人员难以有效落实工作，对一些专业性较强的重大和复杂案件进行评估督促时较为吃力。三是条件不足。监管执法机构的房屋建筑、工作车辆、取证工具和专业仪器设备等的短缺给案件受理、证据保存、行政许可受理等监管执法工作的开展带来不便。辽宁省的卫生监督资源配置现况调查显示，有 56.8%的监督机构工作场所靠租借，全省车辆配备为 12 人/辆，其中有 6 个县区车辆配置为 0 台，基层卫生监督机构取证工具配备不理想，个别县级卫生监督机构快检设备配备为 0 件，在一定程度上影响卫生监督工作的正常开展和卫生监督执法效能的提高[151]。

（5）监管模式单一、监控和处罚力弱

目前对各行为主体的监管多是依靠制定社会法律制度和行政处罚为主，缺乏有效的内部监管机制和行业监管、社会监督等协同作用的发挥。近几年引起社会广泛关注的如变质疫苗、“魏则西事件”、医疗美容整形行业乱象等多是由医疗卫生服务市场中的需方或媒体等第三方揭发而曝光。社会聚焦于政府监管体制的建设和能力上，民众和媒体的力量对政府监管部门和医疗机构自我监管的倒逼促使政府和医疗机构等行为主体不仅要规范监管制度和能力建设，更开始听取第三方监督的声音。在监管手段上，存在手段较为单一陈旧、反应迟缓，对非法违规行为的有效捕获率和管控能力低的情况。行政处罚中多使用财产罚手段，查处违法行为时以罚款了事，缺乏市场调解。在监管执法过程中，多为现场检查进行调查取证，缺乏信息化的监管手段。

现综合监管执法还存在控制和处罚力度弱的问题。如在查处个体诊所非法行医时，县级以上卫生行政部门可依照《执业医师法》没收违法所得及药品、器械等，但查到的诊所常常没有多少专业医疗设备，经营的场所为租房也不能没收或查封，故财产罚的实际惩罚效果差；在进行资质罚时，非法行医的诊所本不具备《医疗机构执业许可证》或医生执业资格证书，故行政部门对于取缔执业资格一说也无能为力；在进行人身罚时，卫生行政部门不具备人身罚的资格和能力，在发生严重犯罪事件时只能寻求公安部门。所以常出现个人诊所非法行医被行政处罚了几次仍在营业的情况。

3. 建立健全综合监管制度的建议

（1）推进综合监管体制改革

综合监管制度建设的首要任务在于解决管理体制问题。2016 年 3 月，《关于开展承担行政职能事业单位改革试点的指导意见》要求各监管职能部门进行优化改革，解决政事不分、机构重叠、职责交叉的问题，通过转型升级以适应新形势下政府治理的要求[152]。为形成一个权责明确，责任落实，行为规范，监督有效，保障有力的监管网络，有必要建立全行业的、属地化的综合监督管理体制。全行业、属地化的监督管理意味着不同所有制、投资主体、隶属关系和经营性质下的医疗卫生机构和公共卫生服务提供主体等都应由所在地卫生行政部门统一规划、统一准入、统一监管。由卫生计生部门作为政府行政监管的重要抓手，行使综合监管和组织协调职能，整合监管资源，优化监管结构，加强和完善行业综合监管。

（2）加强医药卫生法制建设，完善综合监管体系

监督管理工作是一种依法执法行为，卫生立法的健全程度影响着综合监督工作的实施。综合监管覆盖医药卫生领域的全行业和各方面，其执法依据也应当具有综合性。制定一部高位阶、综合性、系统的卫生基本法是提高综合监管水平和

效能的重要基础。卫生基本法的制定应在健康中国国家战略的视角和深化医药卫生体制改革的要求下，联系和协调公共卫生体系、医疗卫生监管体系、食品药品监管体系、医疗保障监管体系等内外部监管规范，明确中国医疗卫生制度的基本框架，同时配套相关法律法规政策文件，在功能职责上协调统筹各单行法，从准入、审批、运行和控制等各方面规范卫生行业行为，提供法制保障，重点依法保障国民食品安全、药品安全、饮水安全、执业安全、医疗安全等，维护公民的健康权益。

（3）加强监管队伍建设，提高执法能力

综合监管队伍和能力建设是解决当前执法所面临突出问题的有效途径和提高监管效能的重要举措。切实贯彻落实《关于深化行政管理体制改革的意见》，推动卫生监督机构从事业单位向行政执法机构的转变，尽快明确行政执法者的身份，将卫生监督人员统一纳入公务员管理，逐步探索实行与公务员职位分类制度相适应的等级卫生监督员管理制度。按照《医药卫生中长期人才发展规划（2011—2020 年）》落实卫生监督人才队伍培训工作，通过加强师资队伍建设、健全培训体系和推进基层卫生监督协管服务运行机制等增加监管执法队伍人员总量，以满足执法保障的需求；通过内部划转、公开招录等方式遴选具有医学、法学等专业背景的人才，加大对人员的法治教育、业务教育和廉政教育培养力度，培育高层次专家型和复合型优秀监管人才[152]。

（4）建立综合监管模式，发挥第三方评估和社会监督作用

为实现客观、公平、有效的综合监管效能，可发动号召全社会的力量，建立在卫生行政部门领导下的独立监管机构与专业技术机构、社会认证组织、公众舆论监督等并存的综合监管模式。在卫生计生行政部门的全行业“大监管”体制下，建立横向协调沟通机制，与行业协会和高校智库等建立专业性技术支持，可以委托有能力、符合资质的社会组织对医疗卫生筹资与基本医疗基金使用、医疗卫生服务行为与质量、医疗卫生技术、医疗卫生机构绩效等进行评估与监测。评估与监测结果可以作为卫生计生行政部门制定相关政策制度和开展监督管理的依据。在医保专业性和医疗技术垄断难以打破的情况下，应强化医保“第三方”代表需方，并实施有效的监管，更设计利于服务需方知情权发挥的外部多元评价机制，抑制以非法手段谋取不合理利益的医药行为，以保证监管和评价的客观公正[153]。同时要积极发挥医疗卫生服务消费方和媒体等第三方监督主体的作用，鼓励市民通过书面、电话、传真、网络或其他形式，向市卫生行政部门举报其尚未掌握的非法行医、过期药物、违规医疗行为等线索，经查实后对市民给予一定奖励，调动群众参与打击非法医疗行为的积极性，有助于规范医疗市场秩序。也可以充分利用媒体的时效性、宣传灵活、受众面多样的特点来加强综合监管的宣传效果和拓宽监管途径。

（5）发展监督管理理念，创新监管手段

卫生行业的发展瞬息万变，社会需求的量变和多元化发展给医药卫生综合监管带来了一定的挑战。为保障监管执法能效，实现医药卫生行业健康发展和国民健康权益的保障，发展与时俱进的监管理念，有机整合监督和管理职能机制，加强外部和内部监管的协同作用，创新监管手段至关重要。全国卫生与健康大会和《“健康中国 2030”规划纲要》明确强调要完善人口健康信息服务体系建设，推进健康医疗大数据应用。运用信息化监管手段建立综合监管信息服务体系，将有利于实现监管部门对医疗卫生的监督，并且可以依据大数据做到科学决策，精细化管理[154]。在体系内部监管方面，可以通过建立统一的信息服务与监管系统，逐步改变过去医疗机构或是公共卫生监管体系、医疗保险监管体系中各个分立系统的信息孤岛，以此实现内部全面管理，提高监督管理效能。

总的来说，政府监管是维护卫生行业秩序的重要力量，现阶段我国的综合监管体系框架还在不断摸索和建设中。为适应健康中国发展战略和维护全民健康战略地位的新形势，综合监管需要从大健康和大卫生的发展理念出发，以保障公民基本健康权益为目的，在国家层面组建国家健康委员会，由一个整合的医疗服务体系为全体国民健康提供服务和保障，扭转医疗行政体制的碎片化格局，在此基础上对医疗、医保、医药、公共卫生和计划生育等进行综合监管[155]。通过合理界定政府职能、完善监管法律框架、整合监管资源，各监管部门通力合作，全面提升监管机构的执行能力，最终以专业化监管机构为核心，建立多层次、多主体参与的综合监管体系，确保我国卫生事业的可持续发展。

第十章　国内外医院管理制度借鉴与分析

第一节　国内医院管理制度案例分析

公立医院产权制度和治理模式是现代医院管理体制的核心内容，对此国内一些城市医疗机构进行了不同形式的产权和治理模式改革的探索。20 世纪 90 年代以来，我国一些城市如上海、北京、无锡、潍坊等地的公立医院率先进行了管办分开的改革。具体来说，主要可以总结为以下三种模式，这三种模式各有优缺点，对公立医院管理体制的改革借鉴意义各有不同。另外，本节对台湾的模式也加以介绍。

一、“卫生行政部门内设下属机构”管理模式

“卫生行政部门内设下属机构”管理模式如图 10-1 所示。

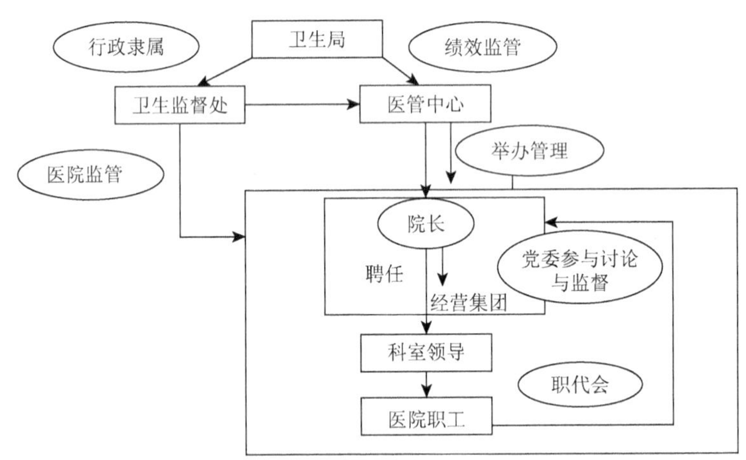

图 10-1　“卫生行政部门内设下属机构”管理模式示意图

其是在保持原有卫生行政体制不变的前提下，将管办职能在卫生行政部门内部分开，由卫生行政部门内设机构承担分开的管、办职能。潍坊市在市卫生局分设卫生监督处和总会计师管理办公室（医院管理中心）作为公立医院的监管机构和举办机构。卫生局受财政部门委托，代表政府管理医院的国有资产，对总会计

师管理办公室的绩效进行监管。北京则是成立“由市卫生局管理下的二级局”即医院管理局来承担市属医院的举办职能，市卫生局不再具体管医院怎么办，重点管政策、规划、标准、准入及监管。这种模式下，医院院长及经营集团是经营管理层。医院管理中心、医院院长、医院党委、医院工会、医院职代会构成医院的内部治理结构。其优点是卫生行政部门将原来分散的权力集中到自己门下，集中了举办职能，同时强化了监管职能。但其实质是卫生行政部门内部权力的细分和整合，管办分开流于形式。

1. 案例一：北京

北京市医院管理局（以下简称医管局）相当于医疗系统的“国资委”，于2011年7月28日正式挂牌成立，为北京市卫生局管理的二级局，正局级规格，领导班子由市政府任命。

北京市医管局是市卫生局管理的承担市属医院举办职能的行政机构，承担22家市属三甲医院的领导班子考核任命、市属医院服务质量管理和国有资产运营管理等职责。医管局设局长1人、副局长4人，编制60人，设8个处室。医管局全面承担市属医院举办职能，市卫生局的职能有很大调整，不再具体管医院怎么办，将按照全行业、属地化管理的要求，重点管政策、规划、标准、准入及监管。

北京市医管局实现管办分开，即由市医管局以国有资产出资人的身份办医院，对市属22家三级医院实行人财物和运行的统一规范管理。医管局挂牌成立之后，将会推出新的医院管理考核标准体系，其中包含服务效果、服务路径、管理安全、患者满意度等。具体做法如下。

一是大力加强公立医院基础管理。通过围绕医院成本、效率、环境、安全、文化、品牌、满意度等方面，对医疗服务行为实行规范化、专业化、精细化的基础管理，推进医院服务质量和工作效率的提升。

二是抓现代医院管理制度建设。研究建立规范的公立医院法人治理结构，实现决策、执行、监督相互分开、相互制衡的管理机制，进一步完善灵活的用人制度、以公益性为核心的绩效考核体系和绩效分配制度。

三是逐步调整医院医疗服务体系结构，建立医疗、康复和护理分级管理制度，优化医疗资源配置。

四是抓医疗服务和管理模式创新，在提高资源利用效率方面实现新突破。主要措施包括：完善预约挂号、继续实施无假日医院、全面启动电子病历工程试点等。

北京市医管局的制度设计具有创新，它借鉴了香港医管局和国务院国资委管理央企的经验但又有明显区别。香港医管局是按财团法人管理。国资委管央企的重点是管资产。北京市医管局则对市属医院管人、管事、管资产。医管局围绕加强对医院的精细化管理、专业管理设置处室，与卫生局的处室设置和医院的科室设置都会有明显区别。

2. 案例二：福建三明

三明在管理层聘任、薪酬、考核等方面采取有力措施，将公立医院的内部运行管理权归还给医院，政府则专注于公立医院的宏观管理和行业监督，对院长的定位趋向于职业化、专业化的管理者，对管理层的控制力达到较高的程度。

在人事制度上，明确干部管理权限和责任内容。三明市委、市政府制定下发《关于进一步深化医药卫生体制改革工作的意见》（明委发[2015]3 号），三明市委宣传部制定下发《关于调整市属公立医院干部管理工作的函》（明委宣干[2015]12 号），明确了市直医疗单位干部管理办法。三明市委组织部、市卫生计生委下发《关于加强县级公立医院院长管理的通知》（明委组通[2013]16 号），明确了县级医院院长管理办法。二级以上公立医院院长由医改领导小组聘任，副院长由院长提名，经医改领导小组同意后，由各级卫生行政部门聘任，医院中层干部由院长聘任。淡化二级以上公立医院院长行政级别。

在薪酬制度上，实行院长目标年薪制。院长年薪由财政全额负担，统一由同级财政部门核拨给同级卫生计生委，再由卫生计生委直接支付给医院院长，体现院长代表政府履行医院管理责任。院长年薪由基本年薪（包括岗位工资、薪级工资、基础性绩效工资）和绩效年薪构成。基本年薪从二级乙等到三级甲等分别为 20 万元、25 万元、30 万元、35 万元。绩效年薪待年终统一由三明市卫生计生委、财政局、人社局等市医改工作协调小组成员单位根据医院院长履职情况和综合考核结果确定。考核分以 80 分为合格线，考核分为 80 分的按照标准兑现年薪基数，超过 80 分后再按超过分值和百分制下的年薪标准计算超额年薪，每增加 1 分，增加年薪基数 1 个百分点；每减少 1 分，扣除年薪基数 1 个百分点。计算公式为：院长年薪 = 年薪基数+年薪基数×（考核总分数%–80%）。每月由卫生计生委预发基本年薪，每年 7 月预发全年薪酬的一半，待年度考核后再总结算。实行年薪制医院的院长不实行职称年薪及其他分配形式，不得再从单位领取年薪制以外的职务津贴、福利费、兼职薪酬等。

在考核制度上，去除经营性指标，引导精细化管理，实行任期目标责任考核。三明市在全市 21 家县级以上公立医院，建立了一套院长考评体系，包括服务评价、办院方向、平安建设、医院管理、医院发展、一票否决 6 大类，共 40 个指标，对院长进行全面考核，采取定性定量、年度与日常考核相结合的方式，依据考核结果确定院长年薪。考核结果将作为医院院长选拔任用、培养教育、管理监督、激励约束的重要依据。考核结果还与总会计师年薪、医院工资总额核定挂钩，影响全院员工的绩效年薪分配。计算公式为：院长考核总分数＝院长考核得分×80%+总会计师考核得分×20%。总会计师总分数＝总会计师考核得分×60%+院长考核得分×40%。二级及以上公立医院院长每年要向市医改领导小组作一次述职报告。三明市医改领导小组听取院长正式述职报告并组织测评。通过绩效目标的分解，将院长一人的责任转变为全院员工共同的责任，促进医院内部目标一致，调动全体医务人员参与改进管理的积极性。同时促使院长切实履行管理职责，将用于经营创收的精力投入到医院的精细化管理之中，有利于院长职业化进程的推进，提升医院治理医疗服务质量安全，实现医院健康可持续地发展。

同时，建立治理医药购销领域商业贿赂院长负责制。各级公立医院当年内凡是有医务人员被刑事处罚或省级以上媒体曝光 1 人的，扣院长当年度年终考评 5 分（医院班子成员 1 人扣 10 分），被刑事处罚或省级以上新闻媒体曝光 3 人的，实行一票否决，扣院长当年度年终考评分 30 分（院长只拿基本年薪），被刑事处罚或省级以上新闻媒体曝光 5 人及以上的，按照程序免去其院长职务。

实行编制备案制。弱化二级以上公立医院编制管理，将现行公立医院编制使用审批制改为备案制，合理核定各级公立医院人员规模，由公立医院自主考录聘用人员。

重新核定工资总额。以前医院的工资总额是由基本工资和绩效工资组成，绩效工资按当年医药总收入乘以一定的系数核定。三明市自 2013 年起实行新的工资总额制度，将医院医药收入结构分为药品耗材收入、检查化验收入、诊察护理床位手术治疗收入。医院工资总额计算以不含检查化验收入的医务性收入（即剔除药品耗材成本、检查化验收入）为基数，2016 年医院计算工资总额的项目为诊察、护理、手术、治疗、药事服务费、中医辨证施治费收入之和（简称计算工资总额医务性收入），即医药总收入扣除药品耗材收入、检查化验收入、床位收入和不计费耗材收入；住院费用全病种付费低于定额标准由基金支付的部分，各按 50%记入护理收入和治疗收入，纳入工资总额计提基数；高于定额标准基金不予支付的部分，各按 50%冲减护理收入和治疗收入，不纳入工资总额计提基数。切断医务人员工资与药品耗材、检查化验等收入的直接联系，有效遏制大处方、大检查。

实行医务人员目标年薪制。参照国际上医生收入一般为社会平均收入 3～5 倍的惯例，按照高于当地事业单位平均工资 3～5 倍、略高于教师平均工资和相当于事业单位平均工资的标准，分别核定在职临床类、技师类和临床药师类医务人员的收入水平。在操作层面，按照级别和岗位，实行不同等级年薪，封顶年薪住院医生 10 万元、主治医生 15 万元、副主任医生 20 万元、主任医生 25 万元。医技人员年薪所需资金由医院负担，由院长在核定的工资总额范围内自主分配。医技人员绩效年薪考核与岗位工作量、医德医风和社会评议等挂钩。2015 年在实行医生年薪制的基础上，实行“全员目标年薪制、年薪计算工分制”，将原来医生收入与科室收入挂钩改变为按工作量（数量和质量）分配。规范工资总额分配比例，医生、护士和行政后勤团队分别占 50%、40%和 10%；规范医生、护士和行政后勤人员的最高年薪之间比例；规范年薪发放在医院内公示制度。这些做法体现出薪酬向医技人员倾斜，向一线人员倾斜。

首创工分制。在医院内部实行目标年薪计算工分制。年薪计算工分由基础工分、工作量工分和奖惩工分三个部分组成。其中，基础工分由职务工分、职称工分、工龄工分构成，基础工分比例不超过工分总额的 30%；工作量工分按门急诊人次数、出院人次数、疾病诊断相关分组、职能部门和岗位职责要求，计算各科室、各部门不同单元的工分数量，各科室、各部门负责内部工分计算，即根据具体的工作项目再细化计算到班组、个人，完成科室、部门的二次分配；奖惩工分包含医疗质量、帮扶基层、救援任务、患者满意度、医疗事故、药占比、每门急诊和住院次均费用、医疗纠纷等项目。与此同时，各医院在实行“年薪计算工分制”时，严禁按医疗服务收费项目、药品耗材、检查化验等收入指标计算员工工作量工分。计算公式为：员工拿到手的实际年薪 = 工分数×工分值（工分值 = 全院工资总额÷全院总工分数）。医生（技师）团队按目标年薪的 50%除以 12 个月预发，其他团队按科室工分、工分值、当月工作质量考核预发。医生团队实行三次分配。即以科室为单位，医院根据各科室工分数进行一次分配，再以诊疗小组为单位，科室根据各诊疗小组工分数实行二次分配，诊疗小组根据本组医生个人工分数实行三次分配。提取相当全科室年薪总额 3%的工分，作为科室管理人员及各诊疗小组年薪调节工分。其他团队实行两次分配，即以科室为单位由医院进行一次分配，科室根据个人工分数实行二次分配。医院对医生团队的二次、三次分配和其他团队的二次分配提供指导意见。通过调整利益分配机制来规范医疗服务行为，切合国家建立科学的医疗绩效评价机制和适应行业特点的人事薪酬制度这一要求。

建立医务人员安全预防制度。对医务人员接受贿赂或回扣的，视情节轻重，暂停或吊销其执业证书。对其所在医疗机构，暂停财政拨款补助，对涉及违规费用医保不予结算；对有院领导或医务人员接受贿赂或回扣被追究刑事责任且影响恶劣的，追究医疗机构主要领导责任。

建立信息平台监控。在健康三明网站上专设“开药排行”栏目，督促医疗机构公开医生开药情况，可以查询到每家医院每位医生每月开出的门诊次均药品费用、出院人均药品费用及药品总金额情况。

二、“卫生行政部门外设平行机构”管理模式

该模式以无锡、上海等为代表，如图 10-2 所示。

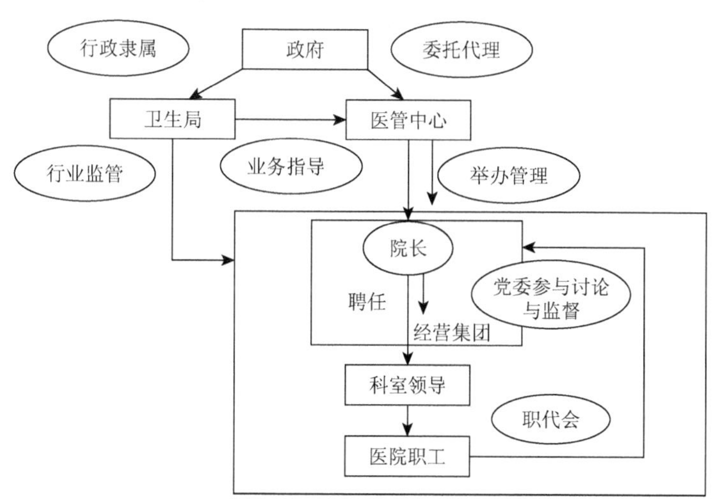

图 10-2　“卫生行政部门外设平行机构”管理模式示意图

其在卫生行政部门外部单独设立一个与其平行的专门事业单位，代表政府投资、管理和运营公立医院，履行出资人职责，成为政府办医的责任主体。同样，医院院长及经营集团是经营管理层。医院管理中心、医院院长、医院党委、医院工会、医院职代会构成医院的内部治理结构。改革后的卫生行政部门，作为一个卫生主管部门对卫生事业进行全行业管理并对医院管理中心进行业务指导。这种路径实现了公立医院出资人到位，改变了卫生行政部门既办事业又管行业的局面。不足有两点：一是分离的政府部门之间容易导致管办职能交叉，权责不清，从而使管理成本增加，效率降低；二是新成立的办医部门人员大部分来自于卫生行政部门，缺乏专业能力，仍没摆脱行政化管理模式。

1. 案例一：江苏无锡

无锡模式以管办分开和“托管制”管理为特点，这一模式的具体做法主要体现在两个方面。

一是管办分开。无锡市成立医院管理中心，对全市的卫生事业进行行业管理，这个机构与卫生局平级，医院管理中心代表市政府履行国有资产出资人职责，实现国有资产的保值增值，同时对辖区内 9 家医院进行医务监督。而卫生局则重点对公共卫生体系进行建立和依法监管医疗卫生市场，医院管理中心与卫生局按照管办分开、政事分开的原则独立运行。

二是实施医院“托管制”。这是这个模式的最大特色。托管是按照将所有权与经营权适度分离的原则，医院管理中心将医院的经营权委托给由院长领头的医院领导集团，实施法人代表任期责任制，卫生局与实行“托管制”的公立医院签订委托管理合同，使公立医院获得一定的市场发展权。

无锡模式的特点主要是实现了经营权和所有权的适当分离，即医院管理中心将经营权委托给公立医院，卫生局通过管理考核进行监督。实质上，“托管制”是产权制度改革的另类表现，对于当前公立医院管理体制改革具有很大借鉴意义。

2. 案例二：上海申康

上海申康是“管办分离”的视角下公立医院管理体制改革有意义的探索，最有价值的经验就是建立公立医院出资人机构。

在国家和省一级，由人大所有权代表的身份委托政府管理公立医院国有资产，由政府根据人大的委托组建医院国有资产管理机构（如医院管理中心、医院管理委员会等），分别直属国务院、地方各级政府。

医院国有资产管理体系可以分为三个层次，第一个层次为政府和国有资产管理机构，是国有资产所有权的代表和管理者，不直接从事资产经营。第二个层次的医院国有资产管理机构（医院管理中心、委员会）作为政府办医职能的责任主体和所属国有资产管理的责任主体，是政府和国有资产管理机构的委托者或者是代理机构，承担举办市属国有医院的职能，代表政府履行国有资产出资人职责，实行公立医院所有权与经营权分离，明晰国有医院所有者和经营者权益。第三个层次是具有独立法人地位的医院，它是医院国有资产的经营者（代理人），直接提供医疗服务，政府和医院国有资产管理机构是它的投资者（委托人）。类似无锡的医院管理中心、上海申康医院发展中心就是在这种管理机制下产生的。

上海市级医院国有资产管理机构的建立，在医院外部构造了一个明确的国有产权主体，使医院的国有产权有了组织载体，有利于改变国有资产管理中人人管理、人人有责，但最终无人管理、无人负责的局面。改革后，卫生局只作为一个卫生主管部门，对卫生事业进行全行业的管理。申康医院发展中心是办医主体，负责对所办的医院进行专业化、职业化、精细化管理。同时，政事分开、管办分离后，卫生主管部门作为政府职能部门，完善以依法行政为基础的卫生行业监管体系，强化卫生行政部门公共卫生服务和行业管理职能，健全统一、有序、公平、竞争、规范的卫生服务市场。

财务制度：年度预算执行权作为公立医院的经营自主权下放给医院院长，明确院长作为医院的经营者，负责医院日常经营管理，对国有资产负有安全、保值和有效利用的责任，对医院的经营行为负有管理责任。另外，采取清产核资，实施战略规划管理，建立以工作计划为基础的预算管理机制，加强内部审计、财务决算审计和院长任期经济责任审计等手段加强对市级医院运行的监管力度。

人事制度：依据《关于落实直属单位人事管理工作的有关规定》，明确了将人才吸引、医院内部科室设置等 7 项事权下放，对高级专家延长退休年龄申报等 7 项工作实行分级管理，促进了医院人事工作效率的提高，进一步落实了医院的人事管理权。

领导决策制度：公立医院院长获得了更大的人事管理权、内部组织设置权、经济分配权和年度预算执行权等医院自主经营的权利。同时也加强了医院日常经营管理，对国有资产负有安全、保值和有效利用的责任，对医院的经营管理负有管理责任。公立医院院长实行聘任制，依据《市级医院院长年度绩效考核办法（试行）》建立了以管理业绩为核心的考核评价体系，将考核结果直接与奖惩挂钩，历年绩效考核结果作为院长任期考核的重要内容和选聘的重要依据，从而构建对市级医院院长明确有效的激励与约束机制。

3. 案例三：广东深圳

深圳成立深圳市公立医院管理中心（以下简称“市医管中心”）。该中心是市政府直属正局级事业单位，代表市政府统一履行举办公立医院的职责，监管公立医院的人、财、物等运行，推进公立医院体制机制创新，提升医疗服务质量和水平。目前划入管理的单位包括市人民医院、市第二人民医院、北京大学深圳医院、香港大学深圳医院、南方医科大学深圳医院、市中医院、市妇幼保健院、市第三人民医院、市孙逸仙心血管医院、市眼科医院、市儿童医院、市康宁医院、市肿瘤医院等 13 家医院，以及市老年医学研究所等有关事业单位。

市医管中心探索法定机构管理运行模式，按照《深圳市公立医院管理中心管理办法》运作，实行理事会领导下的主任负责制。理事会由市领导、政府相关部门、市医管中心，以及医院管理专才、医学专家、法律专家等社会知名人士代表组成。

根据市政府授权，市医管中心主要履行以下职责任务。

1）拟订所属公立医院的资源优化配置方案、改革发展计划、基本管理制度、年度预算、财政资金分配方案、运营管理目标、绩效考核制度等，经批准后组织实施。

2）推进公立医院运营管理机制改革创新，促进所属医院规范医疗服务行为、控制成本费用、提升服务质量；提出医疗服务价格建议。

3）按权限负责所属机构领导班子成员的聘任、考核工作；统筹所属医院人才队伍建设等工作。

4）负责监管所属医院国有资产运营使用情况，承担保障国有资产安全责任；向所属医院派驻总会计师，监管其财务运行情况。

5）根据市政府和市卫生行政部门的部署和要求，组织所属医院承担公共卫生服务项目、医疗救护、医疗救助、对口帮扶、重点学科建设、科技攻关及重大活动期间医疗保障等工作。

6）负责所属医院党群工作、精神文明和行风建设工作，以及医疗纠纷处理、信访维稳工作。

7）探索公立医院药品、医用耗材和设备的招标采购制度改革。

市医管中心秉承“至诚至实、至精至专”的核心价值，诚爱诚信、求实务实，精益求精、专业专心，努力构建“产权清晰、权责明确、管理科学、运行高效”的公立医院管理体制、运行机制和监管机制，为市民提供优质、高效的基本医疗卫生服务。

4. 案例四：江西新余

江西新余按照“政事分开、管办分离”要求，加大简政放权力度，把该放的权放下，该管的事管好。具体做法如下。

一是理顺管理体制。新余市成立了由市长任主任的市公立医院管理委员会，制定了《市公立医院管理委员会章程》，划定医管委（决策层）、公立医院（执行层）及监督管理办公室（监督层）“权利与责任清单”，理顺公立医院所有者、经营者和社会者之间的权责利关系，充分赋予公立医院人事管理、内部分配、运营管理等自主权。

二是完善监督机制。引入第三方评价机制，对公立医院综合改革进行效果评估、公众满意度评价和绩效考核评价。建立维护公益性的绩效考核机制，考核结果与院长年薪、工资总额、财政补助挂钩。同时推行总会计师制度，加强财务和预算管理。总会计师基本年薪由所在医院负担、按月发放，绩效年薪由财政预算安排，经考核发放。

三是把住管理重点。强化编制与岗位总量管理，按实际开放床位与工作人员［1：（1.6～1.7）］比例，分别核定市直公立医院岗位总量。在核定的事业编制不变的基础上，其空编主要用于招聘高层次和急需紧缺专业人才。强化工资总额管理，合理确定工资总额、医务人员收入的增幅水平，充分调动医务人员积极性。推行院长年薪制，强化院长代表政府对医院的管理职责。院长年薪由财政预算安排，实行一年一核定，控制在职工年均收入的3倍以内。

医疗保障制度：利用医保支付“杠杆”，调控引导医疗服务行为，在“总额控制”的基础上，将医保费用结算“后付制”改为“预付制”，即每月按定额指标的90%先期拨付给医院，其余10%考核后结算。出台了《市医疗保险付费方式改革实施方案》等配套文件，先后推行17种重大疾病按病种付费、10个单病种定额结算、24种按诊疗路径定额付费、新农合按床日付费等改革，引导定点医疗机构合理控费，提高保障绩效。目前，正在推进646个病种按分值付费，已完成信息系统开发，正在测试运行。同时引入商业保险协同监管方式，实现从出院结算至身份核实、入院指征、医疗行为、检查用药等全程监管，提高了监管精准度。认真落实处方点评、抗生素使用等制度，规范医生处方行为。实施临床路径管理，市直三家医院临床路径管理病例总数达1.5万余例。分解落实单体公立医院和区域医疗费用增长控费目标，定期公示医疗费用主要监测指标。

人事制度：①加快重点学科建设。每年筹集学科与人才建设基金200余万元，重点支持4个名医工作室、12个省市共建学科、10个市级医学领先学科、4个省县共建学科、3个省级重点中医专科和2个新兴优势学科建设。②加快高层次人才培养。对学术技术带头人、重点学科带头人及业务骨干，通过“单位选派、政府与单位资助”方式，选派到国内外知名院校、医院进修培训。遴选了一批优秀青年医学人才，采取“临床带教培养、定向进修培养、科研能力培养”方式进行重点培养。

信息管理制度：加快医疗卫生信息化建设。先期投入2200万元，启动了市人口健康信息综合管理平台建设，已完成卫计专网建设和五大类数据采集，远程会诊、血液管理等13个系统已建成使用，初步搭建了健康档案、电子病历等医疗信息共享服务平台。80%以上基层医疗卫生机构与上级医院建立了远程会诊系统。

三、“第三部门主管型”管理模式

该模式以香港为典型代表，如图10-3所示。

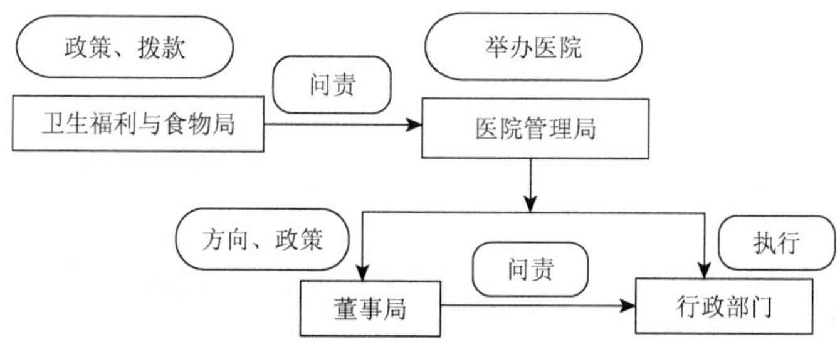

图10-3　“第三部门主管型”管理模式示意图

香港政府于 1990 年 12 月建立的香港医院管理局是独立于政府机构的公营机构，负责在政府监管下独立自主经营医院。香港的管办分开分为两个层面的“管”和“办”。一是政府和医院管理局实现了管办分开：香港卫生福利与食物局管制定政策、拨款，医院管理局负责管理医院，推行政策，执行服务；二是在医院管理局内部也实现了管办分开：董事局负责进行决策裁定，管方向、策略，具体行政部门负责推行服务，执行策略；管办分开后还有问责。该模式实现了公立医院真正意义上的管办分开。医院管理局相当于第三部门，地位相对独立，专业性强，有高度的自主灵活性，可以按医院自身运行规律进行科学管理和运营，利于整合区域医疗服务资源，提高卫生资源使用效率和统一规范化、专业化管理。其缺点在于第三部门具有较强的独立性和专业性，不隶属卫生行政部门，在监管上会产生两者之间的协调问题。

四、台湾模式

台湾被称为“亚洲四小龙”之一。按国际汇率计算，2016 年台湾地区生产总值达到 5699.09 亿美元，人均地区生产总值为 2.29 万美元，居中国省级行政区第 6 名。

台湾实行社会医保制度，医疗服务的提供机构多为私立机构。公立医院保健资金市场占有率仅为 31%，而私立医院则高达 69%。

1. 外部管理

台湾主要卫生行政部门为卫生福利署，对全社会的医疗卫生服务、食品药品经营进行监督管理，并直接管理 28 家署立医院。同时，台湾当局制定了“全民健康保险法”及与其配套的 20 多种子规定，60 余种作业规范，对于医疗机构服务的提供、收费等方面都做出了明确的规定，克服了此前台湾医疗机构自主管理和自由定价的问题。根据规定的要求，相应的卫生行政部门进行行政监督和管理，主要内容是医疗机构设置审批、医疗机构级别评鉴、医师职称评定等工作。还设有“中央”健康保险局，专司统一的健康保险基金筹集、支付和管理，对经济实施监管。

台湾的主要监督制度为医疗评鉴制度，台湾医策会的评鉴作业程序、评鉴基准均由卫生和福利署订定公告；评鉴委员由卫生和福利署遴选；实地评鉴时，卫生和福利署代表列席督导；且评鉴结果由卫生和福利署公告，达到监督各医院的目的。台湾医策会全称为“财团法人医院评鉴暨医疗品质策进会”，是由卫生署、医师公会、医院协会、私立医疗院所协会共同出资建立的财团法人机构。其主要职能是：①受卫生署授权，负责医院评鉴（等级评审）；②推进医院的医疗质量管理、辅导医院经营管理；③开展医务人员的培训。

2. 医院内部管理

(1) 医院管理专业化

台湾重视医院管理专门人才的教育和培养，相当一部分医院管理者受过日本、美国管理学科的专门训练。台湾医院管理的学术团体和医院协会分别设立，学会出版有较高水平的学报。台湾医院管理人员专业，所负责的职能较细致，各自按自己的分工，依据卫生署及医院的规定完成工作，其主要的优势在于他们在管理过程中，能及时发现自己医院运转过程中的偏差，经过月度、季度、年度分析，找出偏差的原因，及时纠正并不断完善，关键是均能把制度落实到位。

(2) 财务制度

台湾医院采取“以成本控制为中心”的财务管理，医院的耗费与开支是节流的重点内容。建立成本核算管理系统，逐步完善医师薪资考核系统。在高效的信息系统支持下，医院的绩效考评具体到单病种及每一个医生。通过交互组合的医院信息系统，使得每一位患者的每一项治疗及每一项消耗，都是在线对应。对患者的支出成本进行管控，也为之提供安全保障。在“健保”以单病种支付的模式下，建立病种成本核算，对每个患者建立必须检查的项目列表、汇总每个患者的支出明细及患者治疗或检查的结果、医疗用房的空间与电梯往返运输的成本等。

(3) 医疗质量管理

台湾医院医护人员的安全意识极强，其医院质控组织职能相对独立，根据各项标准严格检查。医院本身同时接受卫生署及健保局的质控要求，因此其质量管理有 3 个层面，即科室、医院、上级部门。为保证医疗质量，近年台湾推行临床路径工作，该临床路径由卫生计生部门制定，各自医院据此制定自己的路径，以确保医疗质量，降低医疗费用。

3. 小结

台湾重视医院管理工作，他们以医院评鉴为手段规范医院管理，对于我国进一步搞好医院评审工作很有参考价值。同时，成本管理倾向于预算管控，在计算合理成本的基础上，以预算成本的管控方式落实责任中心制度，建立了一套标准、发生、评估和改善的循环管理机制。

第二节 其他国家医院管理制度案例分析

根据经济发展水平和地理位置分布的不同，分别对代表世界先进水平的经济合作与发展组织成员国，代表发展中国家水平的金砖国家，地理上跟我国接近的亚洲国家进行研究，通过对其他国家或地区医院管理制度对比分析，典型做法的归纳与总结，为我国建立现代医院管理制度提供可借鉴经验。国际上，医院总体分为两大类：一是公立医院，包括预算制医院、自主化经营医院、法人化（或公司化）医院、公私合作医院；二是私立医院，包括非营利法人医院、合伙制医院、股份制医院。

一、经济合作与发展组织[①]成员国

1. 美国

2016 年，美国国内生产总值达到 18.57 万亿美元，居世界国家和地区第 1 名。美国经济体系是当代最典型的市场经济模式，以私有制为基础，兼有资本主义和混合经济的特征，实行自由经济、自由经营、自由竞争，政府对经济的干预十分有限。

美国医疗条件总体水平较高，设施完善，提供医疗的机构主要有医院、医生诊所、护理院、康复中心、独立的诊断中心和药房等。医院以私立非营利性医院为主，公立医院占 27%，私立医院占 73%（其中非营利性医院为 50%）[②]。公立医院注重于服务无保险者和穷人，是国家安全网医院的主体；私立非营利性医院以社区利益为主体，是卫生服务体系的主体；私立营利性医院主要利用商业的手段提高服务体系的效率。

（1）外部管理

美国最主要的医疗行业监管部门是联邦医疗和社会服务部（简称 DHHS 或 HHS）。HHS 主要涵盖了医疗服务采购付费、食品和药品安全、生物医疗研究、疾病控制、医疗质量监督、医疗资源分配等与国民健康和医疗体系紧密相关的所有方面。

其中，联邦医疗保障和医疗救助服务中心（CMS）是 HHS 中最重要的组成部门，负责通过联邦医疗保障（medicare）和医疗援助（medicaid）协同各州政府为弱势群体提供医疗福利。CMS 的费率受到联邦政府预算的限制，成为一切医疗服务的定价标准，事实上变成了联邦政府以市场手段管理医疗服务和产品的一个重要机制。

---

① 经济合作与发展组织（Organization for Economic Co-operation and Development，OECD），简称经合组织，是由 30 多个市场经济国家组成的政府间国际经济组织，旨在共同应对全球化带来的经济、社会和政府治理等方面的挑战，并把握全球化带来的机遇。目前有 35 个成员国，无论从经济发展状况还是医疗服务水平看，基本都能够达到世界先进水平。

② NCHS. National Health Statistics Reports. https：//www.cdc.gov/nchs/products/nhsr.htm.

美国政府不直接参与医院的经营管理，对医院的监督包括四个方面：一是立法的强制管理。美国联邦和州政府颁布了各项法律和法规，以患者安全为中心的操作指南，对公立和私立医院的医疗质量、费用和大型设备准入（certificate of need laws，CON）进行监控，并定期对医务人员进行考核和认证。二是准入管理。医院和许可证制度，医生的执照和数量、医院的准入和退出的规则都由政府制定。医疗机构在获得联邦政府确认和非官方组织（美国医学会、医院协会等）认可后，由州政府颁发营业执照后才能执业。三是费用控制，面对医疗费用上涨，美国联邦政府采用医保预付费制度，利用病种付费（DGRs-PP）和价值比（RBRVS）的方式降低医疗服务费用。四是医疗风险和质量监管，随着越来越多的医院参与医院评审、评鉴项目，美国公共资金的配置及政府对医院管理的决策逐渐和评审、认证联系在一起。美国卫生保健研究与质量部（AHRQ）下设的质量促进与患者安全中心（CQUIPS）主要开展研究与证据实践，以提高卫生系统质量和安全性。主要工作内容是协助人安全的相关研究、生产与传播患者安全证据、实践循证方法、促进卫生保健服务质量与安全的提高。同时，借助美国医院联合评审委员会（Joint Commission Accreditation of Hospital，JCAH）等具有独立性质的第三方组织间接管理医院。

（2）医院内部管理

1）组织机制。

美国的医院管理基本套用企业管理模式和方法。在组织管理体制上大多数实行董事会。董事会是医院的最高权力机构，董事会的主要职责是：一是聘任和考评医院的主要行政负责人；二是评价和监控医院提供的全部医疗服务质量；三是保证医院在财务上的足够充足；四是保证医院遵循所有适合于医院的法律、法规和规章条例；五是任命医师和各类医务人员。董事长由医院所在地社区选举产生，医院院长由董事会任命。推行院长职业化，选举有丰富管理经验的职业管理人，医院院长全面主持医院的各项管理工作并对董事会负责。医院设立管理委员会和执行委员会进行专业管理。

2）人事管理制度。

医院人事制度全部实行公开招聘、逐级雇佣办法。医师通常不是医院的雇员，医院各医疗部门的负责人必须从医师中由全体医务人员选举产生，医师在医疗工作中具有的职权范围由院务会提出提交董事会批准。

3）财务制度。

美国医院一般实行财务集中管理。各医院的财务由集团的财务结算中心或区域财务结算中心负责管理和核算，一切经济往来的收付均由财务结算中心统一办理，各医院一般只设报账员，向结算中心支付管理费。医院的投资、经营决算权属于集团决策层，医院每年提出预算的建议数和投资建议，报集团董事会讨论决定，各医院在预算和授权的范围内从事财务活动，这样集团就能控制下属医院的经济，统一财会管理制度和方法，统筹安排资金，加强财务监控，避免决策失误。

4）医疗质量管理。

美国医院具有独立的医院质量管理部门；具有获得卫生行业质量专业人员证书（CPHQ）的专门医院质量管理人员；具有完整的质量改进委员会体系，即由院长直接领导，下设临床、医技及护理等部门的分支质量委员会；具备较强的全员质量意识；具有持续的流程改进以预防医疗质量问题发生的机制。

（3）小结

美国的管理体制适合于人民的物质生活水平极大提高，市场经济已经成熟，法制建设比较完善，政府无须过多干预的国家。尽管我国卫生体制的演进与美国有着显著的差别，但经济新常态下，随着医疗卫生体制改革的不断深入，医疗服务市场逐渐开放，要实现医疗服务的公平、有效，维护公民健康这一最终目标，政府监管和市场机制同样重要。从通过政策的引导等方式入手，引导医疗市场逐步多元化发展，激发市场竞争活力，规范不同医院的市场行为，不但可以在一定程度上减轻政府的资金投入，而且能够提高医院和医疗市场效率。

2. 德国

德国是欧洲最大经济体，全球第五大经济实体，2016 年德国国内生产总值为 3.36 亿美元，人均国内生产总值 42 047 美元[①]。2016 年德国卫生总费用占国内生产总值比例为 11.3%，总费用中政府及个人分别负担 77%及 23%[②]。德国医疗资源非常丰富，且发展较为稳定。公立医院在德国医疗服务体系中起主导作用。公立医院、非营利医院和私人营利医院分别占 37%、40%和 23%。

（1）外部管理

德国卫生保健系统的一个重要特征是实行联邦、州、区三级管理。公立医院所有权归各级地方政府。特殊类型的医院一般属于联邦政府，教学医院一般属于州政府，其他医院分属于市、县或镇等各级政府。政府并不直接参与医疗服务的提供与购买，其作用主要体现在制度供给方面，即制定相关的法律法规及协调各方利益。德国政府对医院的外部管理主要体现在以下四个方面。

一是立法管理。联邦政府国家卫生部主要负责制定规范卫生服务提供及筹资的法律框架，有 3 部主要法令：《社会健康保险法》《医院筹资法》《全国医院价格条例》。在此基础上，各个州的自治政府在医院的调控、筹资及监督中发挥重要作

① 德国联邦统计局. 2016 年德国经济发展数据. https：//www.destatis.de/DE/Startseite.html.

② OECD. http：//stats.oecd.org/Index.aspx?DataSetCode=HEALTH_STAT.

用，各自制定区域医院发展规划[83]。

二是财政补偿。德国政府采用“双重补偿”的方法对医院进行补偿和支付，对医院投入成本（investment cost）和运营成本（running cost）各有其补偿来源。凡是列入州政府医院发展规划中的医院，不论是公立医院还是私立医院，均有资格接受财政补助和签订社会健康保险合同，医保赔付系统利用 DRGs 对医院进行预付费。按照德国双元融资制度，医院的投入应由州财政承担，属于公共预算支出，运营成本由疾病基金会负责补偿①。

三是行业监管。在政府立法监管下，政府鼓励各利益集团参与医院监管。通过第三方组织，如疾病基金会协会、医生协会、医院协会等各专业社团加强本行业的行业监控。政府依法对各社团组织进行监管。

四是医疗质量监管。政府和疾病基金会均要求医院采取管理措施保证医疗服务的质量，如果医院不合作，对医院的补偿就会相应减少。同时，设有质量监督委员会（医疗透明管理制度与标准委员会，KTQ），该协会由医院协会、医师协会、护理协会、联邦健康保险公司等共同组织，作为公益性公共管理机构，通过医疗管理制度的制定、检查和认证，对医院的临床诊断和治疗过程进行评价[84]。

（2）医院内部运营机制

1）组织机制。

德国医院实施董事会领导下的院长负责制。行政院长、医疗院长和护理院长及秘书分别负责各自的职责。医院院长作为职业管理人，必须具备相应的工作经历和丰富的管理知识。院长的任职由董事会在全院进行考核绩效后决定。

2）人事制度。

德国医生实行“双规管理”。医生可以选择自主开业，也可以选择去医院就业。医院医生纳入医师协会进行组织管理，医生和医院之间是雇佣关系。临床科室作为基本的管理单元，科室拥有最终人事权。

3）财务制度。

医院运营成本由疾病基金会负责补偿。医院内部财务核算比较严格，对医院员工的精简、管理程序的优化、管理成本的控制等方面均按企业经济管理的方式进行。公立医院和非营利性医院均不用缴纳消费税，但必须把盈余投入医院的运营上，营利性医院可以保留利润，但必须同商业公司一样照章纳税。

4）医疗质量管理。

德国从 1999 年开始推行全面质量管理模式，成立由医院管理层和科室管理层

---

① Penter V，Arnold C，Friedrich s，et al. 德国医院 4.0——议题·分析·潜能. 管新潮，杨爱平，译. 北京：人民卫生出版社.

人员共同组成的医院质量管理委员会，负责各科室的目标和工作计划制定及考核；设立专职质量管理人员，负责医院各种质量的统一管理，参与高层领导者质量管理的决策，增加了质量管理的整体协调性。通过制定《工作手册》推行自上而下的质量管理。

（3）小结

德国政府在医疗领域的责任主要体现在为居民购买基本医疗服务。现行的医院管理体制，使公立医院获得了较大的经营自主权，政府能够从具体事务管理中解放出来，把工作重点放在宏观控制和监管方面。另外，德国医院管理体制的重要践行是董事会监督下的院长负责制，以弥补行政干预所带来的医疗资源的浪费和服务效率低下的问题。

二、亚洲国家

1. 印度

印度的全称是印度共和国，位于亚洲南部，是世界上第七大国家，南亚最大的国家，人口位居世界第二。印度被西方称作世界上人口最多的民主国家，实行联邦制、议会制和多党制。同中国一样是“金砖五国”和“新兴市场国家”。人口总量为 13.10 亿，位居世界第二，2016 年印度国内生产总值为 2.2 万亿美元[①]，为世界第五大经济体。印度的卫生总费用占国内生产总值的比例不足 4%。近年来，印度政府为了提高居民医疗卫生服务利用情况，建立了遍布城乡的三级医疗服务体系，包括提供基本公共卫生服务和门诊服务的触及医疗保健机构，提供基本住院服务的二级医疗机构和提供特需服务的三级医疗机构。印度 60%的医疗机构为公立医疗机构，几近免费为印度公民提供医疗卫生服务。

（1）外部管理

作为四大文明古国之一，印度同中国一样根据本国国情，建立了比较综合的卫生行政管理体制，国家卫生与家庭福利部下属两个相对独立的部门：负责疾病预防、妇幼保健和计划生育、基本医疗服务、医学教育与科研、药品生产流通和使用监管的卫生与家庭福利管理局（Department of Health & Family welfare），以及负责传统医药管理的印度传统医药管理局（Department of AYUSH）。前者全面负责疾病预防、妇幼保健、基本医疗服务、医学科教事业及药品生产和流通，后者负责印度传统医药的管理职能。相比于区域卫生规划和维护市场竞争秩序，印度政府对医疗机构的监管更侧重于医疗机构设置许可、

① MOSPI. National Data Bank：Health & population data. http：//www.mospi.nic.in/national-data-bank.

医疗服务质量管理。印度中央及邦政府制定以立法的形式维护患者的健康权益，颁布了规范药物及其使用的法律、规范医疗服务经营行为的法律和规范机构设置的法律，但执行力度甚微。

（2）内部管理

政府卫生支出占卫生总费用的比例不足 1/3，由于政府财政资金用于卫生支出的部分不足 5%，公立医院面临着严重的生存危机，现有的印度公立医院不能满足全体居民的医疗服务需求。印度政府为此放松了私人资本经营现有医疗机构的限制。通过社会慈善捐助的方式，保留原有的管理机制，但有些是私营机构参与医院的管理和设备供应。另一种策略是增加医院的私营资金，但要在非营利基础上经营运行，并保留原有的医务人员，或按照政府常规来更换人员，负责支付工资。私营医院要按政府规定的标准收费，而得到的盈利收入要单独列账，只可用于修缮房屋和提高医疗服务的技术水平。

薪酬制度：在印度，医生的工资全部由政府负担，政府根据医生医疗工作的绩效来评估他们的工作。如此一来，消除了医生和医院的趋利动机，并在一定程度上缓解了医疗费用过高给群众带来的矛盾。

（3）小结

印度面对较快的经济发展和庞大的人群需求，印度的公立医院同样承受着巨大的压力。印度在进行公立医院改革的过程中积极引入社会资本，通过社会慈善捐助和增加公立医院的私营资金，增加公立医院的资金投入，减轻医院运营压力。在政府投入有限的情况下，中国同样可以考虑发展社会力量，完善社会慈善捐助体系，减轻医院的运营压力。

2. 新加坡

新加坡，全称为新加坡共和国（Republic of Singapore），常住总人口为 553.5 万，其中新加坡公民 337.5 万。新加坡是亚洲发达国家，被誉为“亚洲四小龙”之一，世界银行数据显示，2014 年，新加坡国内生产总值总计 3080.5 亿美元，人均国内生产总值为 56 319 美元，2014 年全球金融中心指数（GFCI）排名显示，新加坡是全球第四大国际金融中心。新加坡拥有 2000 多家医疗机构，95%为私立医疗机构。在提供医疗服务方面，公立医院和私立医院共同提供二级和三级专家医疗服务，公立医院提供了 80%住院医疗，私立医院仅提供了 20%。

新加坡卫生服务和国家卫生保健组织（NHG）两大集团为政府全资拥有的控股公司，按照私法（即公司法）成立，属于非营利性组织，所有公立医院作为其子公司存在。医院的管理权属于有限公司，并且由公司董事会制定医院的发展规划、方针和政策。公立医院每年接受政府卫生部和财政部提供的医疗服务补助。政府通过卫生部对医院进行政策指导，一些宏观问题如调整医疗服务价格等仍要提请政府批准。

（1）外部管理

新加坡卫生部是主管医疗服务的政府部门，负责制定监管的总体政策，对包括医院在内的所有医疗机构进行注册审批和监管，同时负责监管医疗服务监管机构。新加坡卫生部内设包括负责国民健康促进和疾病预防的新加坡卫生促进委员会与负责卫生产品监管的新加坡卫生科学局，以及 5 个职业委员会。职业委员会对医院的医疗执业人员进行监管，承担对医务人员的职业注册管理和监管工作。

新加坡同样拥有完善的立法体系。确保医院向公民提供恰当合理有效的医疗服务。大量的政策指导通常采取法定形式，以保证卫生资源的合理分配、临床结果的应用和职业标准的制定。

政府通过加强对公立医院的投入，使得公立医院作为住院服务的主要提供者，从而使政府能控制医院的床位数和利用率，还可以控制费用增长。新加坡中央公积金局人力资源部会同卫生部执行医疗服务筹资政策，通过对医疗费用的自付比例进行限制等形式监管医院。对于公立医院，政府向医院提供年度财政拨款，并向患者提供政府津贴。医院与政府以契约的形式达成协议，接受政府和卫生部的政策指导。

对私立医院，新加坡政府开放医疗储蓄保险，但是政府限制了私人开业医师及私立医师对医疗保险患者的支付标准，并且对患者的自付比例也进行了限制。

（2）医院内部管理

公立医院公司化（法人化）改革：20 世纪 80 年代以来，新加坡公共卫生系统开始进行重组，按照东西部将医院分为两大集团（Cluster）：东部集团（Eastern Cluster）和西部集团（Western Cluster）。东部集团又称新加坡卫生服务集团（SHS），由 4 所公立医院、4 所专科医院和 7 个联合诊所组成；西部集团又称国家卫生保健组织（NHG），由 4 所医院、2 所专科医院和 9 个联合诊所组成，同时与美国霍普金斯医院联合建立国际医学中心。

1）组织机制。

医疗集团内部设有董事会，由社会名流或政府官员和专业人士组成，董事会聘用执行总裁，总裁下设运营总裁、财务总裁等，负责医院的运营和其他事务的管理。重组后，两大医疗集团及其所属医院都是单独的公司，在法律上按照公司法进行经营，享有经营自主权，包括招聘、薪酬、采购和服务的定价等。董事会（理事会）-院长（CEO）的结构理清了国有资产出资人和运营者的委托代理关系，院长在获得充分自主权的同时，需要定期和不定期地向董事会报告医院经营状况，重大决策由董事会集体决议，对院长行为形成了有效的组织约束。政府仍是公立医院唯一的所有者，对其行使着监管权力和重大决策权。

2）人事管理制度。

新加坡在将公立医院重组为保健公司后，保健公司及其子公司按照私法成立，因此自然摆脱了各种公法的直接管制和约束，从而拥有了管理上的自主性，在执行管理工作的过程中更具灵活性与弹性。保健公司可以自主聘用医护人员并决定其薪酬水平；可以自由配置和处置其资产以实现资源的最佳运用，公立医院在内部管理与外部服务的过程中拥有更多的自主性与灵活性。

3）财务制度。

自新加坡公立医院重组计划被提出和实施后，医院由卫生部直接管理转为私人有限公司经营，执行商业会计制度。这种转变，即通过企业管理的方式，强化了营利的概念，使医院的工作效率提高，并通过注重对成本控制，降低了成本，实现了财务管理的平稳运行。

（3）小结

新加坡公立医院和私立医院的共同发展，造就了医疗卫生的繁荣和现代化。新加坡医院管理体制由董事会委派行政总监全权负责，行政总监一般由非医务人员的企业管理专家担任，下设医药委员会、医院筹划委员会[85, 86]①，分别由临床主管和行政主管负责，即分别负责医疗业务和行政后勤事务。这种医院重组和企业管理模式有效地提高了服务水平和服务效率，并有效地控制医院服务费用开支，这种模式就是医院所有权（国家所有）和经营权（私人有限公司）分离的模式，我们可从中得到一些有意义的启迪。此外，新加坡进行医院重组实现了所有权和经营权的彻底分离，明晰了医院的产权、明确了政府的作用；在此基础上通过集团化改革进一步提高了医疗质量和工作效率。这方面的经验也值得我们结合国情进行学习和借鉴。

第三节　借鉴与启示

从上述国家医院管理制度情况来看，有几点共同的地方值得我们借鉴与参考。

1）完善的立法体系。政府依靠立法管理医院，以法律的强制性规范和协调各方利益，有利于保障非营利性医院的公益性，保证医疗服务市场的有序和健康发展。

2）独立的法人地位保证医院经营自主权。境外地区的医院管理体制，使公立医院获得了较大的经营自主权，政府在医疗领域的责任主要体现在购买基本医疗服务，工作重点是宏观控制和监督评价方面。

3）严格进行医疗质量管理。一方面，加强医务人员的培训、准入和考核。医

① 詹国彬. 新加坡公立医院体制改革及其对我国的启示. 东南亚研究，2013，（1）：17-23.

务人员的准入和考核都有相应的法律法规严格规定。执业前都需经过长期、系统的医学全科和专科培训。接受培训后，通过国家职业考试方可从业。即便是取得资格执业后的从业人员同样会受到政府严格的监管。另一方面，通过设立专门的第三方评价机构和专业社团，对医疗行为进行行业监管和医疗质量评价，并以此作为医保偿付系统的常用评价标准。

参考文献

[1] 邬大光. 现代大学制度的根基[J]. 现代大学教育，2001，(3)：30-32.

[2] 郭海玉. 中国大学管理制度的反思[D]. 西安：西安工业大学，2011.

[3] 朱志媛. 对现代大学管理制度的理解[J]. 三峡大学学报（人文社会科学版），2008，(1)：105-108.

[4] 李晓蓉. 试论现代企业管理制度的创新[J]. 经营管理者，2009，(6)：36.

[5] 吴秀刚. 试论现代企业管理制度的创新[J]. 现代国企研究，2016，(24)：5.

[6] 罗力，陈立今，刘金锋，等. 现代企业制度与医院管理体制改革[J]. 中国卫生资源，2004，(6)：248-250.

[7] 方子，谢俏丽，张凤帆，等. 我国现代医院管理制度中的运行监管与行业监管策略[J]. 中国医院管理，2015，(1)：7-9.

[8] 孙凯杰. 浅谈医院管理[J]. 吉林医学，2010，(32)：5930-5931.

[9] 霍建武. 浅析现代医院管理体系建设[J]. 经营管理者，2016，(14)：107.

[10] 刘丽波. 医院管理理论与系统研究[D]. 天津：天津大学，2010.

[11] 万祥波，朱夫，杨扬. 公立医院改革下的现代医院管理制度建设与创新——以江苏康复医疗集团为例[J]. 中国卫生事业管理，2013，(6)：421-423.

[12] 方鹏骞，张霄艳，谢俏丽，等. 中国特色现代医院管理制度的基本框架与发展路径[J]. 中国医院管理，2014，(10)：4-7.

[13] 赵楠. 基于无缝隙政府理论的我国公立医院管理模式变革研究[D]. 杭州：浙江财经学院，2013.

[14] 李卫平，刘能，阮云洲. 浙江大学医学院附属邵逸夫医院治理结构分析[J]. 卫生经济研究，2005，(4)：3-10.

[15] 王健. 公立综合性医院管理模式变革研究[D]. 杭州：浙江大学，2009.

[16] 邹丽伟. 吉林省公立医院管理模式创新研究[D]. 长春：东北师范大学，2011.

[17] 廖藏宜. 公立医院管理体制改革模式的优化比较[D]. 大连：东北财经大学，2012.

[18] 杜成林，杨晓玲，赵华伟. 医院管理制度与医学伦理建设的思考[J]. 中国医院管理，2010，(7)：57.

[19] 陈龙林. 简析国内医院管理制度在新医改中的探索[J]. 中国卫生产业，2011，(34)：119.

[20] 顾昕. 不平衡：三年医改政策执行的特征[J]. 中国医疗保险，2011，(12)：29.

[21] 闵锐，汪琼，张霄艳，等. 我国现代医院管理制度的保障机制研究[J]. 中国医院管理，2014，(10)：10-12.

[22] 吴丹，张博，张勤，等. 公立医院法人治理结构与改革[J]. 中国医院管理，2010，(4)：9-11.

[23] 李文敏，方鹏骞. 四种公立医院法人治理模式的评价与分析[J]. 中国医院管理，2009，

（12）：23-26.
[24] 罗永忠. 我国公立医院管理体制改革深度分析与对策研究[D]. 长沙：中南大学，2010.
[25] 王元元，丁宏. 安徽省城市公立医院人事制度改革路径的探讨与分析[J]. 包头医学院学报，2015，（3）：122-123.
[26] 方鹏骞，罗桢妮. 湖北省县级公立医院取消药品加成政策制定的思考[J]. 中华医院管理杂志，2013，29（6）：408-411.
[27] 郭云雷，周玲. 医院财务制度的建立和完善在现代医院管理体制发展中的重要作用[J]. 世界最新医学信息文摘，2016，（73）：185-188.
[28] 何智忠. 完善经营成本控制强化医院财务管理[J]. 行政事业资产与财务，2016，（24）：74-75.
[29] 夏冕，张文斌. "管办分离"语境下的公立医院管理体制研究[J]. 中国卫生经济，2010，（3）：11-13.
[30] 王茂昌. 论企业国有资产出资人制度的法律完善——经《企业国有资产法》实施为视角[D]. 武汉：华中师范大学，2012.
[31] 方鹏骞，李文敏. 对我国公立医院法人治理的再思考[J]. 中华医院管理杂志，2011，27（12）：881-885.
[32] 陈景盘. 新时期公立医院人力资源配置的现状和对策分析[J]. 当代经济，2011，（10）：58-59.
[33] 周建如，黄德平. 浅谈中小型医院信息化建设中的问题与对策[J]. 中华现代医院管理杂志，2006，4（9）：36-38.
[34] 杨颖，陈黎明，李书章. 耗散结构理论在医院学科建设中的应用思考[J]. 中国医院管理，2011，31（5）：52-53.
[35] 周建如. 医院信息系统的建设[J]. 交通医学，2003，（5）：568-569.
[36] 盛文言. 医疗机构人力资源管理问题综述[J]. 企业文化（中旬刊），2016，（11）：241.
[37] 黄正东，刘幼英，宋兰堂，等. 现代医院信息管理方式变革的应用研究[J]. 华南国防医学杂志，2005，（5）：30-32.
[38] 全国人民代表大会. 中华人民共和国民法总则（第 87-65 条）[EB/OL].（2017-03-15）[2017-09-01]. http: //www.npc.gov.cn/npc/xinwen/2017-03/15/content_2018907.htm.
[39] SAGE A P，ROUSE W B. Introduction to Economic Systems Analysis and Assessment：Cost，Value，and Competition in Information and Knowledge Intensive Systems，Organizations，and Enterprises[M]. New York：John Wiley & Sons，Inc.，2011：1-42.
[40] COASE R H. Problem of social cost[J]. Journal of Law & Economics，1960，3（4）：1-44.
[41] FELDMAN A M，SERRANO R. Welfare Economics and Social Choice Theory. 2 nd ed [M]. Berlin：Springer，1982.
[42] BUCHANAN J M. An economic theory of clubs[J]. Economica，1965，32（125）：1-14.
[43] 方鹏骞，贾红英. 中国公立医院内部治理机制研究[M]. 武汉：华中科技大学出版社，2014.
[44] 马骏驹. 法人制度的基本理论和立法问题之探讨（下）[J]. 法学评论，2004，（6）：3-12.
[45] 中国康网论坛. 我国公立医院法人治理结构改革试点的九种模式[EB/OL].（2012-06-28）[2017-09-01]. http: //www.cn-healthcare.com/news/yigai/2012-06-28/content_404936.htm.
[46] 中国法制出版社. 关于公立医院改革试点的指导意见[J]. 中国药房，2010，（12）：

1057-1059.
[47] 曹巍. 公司法人治理结构研究[M]. 北京：知识产权出版社，2010.
[48] 吴其强，张玉初，陈瑞新. 医院集团化管理的发展现状[J]. 中外健康文摘，2009，6（26）：58-60.
[49] 赵立波，李淑虹. 公立医院管办分开改革探索与模式选择[J]. 学习论坛，2010，26（7）：45-47.
[50] 方鹏骞. 中国公立医院法人治理及其路径研究[M]. 北京：科学出版社，2010.
[51] 石光，张勇，栗克清，等. 公立医院社会功能的定量评价[J]. 中国卫生资源，2003，（2）：57-63.
[52] 周海沙，李卫平. 公立医院治理研究的相关概念阐释[J]. 中国医院管理，2005，（8）：24-27.
[53] 孙杨. 公立医院国有资产数量分析与医院监管探讨[J]. 医学与社会，2011，（9）：29-31.
[54] 李卫平. 公立医院的体制改革与治理[J]. 江苏社会科学，2006，（5）：72-77.
[55] 王长青. 试论公立医院产权改革过程中公益性的实现——以江苏省宿迁市为例[J]. 中国医院管理，2008，（3）：48-50.
[56] 沙迪. 潍坊：管与办从一体走向分离[J]. 中国医院院长，2011，（Z1）：57-58.
[57] 杨维钢，林杰. 谈企业医院分离前准备[J]. 现代医药卫生，2000，（5）：490-491.
[58] 吴方建. 论市场经济条件下企业医院的发展思路与对策[J]. 胜利油田党校学报，2000，（3）：50-51.
[59] 丁大勇. 市场经济条件下企业医院社会化的思考[J]. 中国交通医学杂志，2004，（5）：605-606.
[60] 程书权，张自富，王玉洲. 试论企业医院面临的困难与对策[J]. 中国卫生质量管理，1998，（4）：54-55.
[61] 杜乐勋，张文鸣. 中国医疗卫生发展报告[M]. 上海：社会科学文献出版社，2007.
[62] ROEHRICH J K，LEWIS M A，GEORGE G. Are public-private partnerships a healthy option? A systematic literature review[J]. Social Science & Medicine，2014，113：110-119.
[63] BAYINDIR E E. Hospital ownership type and treatment choices[J]. Journal Health Econ，2012，31（2）：359-370.
[64] LEE D K，CHERTOW G M，ZENIOS S A. Reexploring differences among for-profit and nonprofit dialysis providers[J]. Health Services Research，2010，45（3）：633-646.
[65] SCHLESINGER M，GRAY B，BRADLEY E. Charity and community：the role of nonprofit ownership in a managed health care system[J]. Journal Health，Politics Policy and Law，1996，21（4）：697-751.
[66] 陈刚. 企业医院转制的初步研究[D]. 沈阳：中国医科大学，2007.
[67] 董文. 德国联邦托管局在东部企业转轨中的作用[J]. 经济工作月刊，1995，（Z3）：41-43.
[68] 高园. 德国的托管局[J]. 东欧中亚研究，1992，（2）：46-49.
[69] FÜCHTNER N. Explaining public management policy change：germany in comparative perspective[J]. Journal of Comparative Policy Analysis，2003，5（1）：7-27.
[70] 景维民. 波兰转型经济中的国有企业改革[J]. 经济学动态，1998，（9）：71-74.
[71] EGERER R. Capital markets，financial intermediaries，and corporate governance：an empirical assessment of the top ten voucher funds in the Czech Republic[Z]. Policy Research Working

Paper，1995.

[72] 张春霖. 以捷克为例看大众私有化以后的公司治理问题及投资基金的作用[J]. 改革，1999，(4)：104-112.

[73] 赵乃斌，姜士林. 东欧中亚国家私有化问题[M]. 北京：当代世界出版社，1995.

[74] 王晓明，姚永浮. 英国的公立医院管理制度改革及启示[J]. 医院领导决策参考，2005，(8)：46-49.

[75] 韩洪迅. 德国、英国、新加坡公立医院改革解读[J]. 中国医药指南，2007，(8)：10-14.

[76] REBSCHER H，REBSCHER H. Gesundheitssysteme im Wandel[M]. Berlin：Economica Verlag，2009.

[77] 侯建林，刘金峰，雷海潮，等. 德国公立医院近期改革动态及对我国的启示[J]. 中国医院，2002，(3)：58-60.

[78] 郝志梅，田炜，曹伊，等. 日本公立医院的现状与改革[J]. 中国医院管理，2009，(8)：66-67.

[79] 尹勇铁，王泽林，杨宏敏. 日本公立医院改革的最新进展与启示[J]. 中日友好医院学报，2010，(2)：121-124.

[80] 贾康，孙洁. 公立医院改革中采用 PPP 管理模式提高绩效水平的探讨[J]. 国家行政学院学报，2010，(5)：70-74.

[81] 魏宏森，曾国屏. 系统论[M]. 北京：世界图书出版公司，2009.

[82] 哈肯 • 赫尔曼. 协同学：大自然构成的奥秘[M]. 凌复华译. 上海：上海译文出版社，2013.

[83] 方鹏骞，李璐. 把握现代医院管理制度的关键点[J]. 中国卫生，2017，(5)：106.

[84] 乐虹，陶思羽，殷晓旭，等. 面向“三医”联动的三明医改管理体制及运行机制研究[J]. 中华医院管理杂志，2017，33 (4)：247-251.

[85] 方鹏骞，陈迎春，乐虹，等. 三明市医药卫生体制改革评价与思考[J]. 中华医院管理杂志，2017，33 (4)：241-243.

[86] 陈迎春，李浩淼，方鹏骞. 医保下一步向哪里发力[J]. 中国卫生，2017，(4)：111.

[87] WHO. Official Records of the World Health Organization[M]. New York：United Nations，World Health Organization，Interim Commission，1947：250.

[88] TOPEL R H，MURPHY K M. The Value of Health and Longevity[M]. Cambridge，MA：National Bureau of Economic Research，2005.

[89] WHO. Achieving universal health coverage：developing the health financing system[EB/OL].(2005-05-25) [2017-09-01]. http: //www.who.int/health_financing/documents/cov-pb_e_05_1-universal_cov/en/.

[90] BETTCHER D. The helsinki statement on health in all policies[J]. Health Promotion International，2014，29 Supplement 1：i17-i18.

[91] STAHL T. Health in All Policies：Prospects and Potentials[M]. Helsinki：Ministry of Social Affairs and Health，2006：279.

[92] KICKBUSCH I，MCCANN W，SHERBON T. Adelaide revisited：from healthy public policy to Health in All Policies[J]. Health Promotromotion International，2008，23 (1)：1-4.

[93] ANDERSON G F，POULLIER J P. Health spending，access，and outcomes：trends in industrialized countries[J]. Health Affairs (Millwood)，1999，18 (3)：178-192.

[94] 任苒，赵驰. 医疗卫生系统整合：医改顶层设计的新理念[J]. 医学与哲学（A），2013，（9）：57-60.

[95] 王小万，代涛，朱坤. “健康国家”战略发展的过程与国际经验[J]. 医学与哲学（人文社会医学版），2008，（11）：1-3.

[96] JAMISON D T. Disease Control Priorities in Developing Countries[M]. 2nd ed. New York：Oxford University Press，2006：1401.

[97] SUHRCKE M，RECHEL B，MICHAUD C. Development assistance for health in central and eastern European Region[J]. Bull World Health Organ，2005，83（12）：920-927.

[98] DHH Services. Healthy People 2010：Understanding and Improving Health[M]. Washington，DC：U.S. Dept. of Health and Human Services，2000：63.

[99] 韩启德. 健康中国 2020：基于中国国情的卫生经济学战略思考[J]. 中国卫生经济，2009，（9）：5-8.

[100] 中华人民共和国卫生部. 《“健康中国 2020”战略研究报告》解读[J]. 首都公共卫生，2012，（5）：239-240.

[101] 中华人民共和国国家卫生和计划生育委员会. 2014 年中国卫生计生十大新闻[J]. 中老年保健，2015，（3）：4-5.

[102] 方鹏骞，苏敏，闵锐，等. 中国特色现代医院管理制度的问题与对策研究[J]. 中国医院管理，2016，（11）：4-7.

[103] 孙杨，方鹏骞. 监管内涵辨析：我国医院监管体系现状与改革[J]. 医学与社会，2011，（5）：43-45.

[104] 张贤明，田玉麒. 论国家治理现代化的法治意蕴[J]. 上海行政学院学报，2015，（2）：20-27.

[105] 方子，谢俏丽，张凤帆，等. 我国现代医院管理制度中的运行监管与行业监管策略[J]. 中国医院管理，2015，（01）：7-9.

[106] 顾昕. 不平衡：三年医改政策执行的特征[J]. 中国医疗保险，2011，（12）：29.

[107] 吴登丰. 公立医院药品供应模式研究[D]. 武汉：武汉理工大学，2011.

[108] 闵锐，汪琼，张霄艳，等. 我国现代医院管理制度的保障机制研究[J]. 中国医院管理，2014，（10）：10-12.

[109] 王元元，丁宏. 安徽省城市公立医院人事制度改革路径的探讨与分析[J]. 包头医学院学报，2015，（3）：122-123.

[110] 方鹏骞，罗桢妮. 湖北省县级公立医院取消药品加成政策制定的思考[J]. 中华医院管理杂志，2013，29（6）：408-411.

[111] 逯君. 国有企业产权制度创新探索[D]. 呼和浩特：内蒙古大学，2006.

[112] 方鹏骞，张霄艳，谢俏丽，等. 中国特色现代医院管理制度的基本框架与发展路径[J]. 中国医院管理，2014，（10）：4-7.

[113] 方鹏骞，蒋帅，杨兴怡，等. 我国分级诊疗制度实施的关键问题与对策探讨[J]. 中国医院管理，2016，（11）：1-3.

[114] 韩璐. 上海：组合签约助推分级诊疗[N]. 健康报. [2015-09-29].

[115] 曾巧宁. 厦门市分级诊疗改革的实践探索与思考[J]. 卫生经济研究，2016，（7）：7-9.

[116] 闫龑. 宜昌：分级诊疗搭上互联网快车[N]. 健康报. [2015-09-30].

[117] 赵云，徐义海，张引. 基层医疗卫生机构绩效管理制度的失灵及应对[J]. 卫生经济研究，

2013，（4）：19-22.
[118] 吕兰婷，王虎峰. 公立医院医疗服务价格调整难点及推进策略[J]. 中国医院管理，2015，（7）：1-4.
[119] 俞德梁，刘小南，宁鹏涛，等. 我国当前推广日间手术模式所需克服困难之探讨[J]. 医学与哲学（B），2015，（6）：6-9.
[120] 李欣. 西宁医改“三医联动”将分级诊疗落到实处[N]. 青海日报. [2016-05-03].
[121] 周瑞，赵琨，齐雪然. 我国目前分级诊疗工作中的几个关键环节探讨[J]. 中国全科医学，2016，（10）：1116-1119.
[122] 龙骅. 上海市全面推广家庭医生制度的实践与思考[J]. 中国卫生资源，2014，（3）：225-226.
[123] 黄汉明，刘跃华，卜亚丽. 南京市医保差异化支付与分级诊疗的实证分析[J]. 中国医疗保险，2015，（6）：41-44.
[124] 赵红艳，隋霞，梁铭会，等. 关于开展分级诊疗试点工作的实践和探索[J]. 中国医院，2016，（1）：23-25.
[125] 谭相东，张俊华. 美国医疗卫生发展改革新趋势及其启示[J]. 中国卫生经济，2015，（11）：93-96.
[126] 郑功成. 中国社会保障发展报告 2016[M]. 北京：人民出版社，2016：369.
[127] 仇雨临. 回顾与展望：构建更加公平可持续的全民医保体系[J]. 江淮论坛，2016，（1）：127-131.
[128] 马瑞霞，曹克奇. 国外医疗保险一体化立法对我国的启示[J]. 中共山西省委党校学报，2013，（1）：72-75.
[129] 王金增，田甜，孙玉娟. 医疗保险的国际经验对我国的启示[J]. 唐山师范学院学报，2011，（3）：122-124.
[130] 王东进. 管理体制回避不得也回避不了——关于整合城乡居民医保制度的深度思考[J]. 中国医疗保险，2016，（6）：5-9.
[131] 高社，滕海英，熊林平. 老年人口健康状况与医疗保障调查研究[C]. 中国卫生经济学会第十八次年会，北京，2015.
[132] 定军. 国务院扶贫办：全国 7000 万贫困农民 42%因病致贫[EB/OL].（2015-12-16）[2016-12-25]. http: //news.sina.com.cn/c/2015-12-16/doc-ifxmpnuk1595176.shtml.
[133] 陈迎春. 农村住院服务过度需求：不合理入院的测量与管理研究[M]. 北京：科学出版社，2014：161.
[134] 李祎，白继庚，程景民，等. 推进分级诊疗有效落实的策略研究[J]. 中国社会医学杂志，2016，（4）：305-307.
[135] 王峦，荆丽梅，梁鸿，等. 医保支付方式影响医疗机构经济运行的机理探讨[J]. 中国卫生经济，2013，（5）：39-42.
[136] 吕国营. 引导社会资本进入优化医疗资源配置——“十二五”医疗保险的新使命[J]. 中国医疗保险，2011，（1）：20-22.
[137] 赵云，王政义. 公立医院体制机制与医疗保险付费方式适配的主要模式[J]. 卫生经济研究，2016，（5）：22-24.
[138] 财政部社会保障司. “三医”联动 向综合改革要红利——福建省三明市公立医院改革调研报告[J]. 中国财政，2014，（6）：46-49.

[139] 新华社. 习近平：把人民健康放在优先发展战略地位[EB/OL].（2016-08-20）[2017-12-11]. http：//news.xinhuanet.com/politics/2016-08/20/c_1119425802.htm.
[140] 匡李聪，冯国忠. 我国医药制造业研发投入与产出相关性研究[J]. 现代商贸工业，2015，（5）：6-9.
[141] 王佳庆，赵志刚. 2010～2015 年上半年我国Ⅰ类新药申报生产在评审分析[J]. 药品评价，2016，2（13）：17-19.
[142] 孙燕，孙利华. 我国医药研发投入存在的问题及对策[J]. 中国新药杂志，2010，（24）：2226-2230.
[143] 林瑞超. 中国民族药的现状与发展[C]. 2013 年中国药学大会暨第十三届中国药师周，南宁，2013.
[144] 张晓东，周跃华，刘璐，等. 近年我国中药新药注册申请情况分析[J]. 中国新药杂志，2014，（24）：2845-2848.
[145] 俞双燕，尚菲菲. 国家基本药物目录与基本医疗保险药品目录的比较[J]. 卫生经济研究，2016，（1）：54-56.
[146] 张新平，蔡菲，赵圣文，等. 我国药品供应保障制度的现状、问题及对策[J]. 中国医院管理，2016，（11）：11-14.
[147] 佚名. 中共中央关于全面深化改革若干重大问题的决定[M]. 北京：人民出版社，2013：60.
[148] 朱海蒂，田淼淼，陶红兵，等. 借鉴国外经验对我国医疗服务监管体系建设的思考[J]. 中华医院管理杂志，2013，29（12）：896-899.
[149] 张敏. 法制是市场经济有效运行的脊梁[J]. 合作经济与科技，2015，（8）：125-126.
[150] 王丽莎. 试论中国卫生基本法的制定[J]. 中国医院管理，2013，33（1）：15-16.
[151] 段颖，窦志勇，张英男，等. 辽宁省卫生监督资源配置现况研究[J]. 中国卫生监督杂志，2015，22（1）：47-51.
[152] 张顺华，谭德平. 浅论卫生监督机构的转型升级[J]. 中国卫生监督杂志，2016，23（3）：203-207.
[153] 王保真. 呼唤专业化医疗监管体系[J]. 中国社会保障，2016，（7）：82.
[154] 李玲. 医改和国家治理现代化[J]. 中国机构改革与管理，2014，（12）：30-31.
[155] 乐虹，陶思羽，贾艳婷，等. 健康中国背景下构建医药卫生综合监管制度的思考[J]. 中国医院管理，2016，（11）：14-17.

附录　关于医院章程的思考与建议

习近平总书记在2016年全国卫生与健康大会上强调，要着力在建设分级诊疗制度、现代医院管理制度、全民医保制度、药品供应保障制度、综合监管制度五项基本医疗卫生制度上取得突破，现代医院管理制度是基本医疗卫生制度建设的重要部分，而医院章程是现代医院管理制度的关键内容。

2017年7月25日，国务院办公厅发布了《关于建立现代医院管理制度的指导意见》（下文统称《意见》），这是我国深化医药卫生体制改革的重大制度创新，《意见》中首次提出“各级各类医院应制定章程”“医院要以章程为统领”，规范内部治理结构和权力运行规则、提高医院运行效率。所以要充分重视医院章程在现代医院管理制度建设中的重要意义，要通过严谨规范、科学合理地制定章程来推动医院的科学发展、健康发展。

一、医院章程的内涵与特征

医院章程是医院依法自主办院、实施管理和履行公益性职能的基本纲领和行为准则，医院应当以章程为依据，制定内部管理制度及规范性文件、提供医疗卫生服务、建立管理机制和开展社会协同。

医院章程作为医院长期发展的基本纲领和行动准则，应当具有稳定性、约束性和权威性。

（一）稳定性

稳定性指医院章程应当可以在一定的时期内发挥作用，稳定、长期地指导医院发展，如需变更则必须履行特定的程序进行修订。医院章程反映了医院的办医理念、价值追求，同时也是全院成员共同意志的体现，所以一个成熟、规范的医院章程应该可以做到在相当长的时间内不会过时。如医院在不同发展时期、发展需求及国家政策背景下对章程确实需要补充或修改，也只限于局部的调整，不能改变章程的整体性。

（二）约束性

医院章程对医院的性质、办医方向、组织机构设置、人员任免、职工的权利和义务、如何开展服务与接受监督等都做出了明确的规定，章程一旦生效，就必须严格遵守和执行。约束性还指章程除应具有法律效力之外，当作用于组织内部时，全体成员能够自发地遵守和执行。

（三）权威性

医院章程应当是医院内部最根本的纲领性文件，从地位上来讲可以看作医院的“宪法”，其他医院内部的规章制度、办法、文件等都应在章程的统领下来制定，是医院的“子法”。医院章程受法律保障，是医院制度的最高权威，其他规章制度不能与章程发生冲突。

二、建立医院章程的重要意义

目前我国现代医院管理制度在建立过程中还存在较为明显的问题。第一，医院公益性模糊、定位不准确，导致公立医院改革、分级诊疗等政策难以实施，阻碍改革前进步伐；第二，管理体系上存在管办不分、政事不分的现状，政府作为公立医院的所有者权利相对集中，对医院管理大包大揽、过度干预，使医院缺乏真正的经营自主权[①]，导致医院出资人的意志得不到良好体现，医院公益性未得到保障；第三，医院内部治理结构不清晰，决策机制、监督机制等尚不明确，医院日常运行和管理存在效率低下的问题；第四，与医院管理相关的法律体系尚不健全，导致依法治院缺乏法律依据，这是根本上的制度缺失。

建立医院章程是解决上述问题的重要路径，其重要作用具体体现在以下几个方面。

第一，医院章程体现医院出资人意志，保障医院公益性的实现。政府作为公立医院的出资人，目的在于使医院体现公益性而非追求盈利，章程可以明确医院性质、办医方向、治院理念、价值追求，保障各级各类医院在医疗卫生服务系统中准确发挥功能、服务社会，确保医院公益性不会发生偏离。

第二，医院章程是医院自主经营管理的重要保障。目前公立医院仍存在管办不分、政事不分的情况，政府举办和监督公立医院在不同程度上有时缺位、有时

① 方鹏骞，苏敏，闵锐，等. 中国特色现代医院管理制度的问题与对策研究. 中国医院管理，2016，(11).

越位，公立医院的自主经营管理权没有得到很好的保障①。医院章程对所有权、经营权、决策权、监督权等进行厘清，有利于理顺政府与医院的关系，保障医院依法依规享有自主经营管理权，完善内部治理结构，推动医院法人治理真正建立。法人治理可以有效地推动医院章程的贯彻落实，而医院章程则在制度层面为医院法人治理提供保障，二者互为支撑、相辅相成。

第三，医院章程使医院管理有章可循，推动依法治院步伐。医院章程并不是伴随着医院的出现而产生，而是由医院经过长期发展以来的自治需求催生的，它可以看作医院的“基本法”。作为指引医院发展方向的“船舵”，医院章程是医院各项规章制度、程序、办法等的制定依据，所以医院章程是医院建立和完善制度体系的基础，是医院管理规范化、精细化、科学化的起点，是实现依法治院的重要保障。

三、制定医院章程应遵循的原则

（一）法律优先原则

医院章程的制定要依据法律、符合法律，不能与国家法律法规相违背，我国目前现有的《执业医师法》《医疗机构管理条例》等，都应是制定医院章程的法律法规依据，这也是依法治院的必然要求。

（二）一切从实际出发原则

章程的制定要符合国情、院情：一方面，目前我国的医药卫生体制改革处于深水期，国家不断在改革的实践中总结好经验、出台新政策，所以医院章程的制定要迎合医改大潮；另一方面，制定医院章程要立足医院发展的实际情况，能够体现医院办医理念和特色，与医院发展方向保持一致，确保章程可以落到实处。

（三）民主集中原则

医院起草或修订章程应当立足医院发展需求、广泛听取各方意见和建议，确保过程民主、公开。同时，章程草案或章程修订案应提交党委行政联席会议、职工代表大会审议，审议通过后方能报主管部门审查、报卫生计生行政部门备案。

---

① 饶克勤. 建设符合我国国情的现代医院管理制度研究. 中华医院管理杂志，2016，（10）.

（四）确保章程的公开性

首先，在制定章程的过程中要做到公开征求各方意见、集思广益；其次，章程以医院的名义公开发布，接受办医主体、卫生计生行政部门的监管；最后，还应接受各级人大、政协机关、有关部门及医院职工、病人等依据章程实施的监督。

（五）确保章程的正确性和可持续性，能够及时修订

医改是一个长期的过程，改革需要在实践中前行，特别是党的十八大以来，十八大和十八届三中、四中、五中、六中全会及全国卫生与健康大会等都在为我国医疗卫生事业的发展不断提供新理念、新思路，所以医院章程也应当顺应变化做出适当的修订以确保其正确性和可持续性。

四、医院章程的基本框架与内容

医院章程不仅要对医院的日常运营管理作出规定和约束，还应当体现以患者和医务人员为中心的办院理念，健全医院管理自主权的行使与监督机制。结合国家的指导意见，我们认为医院章程的基本框架结构为：总则中明确章程的法律依据、医院的性质、任务等；分则中要包含医院的组织机构相关情况、业务范围、运行机制、权利与义务、章程修订程序；附则为补充说明事项。框架下具体应当包括以下基本内容。

（一）总则

总则中应包含：①列明章程依据何种法律法规而制定；②明确医院的性质，公立还是私营，营利性还是非营利性，但无论是何种类型的医院都应当是独立的法人，都具有自主经营管理权；③明确医院应当承担何种医疗卫生服务。

（二）分则

分则中应包含：①医院的登记名称、地址、简称、英文译名、院徽及医院标识系统等；②医院的机构性质（包括所有制形式和经营目的）、宗旨、功能定位、办医方向、履行公益性的具体要求；③经卫生计生行政部门核定的医院级别、等次、类别和床位规模；④医院的业务范围，临床诊疗科目；⑤医院的管理体制、

法定代表人，组织结构、决策机制、民主管理和监督机制，内设机构的组成、职责、运行机制；⑥医院经费的来源渠道、财产属性、使用原则和管理制度，药品、高值医用耗材采购管理制度，接受捐赠的规则与办法；⑦医院的办医主体对医院进行管理或绩效考核的方式、标准等，医院负责人的选拔、聘任与退出机制，办医主体的投入与保障义务；⑧制定医院员工招聘、使用和管理方案，科学合理配置人员的数量及结构比例，确定选拔医学人才的条件、标准、办法和程序；⑨医院知识产权管理；⑩医院的分立、合并、终止及所有制变更事由，以及终止后资产的处理办法；⑪医院内部违反章程规定的责任制度；⑫章程修订的程序；⑬其他医院有权自主决定的、需要在章程中规定的事项。

（三）附则

附则中应包含：章程的解释权归属、章程生效时间及其他补充说明事项等。

五、关于医院章程制定及实施的建议

（一）医院章程应如何制定

第一，国家应尽快出台《医院章程制定暂行办法》，为各级各类医院制定章程提供统一指导。章程应体现医院出资人的意志，所以办法应适用于利用国有资产举办的医院制修订本医院章程，社会力量举办的非营利性医院参照办法制修订章程，社会力量举办的营利性医院不适用。

第二，医院章程应当体现医院性质、办院理念、管理思想、价值追求。首先，医院应依据办法制定章程，体现依法办院的思想；其次，要让章程成为医院精神的制度保障，体现以病人和医务人员为中心的办院理念，将提升病人对医疗服务的满意度、提升医院职工的工作幸福感，忠于为科学奉献、为人民奉献等内容在医院章程中有所体现。特别是公立医院，要通过医院章程充分体现医院的公益性。

第三，鼓励医院结合实际情况制定本院章程，体现治院特色，避免趋同。医院章程不仅是“基本法”，还是医院名片，医院章程中涵盖的内容众多，不同级别、不同类型的医院应该在明确自身发展定位、发挥好基本功能的基础之上，探索具有特色的医院运行机制、管理模式、医院文化等。

第四，鼓励医院全员参与医院章程的制定与修订。医院本身就是一个结构、人员、业务等十分繁杂的整体，而医院章程中对医院各方面工作都进行了指导与规范，涉及多方利益。所以制定或修订医院章程时，建议医院采取各种规模的座谈会、网上讨论、走访调查等多种形式带动全院职工积极参与，在保障职工权利的同时，也调动了职工参与医院管理的积极性，这也是章程能够在医院得到实质性落实的基础。

（二）医院章程如何为现代医院管理服务

第一，医院章程聚焦于医院的内部治理，推动医院创新管理体制。一方面，医院章程覆盖医院的组织管理、运营管理、业务管理等方面，从而推动医院的内部管理制度的建立。另一方面，医院落实法人治理制度，实行理事会监督下的院长负责制，保障医院的自主权，从而保障医院章程的效力，同时医院章程在制度层面为医院推行法人治理结构模式提供保障，二者互为支撑、相辅相成。此外，章程可以保证医院内中国共产党党组织发挥政治核心和监督保障作用，确保医院的公益性方向不会偏离。

第二，医院章程是现代医院管理制度建立的基本法，使医院的科学管理有章可循。医院应当以章程为依据制定内部管理制度及规范性文件，规范医院的内部管理、提高医院运行效率，从而确保医院内部的组织管理、运营管理、业务管理不偏离办院思想、办院理念和价值追求。所以医院章程应是医院管理规范化、精细化、科学化的起点。

第三，要建立健全医院章程实施的监督机制。若没有合理有效的监督机制，医院的自主权就有可能被滥用，阻碍医院健康发展，如此应当协调好政府、医院、社会力量三者间的关系，形成有效的内部和外部监督机制。所以医院应当公开章程，接受办医主体、卫生计生行政部门的监管，接受各级人大、政协机关、有关部门及医院职工、病人等依据章程实施的监督，连接医院内外部管理，形成民主管理、权力制衡的体制机制，确保医院章程落到实处、发挥效力，为现代医院管理制度建设服务。

（三）医院章程的效力应如何保障

效力是章程的生命，如果想让医院章程成为医院的“宪法”，就要保障章程的效力。作者认为医院章程的效力应来源于以下几个方面：第一，医院必须具有自主权，医院章程才能凸显其价值，从而产生效力，所以政府应切实落实“放管服”，保障医院的自主经营管理权；第二，章程本身不是法律，所以医院章程必须经过权威机构的审议与核准之后，才会具有法律效力，才能产生约束性；第三，医院章程必须通过正当程序来制定，章程草案或章程修订案应提交党委行政联席会议、职工代表大会审议，章程草案或修订案经讨论审议后，应当形成章程送审稿和起草说明，经主管部门审查后，报卫生计生行政部门核准备案，这样医院章程才能成为名副其实的治院“宪法”。

医院章程是现代医院管理制度建设中必不可少的内容，医院制定章程应当从国情、院情出发，以各项法律法规为依据，充分体现本医院特色和价值追求，指导医院科学与创新发展、完善医院内部治理结构、连接医院内外部管理，形成民主管理、权力制衡、激励约束的体制机制，从而确保医院公益性的实现。